U0121485

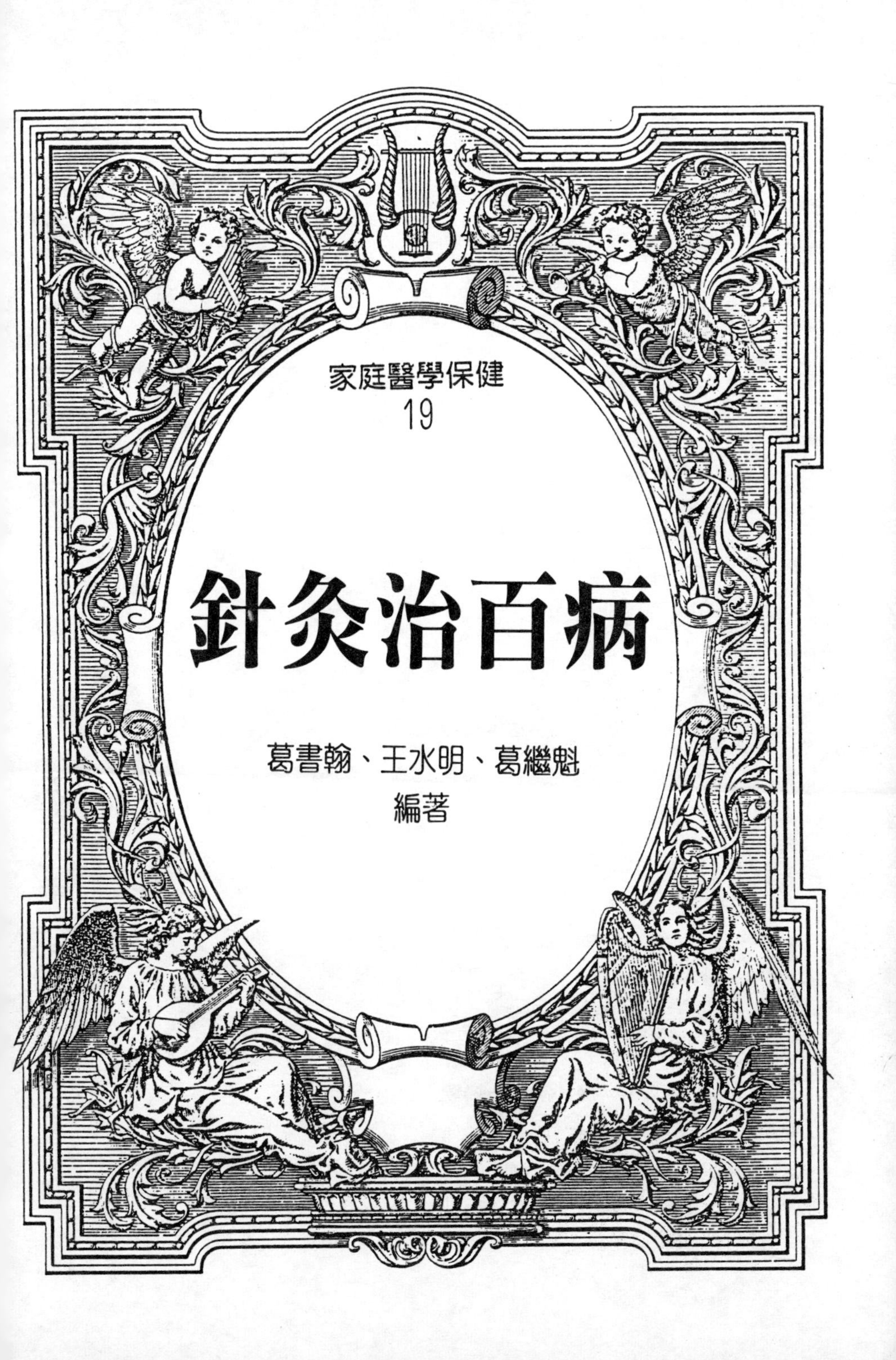

家庭醫學保健
19

針灸治百病

葛書翰、王水明、葛繼魁
編著

前 言

針灸學是中國醫學的重要組成部分，它有著悠久的歷史。用針灸方法治療疾病，是我國獨特的一種醫療技術。針灸不僅在國內普遍應用，而且早已遠涉重洋，受到世界上百餘個國家和地區人民的歡迎和推崇，針灸學現在已經成為一門世界醫學。

近年來隨著全球性中醫熱的興起，國內外要求學習、研究針灸的人員日益增多，急切希望有一本以中醫理論為指導，密切結合臨床實踐，既簡明又實用的針灸書籍。本書就是作者為適應這一需要，根據自已30多年的針灸臨床經驗而編寫的。

本書主要分為二部分，第一部分重點介紹了毫針刺法與針刺異常情況處理，同時介紹了頭針、耳針、芒針、三棱針療法及火罐療法，並較詳細地介紹了14經361個腧穴和60個經外奇穴，且附有120多個插圖。第二部分介紹了治療，其中前半部分介紹了取穴原則和配穴原則，後半部分分別介紹了內、外、婦、兒與五官科的77種病症的西醫診斷、中醫辨證和針灸治療，並在每個病症之後附有病例介紹。

為了便於國內與國際的針灸交流，書中對每條經脈及各個穴位都根據《針灸穴位國際標準方案》標註了國際統一代號。

本書在內容上注重突出重點，繁簡適中，在語言上力求簡明和深入淺出，目的是使讀者能較快地達到學以致用的目的。

由於我們的水平有限，書中缺點和錯誤在所難免，敬希廣大讀者批評指正。

編　者

目　　錄

第一章　刺灸法

第一節　毫針刺法

一、針　具

針具的種類較多，《靈樞・官針》篇中有九針的記載，九針的形狀不同，用途亦異。目前臨床上常用的有毫針、三棱針、梅花針、皮內針等，其中毫針在臨床上應用最廣。

㈠毫針的構造

毫針的原料以不鏽鋼為主，也有金、銀或合金製成的。毫針的結構共分五個部分：以銅絲緊密纏繞旳一端稱為針柄；針柄的末端多纏繞成圓筒狀，稱為針尾；針的尖端鋒銳的部分稱為針尖；針柄與針尖之間的部分稱為針身；針柄與針身的連接處為針根。

㈡毫針的規格

毫針的長短、粗細規格是指針身而言。其長短規格與粗細規格見表 1-1 和表 1-2。

表 1-1　毫針的長短規格

寸	0.5	1	1.5	2	2.5	3	3.5	4	4.5	5
公釐(mm)	15	25	40	50	65	75	90	100	115	125

表 1-2 毫針的粗細規格

號　數	26	27	28	29	30	31	32	33	34	35
直徑(mm)	0.45	0.42	0.38	0.34	0.32	0.30	0.28	0.26	0.23	0.22

㈢毫針的消毒與保藏

針具以用高壓消毒為好。用於傳染病患者的針具，必須單獨放置，嚴格高壓滅菌消毒。目前對傳染病患者多使用一次性無菌針灸針。施術部位一般用 75%的酒精棉球擦拭，醫者的手指應在施術前用肥皂水洗擦乾淨或用酒精棉球擦拭，然後再持針操作。

針具在不使用時應妥善保藏，可放在墊有紗布的小盒內，也可放在兩頭塞有棉球的針管內，以保護針尖不受碰撞。

二、怎樣練針

由於毫針針身細軟，如果沒有一定的指力，就很難隨意進針和進行各種手法操作，因此，練習指力是初學針刺的基礎，也是進針順利、減少疼痛、提高療效的基本保證。對初學針刺者，在進行臨床操作之前，先要有一個鍛鍊指力的過程。

開始練針時，可先在紙墊或棉團上進行。用鬆軟的紙張折成長約 8cm、寬 5cm、厚約 2cm 的紙塊，周圍用線紮緊，做成紙墊，或用布將棉花包裹，用線封口紮緊，做成直徑約 6～7cm 的棉團。先用較短的毫針在紙墊或棉團上練習進針、出針、上下提插、左右撚轉等基本操作方法，待短針運用自如以後，再改用長針練習。

為了更好地掌握針刺方法，體驗針刺的各種感覺，在紙墊和棉團練針的基礎上，還應進行自身試針，學員之間也可互相試針，待針刺技術達到一定熟練程度後，才能在病人身上進行實習操作。

三、針刺手法

㈠進　針

1.進針法　在進行針刺操作時，一般應雙手協同操作，緊密配合。臨床上一般用右手持針操作，故右手稱為「刺手」。左手爪切按壓所刺部位或輔助針身，故稱左手為「押手」。押手的作用主要是固定穴位，減少進針疼痛，以及使針不致搖晃和彎曲。刺手的作用主要是運用指力使針尖快速刺入皮膚，再刺向深層，並進行提插或撚轉。臨床上有單手進針法與雙手進針法。

2.進針的角度和深度　正確掌握針刺角度和深度，是增強針感、提高療效防止意外事故的重要一環。如針刺同一腧穴，由於角度和深度不同，所刺到的組織、產生的針感以及治療效果也有所差別。針刺的角度與深度，主要根據病情和施術部位而定。

⑴角度：針刺角度是指進針時針身與皮膚表面所構成的夾角，一般分直刺、斜刺、平刺三種。直刺是針身與皮膚表面呈 90 度角垂直刺入，適用於人體大部分腧穴；斜刺是針身與皮膚表面呈 45 度角傾斜刺入，適用於肌肉淺薄或深部有重要臟器處；平刺即橫刺，又稱沿皮刺，是針身與皮膚表面呈 15 度角沿皮刺入，適用於頭部的腧穴等。

⑵深度：針刺深度是指針身刺入腧穴內的深淺度。一

般以既有針感又不傷及重要臟器為原則，每個腧穴雖都有針刺深度標準，但在臨床要根據病人的病情、年齡、體質的不同而靈活掌握。

㈡運　針

運針後，為了使患者產生較好的針刺反應而行使一定的手法，稱為運針或行針。《靈樞・九針十二原》篇說：「刺之要，氣至而有效……」，說明得氣之重要。得氣與否，不僅直接關係針刺治療效果，而且可以判斷疾病的預後，一般而言，得氣迅速，療效較好，得氣較慢，療效較差，如不得氣，則可能無效。針刺得氣與否，是治療成敗的關鍵。

在針刺過程中，如果不得氣，就要分析經氣不至的原因。如果取穴不準，針刺角度有偏差，或未達一定的深度，應該重新調整針的部位、角度和深度，再次運針時，往往就可得氣。對病程長、正氣虛、經氣不足者，可採取行針催氣或留針候氣法，以促使針下得氣。也可在針刺部位的上下，以指循經輕叩，或用刮針柄，彈針柄等輔助手法以增強針感。

在運針時，要控制針感的傳導，力爭達到氣至病所。在 40～60 度角斜刺進針時，針尖的方向多是傳導的方向。一般而言，逆時針方向捻針，針感多向上傳導；順時針方向捻針，針感多向下傳導。但有個別病人傳導方向與此相反。

㈢針刺補瀉

針刺補瀉是根據《靈樞・經脈》篇「盛則瀉之，虛則補之，熱則疾之，寒則留之」這一針灸治病的基本理論原則而確立的兩種不同的治療方法。這是針刺治病的一個重要環節。

1.針刺補瀉的特點　補法是用以鼓舞人體正氣，恢復低下的功能的方法，瀉法是用以疏泄病邪，使亢進的功能恢復正常的方法。針刺補瀉就是通過針刺腧穴，採用適當的手法激發經氣，以補益正氣，疏泄病邪，而調節人體的臟腑經絡功能，促使陰陽平衡而恢復健康。補瀉效果的產生，主要取決於以下三個方面：

⑴功能狀態：人體功能在不同的病理狀態下，針刺可以產生不同的補瀉效果，當身體虛弱時，針刺可以補其虛，若邪實時，針刺又可以瀉其實。這種針刺補虛瀉實的調節作用和機體的正氣盛衰有密切關係。

⑵腧穴特性：腧穴的功能不僅具有它的普遍性，而且有其相對的特異性，有些腧穴適宜於補虛，而有些腧穴適宜於瀉實。如足三里、關元等穴具有強壯作用，多用於補虛；而少商、十宣等穴具有瀉邪作用，多用於瀉實。

⑶針刺手法：針刺手法是產生補瀉作用的主要手段。臨床上為了使針刺產生補瀉作用，古代針灸醫家在長期醫療實踐中，創造和總結出不少針刺補瀉手法。

2.常用單式補瀉手法

⑴撚轉補瀉：拇指順時針向前，撚轉角度小，頻率慢，用力較輕為補；反之，拇指逆時針向後，撚轉角度大，頻率快，用力較重為瀉。

⑵提插補瀉：先淺後深，重插輕提，提插幅度小，頻率慢者為補；反之，先深後淺，輕插重提，提插幅度大，頻率快者為瀉。

⑶疾徐補瀉：進針慢，少捻轉，出針快為補；進針快，多捻轉，出針慢者為瀉。

⑷迎隨補瀉：針尖隨著經脈循行方向順經而刺為補；針尖迎著經脈循行方向逆經而刺為瀉。

⑸呼吸補瀉：病人呼時進針，吸氣時出針為補；吸氣時進針，呼氣時出針為瀉。

⑹開闔補瀉：出針時迅速按壓針孔為補；出針時搖大針孔，而不立即按壓為瀉。

以上各種手法，臨床上可以相互配合應用。另外還有複式手法，是指綜合使用兩種或兩種以上單式補瀉手法，是一種比較複雜的補瀉或運針手法。

此外，臨床上還有一種不分補瀉，而僅以達到得氣為目的的針刺法，稱為平補平瀉。

㈣留針與出針

1.留針　留針是指進針以後，將針留置在穴位內。在留針過程中，可做間歇行針，以加強針感和針刺的持續作用。留針與否和留針時間的長短，主要依據病情而定，一般病症只要針下得氣，施術完畢後即可出針，或留針 15～30 分鐘。對於慢性、疼痛性、痙攣性病症，可適當延長留針時間，或在留針過程中作間歇運針。

2.出針　在施行針刺手法或留針後，達到了治療要求便可出針。出針時，先以左手拇、食兩指用消毒乾棉球按於針孔周圍，右手持針輕微捻轉，並慢慢提至皮下，然後將針迅速拔出，並用乾棉球按壓針孔防止出血。

出針後是否按閉針孔，也是針刺補瀉的一種輔助手法。用補法時，用乾棉球按閉針孔；用瀉法時，則不按閉針孔，以使邪氣外泄。出針後檢查針數，防止遺漏。

第二節　針刺異常情況處理及預防

針刺治療疾病，雖然具有安全、副作用小的優點，但在操作時倘若疏忽大意，或者針刺技術不熟練，對人體解剖部位缺乏全面了解，或者病人的體位不適當、精神緊張等緣故，也往往導致出現一些異常情況。

一、暈　針

【現象】患者在針刺過程中，突然出現面色蒼白、頭暈目眩、心慌氣短、噁心欲吐、精神萎倦、出冷汗、脈象沉細，嚴重者會出現四肢厥冷、神志昏迷、二便失禁、不省人事等。

【原因】病人體質虛弱、精神緊張，或飢餓、勞累、體位不適，或醫者針刺時手法過重等。

【處理】立即停止針刺，並將針全部取出，使患者平臥，頭部稍低，注意保暖。輕者靜臥片刻，給飲用溫開水後，即可恢復；重者在上述處理的基礎上，可針刺人中、內關、足三里、湧泉等穴，必要時配合其他急救措施。

【預防】對於初次接受針刺治療和精神緊張者，應先做好解釋工作，消除顧慮。正確選擇舒適持久的體位，取穴不宜太多，手法不宜過重。醫生在治療時，要隨時觀察病人的表情變化，一旦出現暈針先兆，應及早採取措施。

二、滯　針

【現象】進針後，出現提插捻轉及出針困難。

【原因】病人精神緊張及因疼痛而致肌肉痙攣，或因手法不熟練，或向一個方向連續捻轉使肌纖維纏繞針身，或因毫針刺入肌腱以及行針捻轉時角度過大等，均可引起滯針而使出針困難。

【處理】使患者消除緊張狀態，以緩解因局部肌肉痙攣引起的滯針;因體位移動而引起的滯針,必須糾正體位；因單向捻轉而致者，須反向捻轉退出。因肌肉一時性緊張所致，可延長留針時間，或用手指在鄰近部位按揉，或在附近部位加刺一針，以緩解痙攣。

【預防】對初診病人及精神緊張者，應先做好解釋工作，清除顧慮。進針時避開肌腱，行針時捻轉角度不宜過大，更不能單向連續捻轉。

三、彎　針

【現象】針身彎曲，針柄改變了進針時刺入的方向和角度，提插捻轉及出針均感困難，患者感覺疼痛。

【原因】醫者進針手法不熟練、用力過猛或針下碰到堅硬組織；或因留針時患者體位移動；也有留針時針柄受到壓迫或碰撞；有的因滯針後未能及時處理等造成。

【處理】如係針身輕微彎曲，不得再行提插捻轉，應將針緩慢退出；如針身彎曲角度過大時，應順著彎曲方向將針退出；如果針體彎曲不止一處，須視針柄扭轉傾斜的方向,逐漸分段退出,切勿急拔;如因患者改變體位所致，應囑患者恢復原來的體位，使局部肌肉放鬆，再行退針。

【預防】醫者進針手法要熟練，指力要輕巧，患者應取舒適的體位，留針期間不要變動體位，針刺部位和針柄不能受外物的碰撞和壓迫。

四、斷　針

【現象】針身折斷，或部分針身尚露於皮膚之外，或針身全部沒入皮膚之內。

【原因】針具質量差，針身或針根有腐蝕損壞，行針前失於檢查；行針時由於猛力提插撚轉，致使肌肉劇烈攣縮；或因患者體位改變，外物壓迫碰撞針體和針柄；或因彎針未能及時正確地處理。

【處理】發現斷針後，醫生必須鎮靜，囑患者保持原有體位，切勿驚慌亂動，以防斷針向肌肉深層陷入。如果斷端在體外，可用手指或鑷子取出，如果斷端與皮膚相平，可擠壓針孔兩旁，以使斷端露出皮膚外，用鑷子取出；如果針身完全陷入肌肉，則需要在X線下定位，手術取出。

【預防】應認真檢查針具，對不符合質量要求的針具應剔除不用。針刺時，不要將針身全部刺入，應留一部分在體外。行針過程中如發生彎針，應當立即出針，對於滯針和彎針，應及時處理。

五、血　腫

【現象】出針後，局部呈青紫色或腫脹疼痛。

【原因】針刺時損傷小血管，尤其是針尖帶鉤時。

【處理】微量出血或局部小塊青紫，一般不必處理，能自行消退。如局部青紫腫痛較甚，要先行冷敷止血，再行熱敷，或在局部輕輕按揉，以促使局部瘀血消散。

【預防】仔細檢查針具，熟悉解剖部位，避開血管針刺，針刺眼區穴位更須注意。

六、刺傷臟器

㈠外傷性氣胸

在針刺發生的醫療事故中，外傷性氣胸最多見，據報導，針刺意外中，外傷性氣胸占 58.2%。

【現象】針刺後感到胸悶、胸痛、氣短，重時可出現呼吸困難、發紺、出冷汗、血壓下降等休克症狀。體檢時，胸部叩診患側有過度反響，聽診患側呼吸音減弱或消失。X線胸透檢查可以確診。

【原因】在針刺下頸部、肩背部以及胸部的穴位時，易發生外傷性氣胸。因此在針刺上述部位時，要掌握好針刺的方向和深度，要因人而異，對年老體質瘦弱的人或肺氣腫病人針刺要淺些，手法要輕些，勿反覆提插。

【處理】如果針刺下頸部、胸背部穴位，病人出現胸悶、胸痛時，應及時做X線胸透檢查，如果出現輕度氣胸，應留住院觀察治療，給予抗菌素預防感染，咳嗽時給予鎮靜止咳，以防止病情加重。如果氣胸嚴重，須立即送外科住院治療，取半臥位，用大型注射針管抽氣，以免窒息的危險。同時給予吸氧、靜點抗菌素，鎮靜止咳等對症治療。

【預防】要了解穴位解剖與人體解剖知識，做到心中有數。針刺下頸部與胸背部穴位，必須按要求操作，要掌握好針刺方向與深度，要根據病人體質、胖瘦的不同，選擇不同的針刺深度，嚴禁盲目深刺。

㈡刺傷腦和脊髓

腦和脊髓為人體的重要器官，如果刺傷可引起嚴重的後果。在建國以來報導的針刺意外中，蛛網膜下腔出血佔第二位。

【現象】針刺後病人的前額與後頭部出現劇痛，噁心嘔吐，面色蒼白，出冷汗。輕者出現短暫神志模糊，重者出現昏迷、頸項強直等。

【原因】蛛網膜下腔出血的原因，主要因針刺的方向不當或針刺過深所致。風府、啞門穴以及兩旁的風池、安眠等穴，如果針刺的方向、角度和深度不當，可誤傷延髓與脊髓，引起嚴重後果。針刺以上穴位和背部正中線第 1 腰椎以上的棘突間的穴位時，不能針刺過深，要注意針感，切忌反覆提插。

【處理】針刺風府、啞門、風池等穴後，若出現頭痛、嘔吐、項強等症時，應進行腰椎穿刺，如果腦脊液為血性，應收住院積極進行治療。如果刺傷延髓引起昏迷，能危及生命，應立即進行搶救。如果刺傷脊髓，也須收住院治療。

【預防】為防止刺傷腦和脊髓，首先要熟悉穴位的局部解剖。其次在治療時，定穴要準確，嚴格掌握針刺的方向和深度，嚴禁深刺與反覆提插。

㈢刺傷內臟

【現象】刺傷肝、脾引起出血時，病人可有肝區或脾區疼痛，有時可向背部放散。如果出血不止，可引起腹痛、腹肌緊張、腹部壓痛及反跳痛等症狀。刺傷腎臟時，有腰痛、腎區壓痛及叩擊痛，並有血尿出現。出血嚴重時，可發生血壓下降等休克症狀。刺傷膽囊、膀胱、胃腸等，可出現腹膜刺激症。

【原因】醫者沒按穴位的針刺要求進行操作，盲目深刺所致。

【處理】刺傷內臟，輕者臥床休息後，一般能自癒。如果疑似有出血徵象時，應留住院觀察，注意病情及血壓的變化，加用止血消炎藥。若損傷嚴重，出現急腹症及休克時，應收住院積極搶救治療。

【預防】為防止刺傷內臟，在針刺腹部穴位前，應做腹部捫診，若肝脾腫大，嚴禁深刺期門、章門等穴。若膀胱充盈，嚴禁深刺中極、曲骨等穴。對於神經根上的穴位，應避免過強的刺激。

第三節 常用灸法及應用

一、灸法的特點和作用

㈠灸法的特點

灸法，是用艾絨或其他藥物放置在體表的穴位上燒灼、溫熨，借灸的熱力以及藥物的作用，通過經絡的傳導，溫通氣血，扶正袪邪，達到治病和保健目的的一種外治方法。它既能治療針刺療效較差的某些病症，也可以結合針法應用，提高療效。

㈡艾灸的作用

1.溫散寒邪　艾灸具有溫經通絡、袪濕散寒的作用，用於治療寒邪為患、偏於陽虛諸證。

2.溫通經絡、活血逐痺　用於治療風寒濕邪所致的痺證等。

3.回陽固脫　用於治療陽氣虛脫而出現的大汗淋漓、四肢厥冷、脈微欲絕的虛脫證以及遺尿、脫肛、陰挺等症。

4.消瘀散結　用於治療乳癰初起、瘰癧、癤腫未化膿者。

5.防病保健　臨床上常用灸足三里、大椎等穴來激發人體正氣，增強抗病能力，起到防病保健的作用。

二、常用的灸法

㈠艾炷灸

將純淨的艾絨用手指搓捏成圓錐狀，小者如麥粒大，中等如半個棗核大，大者如半個橄欖大。艾炷灸又分直接灸和間接灸兩類，每燃燒一艾炷為一壯。

1.直接灸　根據灸後有無燒傷化膿，又分為無瘢痕灸和瘢痕灸兩種。

⑴無瘢痕灸：先將施術部位塗以少量凡士林，以增加粘附作用，放上艾炷點燃，當艾炷燃剩 2/5 左右，病人感到灼痛時，即更換艾炷再灸。一般灸 3～5 壯，以局部皮膚充血起紅暈為度。因其灸後不化膿，也不留下瘢痕，故易為病人接受。

⑵瘢痕灸：又稱「化膿灸」施灸前用大蒜搗汁塗敷施灸部位，以增加粘附和刺激作用，然後放置艾炷施灸。每壯艾炷必須燃盡，然後除去灰燼，再繼續加炷施灸。一般灸 5～10 壯。因施灸時疼痛較劇，灸後產生化膿留有瘢痕，所以灸前必須徵求患者的同意及合作。對於施灸中產生疼痛，可用手在施灸部位的周圍輕輕拍打，以緩解灼痛。在

正常情況下，灸後 1 週左右，施灸部位化膿（稱灸瘡），5～6 週左右灸瘡自行痊癒，結痂脫落，留下瘢痕。

2.間接灸

⑴隔薑灸：用鮮生薑切成約 0.3cm 厚的薄片，中間以針刺數孔，置於施灸部位，上面再放艾炷灸之。當患者感覺灼痛時，換炷再灸，以局部皮膚紅暈為度。

⑵隔蒜灸：用鮮大蒜頭切成約 0.3cm 厚的薄片，中間以針刺數孔，置於施灸部位，上面再放艾炷灸之。

⑶附子餅灸：用附子粉末和酒，做成小硬幣大的附子餅，中間以針刺數孔，置於施灸部位，上面再放艾炷灸之。

⑷隔鹽灸；用食鹽填敷於臍部，上置艾炷連續施灸，至症候改善為止。

㈡艾條灸

艾條灸分溫和灸和雀啄灸兩類。

1.溫和灸　將艾條的一端點燃，對準施灸部位，約距 1.5～3.5cm 左右進行熏烤，使患者局部有溫熱感而無灼痛，一般每處 3～5 分鐘，至皮膚紅暈為度。對於昏厥或知覺減退的患者，醫者可將食、中兩指置於施灸部位的兩側，這樣可以通過手指感覺來測知患者局部的受熱程度，以便調節施灸距離，掌握施灸時間，防止燙傷。

2.雀啄灸：艾條燃燒的一端與施灸部位不固定在一定的距離，而是像雀啄食一樣，一上一下地移動。另外，也可均勻地向左右方向移動，或反覆旋轉施灸。

㈢溫針灸

溫針灸是針刺與艾灸結合使用的一種方法，適用於既需要留針又必須施灸的疾病，操作方法是：針刺得氣後，將毫針留在適當的深度，將艾絨插在針柄上點燃，直到艾絨燃完為止。或在針柄上穿置一段長約 1～2cm 的艾條施灸，使熱力通過針身傳入體內，達到治療目的。施灸時為防掉下艾火燙傷皮膚，用一小塊紙將針插入紙內放於皮膚上，可起保護作用。

三、灸法的適應範圍及施灸程序

㈠適應範圍

《靈樞·官能篇》曰：「針所不為，灸之所宜」就是說灸法適用於針刺不能治癒的某些疾病。灸法的適應範圍以虛證、寒證和陰證為主，多用於久病、久泄、痰飲、厥冷、痿痺等症。同時針法與灸法還可以同時並用。

㈡操作順序

臨床上在施灸時，一般是先灸上部，後灸下部；先灸陽部，後灸陰部；先頭身後四肢；先左後右。壯數是先少後多，艾炷是先小而後大。但在特殊情況下，則可酌情而施，如脫肛時，即可先灸長強穴以收肛，後灸百會穴以舉陷。

第四節　其它針法

一、頭針療法

頭針療法是把針灸針刺到頭針刺激區，以治療疾病的一種方法。從 1971 年開始應用頭針療法以來，在治療腦血栓形成或腦出血引起的肢體癱瘓、感覺異常、舌強語澀等方面，已取得了較為明顯的治療效果。另外，臨床實踐證明，頭針療法對震顫麻痺、內耳性眩暈、耳鳴耳聾、遺尿等病症也有一定的療效。

㈠頭針刺激區的定位和主治

頭針刺激區的定位，首先要在頭部確定二條標定線：①正中線：從眉間經頭頂，到後頭的枕外粗隆下緣的連線；②眉枕線：從眉上緣中點經頭的側面，到枕外粗隆尖端的連線（圖 1-1）。

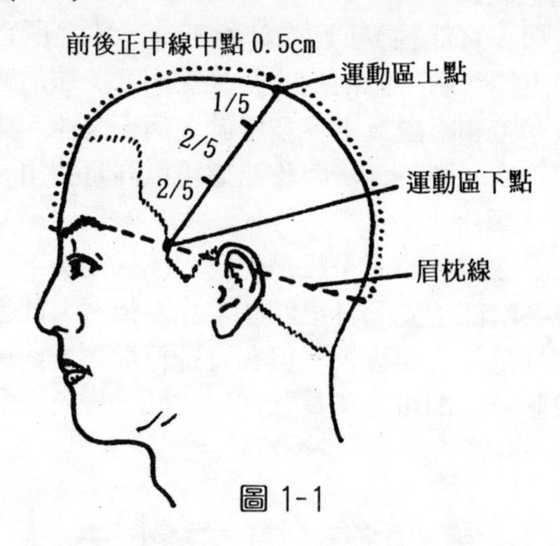

圖 1-1

頭針刺激區不是一個點，而是一條線段。頭針共有 14 個刺激區，全部位於頭皮的部位上。

1.運動區

⑴定位：運動區上點在正中線中點後 0.5cm 處。運動區下點在眉枕線與鬢角前緣相交處，上下兩點的連線即為運動區。運動區的上 1/5 是下肢、軀幹運動區，中間 2/5

是上肢運動區，下 2/5 是面部運動區，也稱言語一區（圖 1-2）。

⑵主治：運動區上 1/5，治療對側下肢癱瘓。運動區中 2/5，治療對側上肢癱瘓。運動區下 2/5，治療對側中樞性面癱、舌強語澀、失語等。

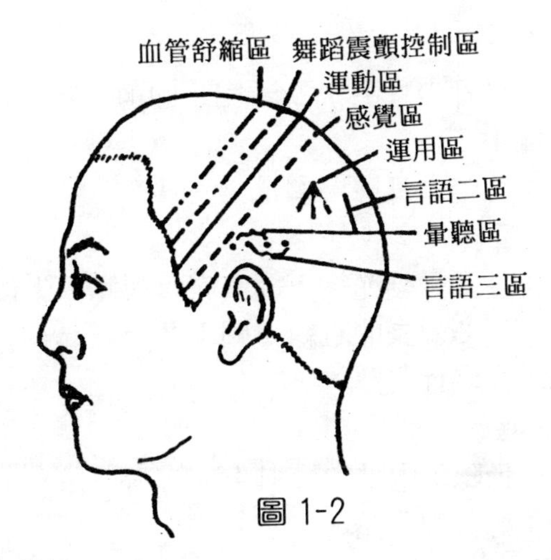

圖 1-2

2.感覺區

⑴定位：在運動區向後移 1.5cm 平行線。上 1/5 是下肢、頭、軀幹感覺區，中 2/5 是上肢感覺區，下 2/5 是面部感覺區（圖 1-2）。

⑵主治：感覺區上 1/5，治療對側腰腿痛、麻木、感覺異常及頭後部、頸項部疼痛。感覺區中 2/5，治療對側上肢疼痛、麻木、感覺異常。感覺區下 2/5，治療對側面部麻木、疼痛。

3.舞蹈震顫控制區

⑴定位：在運動區向前移 1.5cm 的平行線（圖 1-2）。

⑵主治：舞蹈病、震顫麻痺。

4.血管舒縮區

⑴定位：在運動區向前移 3cm 的平行線（圖 1-2）。

⑵主治：上 1/2 治療對側上肢浮腫，下 1/2 治療對側下肢浮腫。

5.暈聽區

⑴定位：從耳尖直上 1.5cm 處，向前、向後各引 2cm 的水平線（圖 1-2）。

⑵主治：耳鳴，耳聾，頭暈，內耳性眩暈。

6.言語二區

⑴定位：從頂骨結節後下 2cm 處為起點，平行於前後正中線，向下引 3cm 長的直線（圖 1-2）。

⑵主治：命名性失語。

7.言語三區

⑴定位：暈聽區中點向後引 4cm 的水平線（圖 1-2）。

⑵主治：感覺性失語。

8.運用區

⑴定位：從頂骨結節起分別引一垂線和與該線夾角為 40 度的前後兩線，長度均為 3cm（圖 1-2）。

⑵主治：失用症。

9.足運感區

⑴定位：在前後正中線的中點左右旁開各 1cm，向後引 3cm 長的平行線（圖 1-3）。

⑵主治：對側下肢疼痛、麻木、癱瘓、皮層性多尿、夜尿。

10.視區

⑴定位：在枕外粗隆水平線上，旁開枕外粗隆 1cm，向上引平行於前後正中線的 4cm 長的直線（圖 1-3）。

⑵主治：皮層性視力障礙。

11.平衡區

⑴定位：在枕外粗隆水平線上，枕外粗隆左右旁開 3.5cm，向下引平行於正中線的 4cm 長的直線（圖 1-3）。

⑵主治：小腦疾患引起的平衡障礙。

12.胃區

⑴定位：從瞳孔直上的髮際處為起點，向上取平行於前後正中線 2cm 長的直線（圖 1-4）。

⑵主治：胃痛及腹部不適。

13.胸腔區

⑴定位：在胃區與前後正中線之間的髮際上下各引

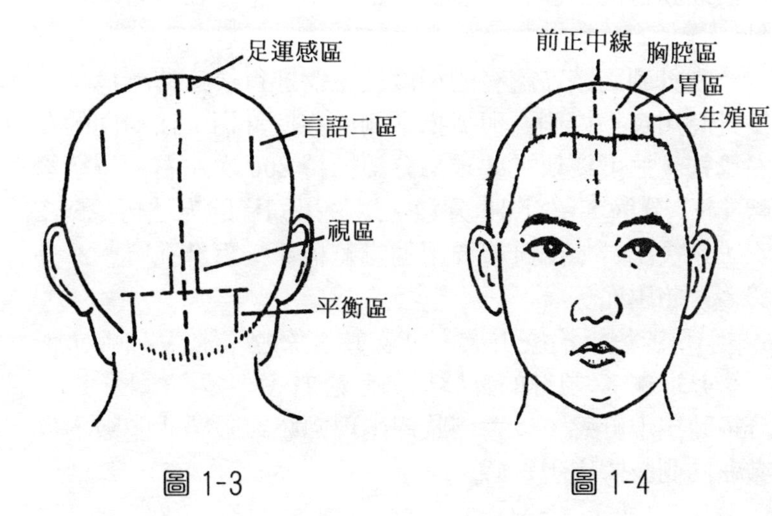

圖 1-3　　圖 1-4

2cm 長的直線（圖 1-4）。

⑵主治：胸悶、胸痛、咳喘。

14.生殖區

⑴定位：從額角處向上引行於前後正中線的 2cm 長的直線（圖 1-4）。

⑵主治：功能性子宮出血。

㈡頭針的操作方法

1.針具　常用 28～30 號不鏽鋼毫針，長度以 4～5cm 為宜。

2.體位　多採用坐位、仰臥，側位亦可。

3.操作方法　根據病症，選好刺激區，定準位置，然後分開頭髮用酒精棉球局部消毒，消毒後將針尖斜向快速入頭皮，針體與頭皮呈 15 度角，將針刺入 2.5～4cm，當針刺到該區應有的深度後，不提插，以使針體固定。如果針刺運動區的全區，則需要在上、中、下運動區各刺入一針。

當針刺到該區應有的深度後，需進行快速持續撚轉。撚針時用食指橈側面與拇指掌側面夾持針柄，作橫向的左右撚轉，速度要快，要求每分鐘撚轉 200 次左右。持續撚轉 1～2 分鐘，留針 10 分鐘，以後以同樣的方法再撚轉 2 次，然後出針。出針後要用消毒乾棉球按壓針孔 1～2 分鐘，以防出血。

隔日或每天治療 1 次，10 次為 1 療程，休息 3～5 天。

4.針感　頭針的針感以熱脹感為主，多在撚轉 1～2 分鐘時出現針感。以對側肢體出現熱感或脹感佔多數，少數在同側肢體出現針感。

㈢注意事項

⑴治療時需掌握刺激量，以防止暈針，如果出現暈針，就立即起針。

⑵腦出血病人，如果昏迷、血壓過高時，暫不宜用頭針治療，待病情及血壓穩定後再行針刺治療。而腦血栓形成所致偏癱，宜及早採用頭針治療。

⑶頭部血管豐富，容易出血，起針時宜緩慢出針，出針後要用消毒乾棉球按壓 2～3 分鐘。如果有血或皮下血腫出現，可輕輕揉按，促其消散。

二、耳針療法

耳針療法是用針或其他方法刺激耳穴來防治疾病的一種方法。耳針療法是針灸學的一個組成部分。

㈠耳針療法的優點

⑴耳針療法的適應症廣，對 100 多種病症有較好的療效，耳針還可以用於輔助診斷疾病，並可用於手術麻醉。

⑵耳針療法奏效迅速，常常是針到病除。

⑶耳針療法操作簡便，一般不受條件和場地限制，各種場所均可進行治療。可以進行耳穴針刺、壓豆、按摩、脈衝電療等多種治療。

⑷耳針療法無刺傷重要器官之慮，副作用很少。

㈡耳廓表面的解剖名稱

耳廓表面的各部分名稱如圖 1-5 所示。

⑴耳輪：耳廓最外圈的捲曲部分。

⑵耳輪腳：耳輪深入到耳腔的橫行突起部。

⑶耳輪結節：耳輪後上方稍突起處。

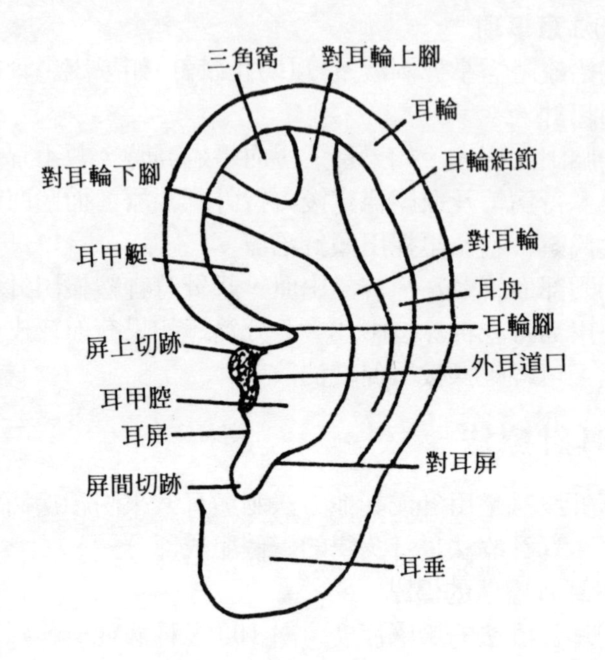

圖 1-5

⑷耳輪尾：耳輪末端與耳垂的交界處。

⑸對耳輪：與耳輪相對的隆起部。在其上方交叉分成兩支：向上分叉的一支叫對耳輪上腳，向前分叉的一支叫對耳輪下腳。

⑹耳屏：耳廓前面的瓣狀突起，又稱耳珠。

⑺對耳屏：對耳輪下方與耳屏相對的隆起部。

⑻三角窩：對耳輪上、下腳之間的三角形凹窩。

⑼耳舟：耳輪和對耳輪之間的凹溝。

⑽屏上切跡：耳屏上緣與耳輪腳之間的凹陷處。

⑾耳甲艇：耳輪腳以上的耳腔部分。

⑿耳甲腔：耳輪腳以下的耳腔部分。

⒀屏間切跡：對耳屏與耳屏銜接處。

⒁輪屏切跡：對耳屏與對耳輪之間的稍凹處。

⒂外耳道：在耳甲腔內，為耳屏所遮蓋。

⒃耳垂：耳廓下部無軟骨的皮垂。

㈢耳穴的分布、定位和主治

人體內臟或軀體有病時，往往會在耳廓的某個區域出現皮膚變色變形、丘疹、血管充盈、脫屑、壓痛等反應。人們常把出現這些現象的部位叫作反應點，是常用的針刺部位，統稱耳穴（圖 1-6）。耳穴約有 200 餘個，常用耳穴有 90 個。耳穴分布有其一定規律，一般地說，耳廓上的腧穴，似一個在子宮內倒置的胎兒，頭在下，腳在上。頭面部相應的穴位在耳垂，上肢相應的穴位在耳舟，軀幹和下肢相應的穴位在對耳輪和對耳輪腳上，腹腔臟器相應的穴位在耳甲艇中，胸腔臟器相應的穴位在耳甲腔中。

常用耳穴的分布、定位和主治見表 1-3。

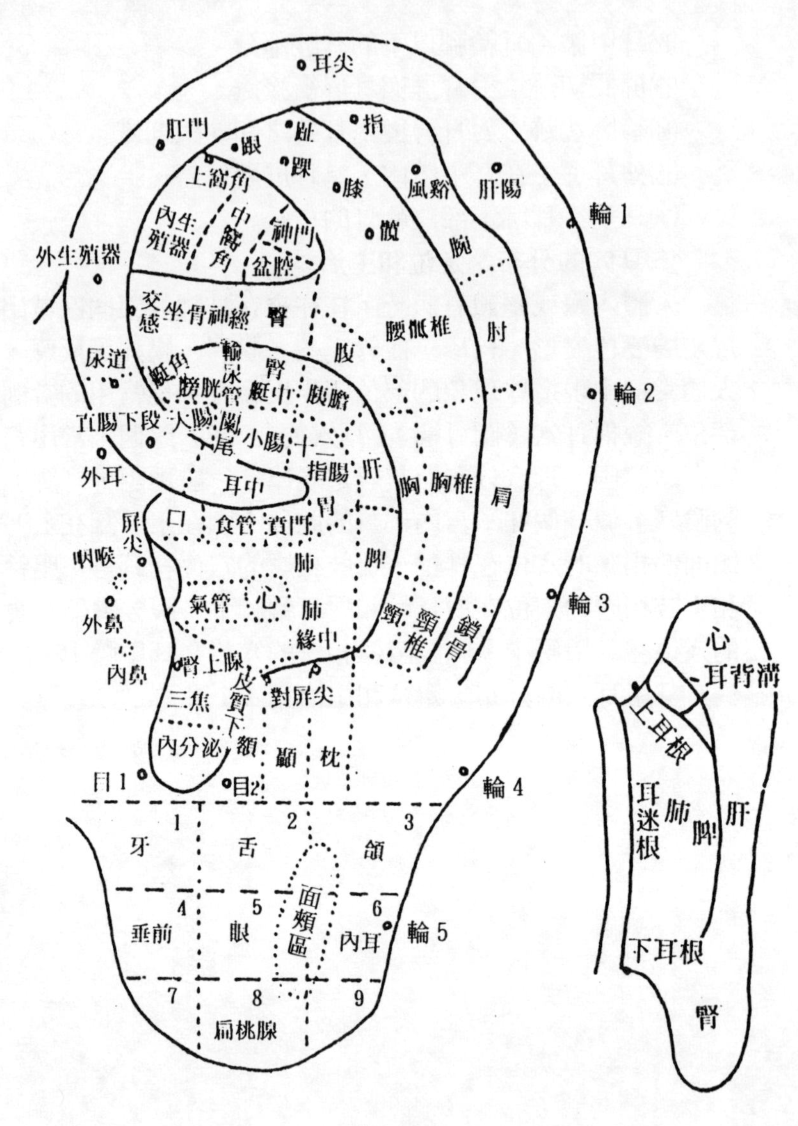
耳尖
肛門
跟
趾
指
踝
膝
風谿
肝陽
上領角
中領角
內生殖器
神門
盆腔
髖
腕
輪 1
外生殖器
交感
坐骨神經
臀
腰骶椎
肘
尿道
骶角
輸尿管
腎
腹
膀胱
骶中
胰膽
輪 2
直腸下段
大腸
闌尾
小腸
十二指腸
肝
外耳
耳中
胸
胸椎
肩
屏尖
口
食管
賁門
胃
咽喉
肺
脾
氣管
心
外鼻
肺緣中
頸
頸椎
鎖骨
輪 3
腎上腺
內鼻
皮質下
對屏尖
三焦
內分泌
額
顳
枕
目 1
目2
輪 4
1
2
3
牙
舌
頷
面頰區
4
5
6
垂前
眼
內耳
輪 5
7
8
9
扁桃腺
心
耳背溝
上耳根
耳迷根
肺
脾
肝
下耳根
腎

圖 1-6

表 1-3 常用耳穴分布、定位和主治

解剖部位	穴 名	原 名	定 位	功能與主治
耳輪腳（3穴）	耳中	膈	耳輪腳	降逆、和胃、利膈。主治：呃逆，蕁麻疹，皮膚搔癢症
	直腸下段		耳輪起點，近屏上切跡處	主治：便秘、脫肛、痔瘡、腹瀉
	尿道		與對耳輪下腳下緣相平的耳輪處	主治：遺尿、尿頻、尿急、尿痛、尿瀦留
耳輪部（10穴）	外生殖器		與對耳輪下腳上緣相平的耳朵處	主治：外陰搔癢症、睪丸炎、陽萎
	尖前	痔核點	耳尖穴與上耳根之間	主治：內、外痔
	耳尖		將耳廓向耳屏對折時，耳輪上方的尖端處	清熱熄風、解痙鎮痛、平肝明目。主治：發熱、高血壓、急性結膜炎、痛症
	肝陽		耳輪結節處	主治：肝氣鬱結、肝陽上亢
	輪1至輪6		自耳輪結節下緣至耳垂下緣中點劃為五等分，共6個點，由上而下，依次為輪1至輪6	清熱止痛、平肝熄風，主治：發熱、扁桃腺炎、高血壓
耳舟部（6穴）	指		耳舟的頂端	相應部位疼痛與功能障礙
	風谿	蕁麻點 過敏區	指腕兩穴之中點	主治：相應部位疼痛、功能障礙
	腕		肘、指兩穴之中點	主治：相應部位疼痛、功能障礙
	肘		指、鎖骨兩穴之中點	主治：相應部位疼痛、功能障礙
	肩		肘、鎖骨兩穴之中點	主治：相應部位疼痛、功能障礙

解剖部位	穴　名	原 名	定　　位	功能與主治
對耳輪上腳部 (5穴)	鎖骨		與輪屏切跡同水平的耳舟部	主治：相應部位疼痛、功能障礙
	趾		對耳朵上腳的外上角	主治：趾痛與足趾功能障礙
	跟		對耳朵上腳的內上角	主治：足跟痛
	踝		跟、膝兩穴之中點	主治：踝扭傷、疼痛與功能障礙
	膝		對耳朵上腳之中點	主治：膝關節炎、膝關節扭傷
	髖		對耳朵上腳的下 1/3	主治：髖關節扭傷、疼痛
對耳輪下腳部 (3穴)	臀		對耳輪下腳的外 1/3	主治：臀部疼痛
	坐骨神經		對耳輪下腳的內 2/3	主治：坐骨神經痛
	交感		對耳輪下腳的末端	解痙鎮痛、滋陰扶陽。主治：心絞痛、膽絞痛、胃腸痙攣、輸尿管結石、植物神經功能紊亂
對耳輪部 (6穴)	頸椎		自知輪屏切跡至對耳輪上下腳分叉處，分五等分，下 1/5 為頸椎，中 2/5 為胸椎，上 2/5 腰骶椎	主治：落枕、頸椎綜合症
	胸椎			主治:胸痛、乳腺炎、乳少
	腰骶椎			主治：腰骶部疼痛
	頸		頸椎的耳腔緣	主治：落枕、斜頸
	胸		胸椎的耳腔緣	主治：胸悶、胸痛
	腹		腰骶椎的耳腔緣	主治：腰痛、腹痛
三角窩 (5穴)	神門		對耳輪上、下腳的分叉處，三角窩的外 1/3 處	鎮靜、安神、止痛、清熱
	盆腔	腰痛點	對耳輪上、下腳分叉處稍下方	主治：盆腔炎
	角窩中	喘點	三角窩中 1/3 處	主治：哮喘
	內生殖器	子宮	三角窩前 1/3 處	主治：痛經、月經不調、白帶增多、遺精
	角窩上	降壓點	三角窩前上方	主治：高血壓

解剖部位	穴　名	原 名	定　　位	功能與主治
耳屏部（6穴）	外耳		屏上切跡前方近耳輪部	主治：外耳道炎、中耳炎
	外鼻	飢點	耳屏外側面正中處稍前	主治：鼻炎
	屏尖	渴點	耳屏上部隆起的尖端	主治：發熱、牙痛
	腎上腺		耳屏下部隆起的尖端	清熱止痛、解痙祛風。主治：低血壓、風濕性、關節炎、腮腺炎
	咽喉		耳屏內側面上 1/2 處	主治：咽喉炎、音啞、扁桃腺炎
	內鼻		耳屏內側面下 1/2 處	主治：鼻炎、副鼻竇炎、鼻衄
對耳屏部（6穴）	對屏尖	平喘 腮腺	對耳屏的尖端	利肺定喘、清熱、解毒、祛風。主治：哮喘、腮腺炎、皮膚瘙癢症
	緣中	腦點	對屏尖與輪屏切跡之間	益腦安神。主治：腦部疾患、遺尿
	枕		對耳屏外側面的後上方	鎮靜止痛、安神熄風。主治：頭痛、頭暈、失眠、癲癇
	顳	太陽	對耳屏外側面的中部	主治：偏頭痛
	額		對耳屏外側面的前下方	主治：頭痛、失眠、多夢
	皮質下	卵巢、睾丸興奮點	對耳屏內側面	主治：痛症、神經衰弱、智能發育不全
	心		耳甲腔中央	寧心安神、止痛止痙。主治：失眠、心悸、癔病、盜汗、無脈症
	肺		心穴周圍	補氣血、利皮毛、通小便。主治：咳喘、皮膚病、胸悶

解剖部位	穴　名	原 名	定　　位	功能與主治
耳甲腔部(9穴)	氣管		耳甲腔內，外耳道口與心穴之間	止咳化痰。主治：咳嗽、哮喘
	脾		耳甲腔後上方	健脾補氣。主治：腹脹、腹瀉、便秘、消化不良
	內分泌		耳甲腔底部，屏間切跡內	主治：皮膚病、陽萎、月經不調，更年期綜合徵
	三焦		內分泌上方	主治：便秘、腹脹、上肢外側疼痛
	口		耳輪腳下方前 1/3 處	清心火、除風邪。主治：面癱、口腔炎
	食道		耳輪腳下方中 1/3 處	和胃利膈。主治：吞咽困難、食管炎
	賁門		耳輪腳下方後 1/3 處	利膈降逆。主治：賁門、痙攣、嘔吐
耳甲中部(1穴)	胃		耳輪腳消失處	和胃益脾。主治：胃潰瘍、胃炎、消化不良
耳甲艇(11穴)	十二指腸		耳輪腳上方後部	溫中和胃。主治：十二指腸球部潰瘍，幽門痙攣
	小腸		耳輪腳上方中部	溫脾和中。主治：消化不良、腹痛、心悸
	大腸		耳輪腳上方前部	主治：腹瀉、便秘
	闌尾		大小腸兩穴之間	主治：闌尾炎、腹瀉
	肝		耳甲艇的後下部	清肝明目。主治：肝鬱氣滯、眼病、眩暈、月經不調、痛經、高血壓
	胰膽		肝腎兩穴之間	利膽健胃、疏肝除風。主治：膽囊炎、膽石症、急性胰腺炎

解剖部位	穴　名	原　名	定　　　位	功能與主治
	腎		對耳輪上下腳分叉處的下方	滋腎聰耳、強骨填髓。主治：腎炎、腰痛、耳鳴、耳聾、遺精、陽萎、月經不調
	輸尿管		腎與膀胱兩穴之間	主治：輸尿管結石、腎絞痛、遺尿症
	膀胱		腎與艇角兩穴之間	利下焦、補下元。主治：膀胱炎、遺尿症、尿瀦留、腰痛
	艇角	前列腺	耳甲艇前上角	主治：前列腺炎、尿道炎
	艇中	臍中	耳甲艇中央	主治：腹痛、腹脹、膽道、蛔蟲症
耳垂部（10穴）	目1		屏間切跡前下方	主治：假性近視
	目2		屏間切跡後下方	主治：假性近視
	牙	拔牙麻醉點、升壓點	耳垂劃分9個區，1區為牙	主治：牙痛、牙周炎、低血壓
	舌	上腭下腭	2區為舌	主治：舌炎、口腔炎
	頜	上頜	3區為頜	主治：牙痛、顳頜關節功能紊亂
	垂前	神經衰弱點	4區為垂前	主治：神經衰弱、牙痛
	眼		5區為眼	主治：結膜炎、麥粒腫、假性近視
	內耳		6區為內耳	主治：內耳性眩暈、耳鳴、耳聾
	面頰		5、6區交界線周圍	主治：面癱、痤瘡、面部色素沉著
	扁桃體		8區為扁桃體	扁桃腺炎、咽炎
	上耳根		耳根最上緣	主治：鼻衄
	耳迷根		耳背與乳突交界的根部	主治：頭痛、心悸、鼻塞、膽石症
	下耳根		耳根最下緣	主治：低血壓

解剖部位	穴　名	原　名	定　　位	功能與主治
耳背部（9穴）	耳背溝	降壓溝	對耳輪與對耳輪上下腳	主治：高血壓、皮膚瘙癢症
	耳背部心		耳輪背側上部	主治：心悸、失眠、多夢
	耳背部脾		耳輪腳消失處的耳背部	主治：胃痛、消化不良、食慾不振
	耳背部肝		耳背脾的耳輪側	主治：膽囊炎、膽石症、　痛
	耳背部肺		耳背脾的耳根側	主治：咳喘、皮膚瘙癢症
	耳背部腎		耳背的下部	主治：頭暈、頭痛、失眠

㈣耳穴的探查法

1.**肉眼觀察法**　在自然光線下，通過肉眼對耳廓由上而下，由內而外仔細觀察。主要觀察耳廓上的變形、變色、脫屑、水泡、丘疹、硬結、色素沉著、血管的形狀、顏色變異等。

2.**壓痛點探查法**　用彈簧探針或一般探針，以均勻的壓力，在與疾病相應的耳廓從周圍逐漸向中心探壓；或自上而下，自外而內對整個耳廓進行普查，找出準確的壓痛敏感點。

3.**觸摸法**　用手觸摸患者耳部，檢查有無結節、條索、增厚等現象，並了解結節的大小，形態、硬度、觸痛等情況。這些反應的出現，多屬於相應組織器官的器質性疾病，並與病情有一定相互關係。

4.**電測定法**　採用一定的儀器，測定耳穴的電阻、電位、電容等變化。

㈤耳針的取穴原則

1.按相應部位選穴　如偏頭痛選顳穴，闌尾炎選闌尾穴等。

2.按臟腑辨證選穴　脫髮，根據「腎其華在髮」先取腎穴，又如「肺主皮毛」，皮膚病選肺穴等。

3.按現代醫學理論選穴　有的耳穴如交感、皮質下、腎上腺、內分泌等。這些穴位的功能與現代醫學的觀點基本一致，所以胃腸疾患可取交感，抗過敏、抗風濕等可取腎上腺。

4.按耳穴特殊功能選穴　如神門為止痛要穴，枕穴是止暈要穴，耳尖放血有退熱、降壓、鎮靜、抗過敏的作用等。

5.按臨床經驗選穴　如腰腿痛取外生殖器，鎮咳取口、腦幹穴，遺尿症取興奮點、緣中，尿頻取枕穴等。

6.敏感點選穴　在有關部位通過望、觸、探、壓選取敏感點。

㈥耳針的治療方法

1.毫針法　是應用 0.8～1.5cm 的 28 號高壓滅菌的毫針針刺耳穴。首先明確診斷，進行穴位探查，準確地選擇穴位，針刺前用 75%酒精棉球由內至外，由上到下擦拭耳廓。術者以左手拇、食兩指固定耳廓，中指托著針刺部位的耳背，這樣既可掌握針刺的深度，又可減輕針刺的疼痛。進針時術者以右手拇、食指持針柄，將針尖對準耳穴，順時針方向邊捻邊將針迅速刺入耳穴。一般刺入皮膚 0.5cm 左右，留針 30 分鐘。每隔 10 分鐘運針 1 次，運針時用中等刺激手法小幅度地來回捻轉，持續捻轉 0.5～1

分鐘。起針時，以左手托住耳背，右手快速拔針或捻轉起針，起針後用消毒乾棉球壓迫針孔，以免出血。每天治療一次，十次為一療程，每療程間歇 3～5 天。

2.耳穴貼壓法　耳穴貼壓法是用質地較硬而光滑的小粒藥物或種子貼壓耳穴治療疾病的的一種方法，是目前廣為流行的一種耳穴刺激方法。因耳穴貼壓法安全、副作用小，不易引起耳軟骨炎，適於老年、幼兒及不能每日來醫院就診者。耳穴貼壓法能起到持續性刺激作用，對於氣管炎、高血壓、遺尿症、神經性頭痛、神經衰弱等更為適用。

⑴材料準備：挑選表面光滑、大小與硬度適宜的王不留行籽、黃荊子和磁珠備用。將醫用膠布剪成 0.7cm×0.7cm 方塊，把王不留行籽粘在膠布中央。

⑵操作方法：探查耳穴，找到敏感點後，常規酒精消毒耳廓皮膚。用左手固定耳廓，右手用鑷子夾持粘有王不留行的膠布，對準敏感點貼好，按壓數秒鐘。一般只貼患側，也可雙側皆貼，間隔 5～6 天治療 1 次，5 次為 1 療程。如果單側貼壓，每 3 天貼壓 1 次，兩耳交替。貼壓後囑患者自行按壓耳穴，每天按壓 3 次，每次 1～2 分鐘，以加強穴位刺激。

㈦耳針治療的注意事項

⑴要注意消毒，嚴防感染；耳廓凍傷處與有炎症部位應禁針，禁貼壓。

⑵孕婦做耳穴貼壓時，宜用輕刺激手法，不宜採用耳針治療。

⑶貼壓後患者自行按摩時，應以按壓為主，切勿揉搓，以免搓破皮膚造成耳廓感染。

㈧常見病症的耳針取穴

常見病症的耳針取穴方法見表 1-4。

表 1-4　耳針治療常見病症取穴

病　　名	取　　　　穴
急、慢性胃炎	主穴：胃、脾、皮質下、神門 配穴：淺表性配交感；萎縮性配胰膽、內分泌；肥厚性配肝、艇中、三焦
胃、十二指腸潰瘍	主穴：胃、十二指腸、皮質下、脾、交感、神門 配穴：肝胃不和配肝、三焦；胃陰不足配胰膽、內分泌
頭　痛	主穴：神門、皮質下、耳尖放血 配穴：前頭痛配額、胃；偏頭痛配顳、膽、交感、外耳；後頭痛配枕、膀胱；全頭痛配額、顳、枕、頂、外耳；頭頂痛配頂、肝
精神分裂症	主穴：額、肝、心、腦幹、皮質下、耳尖放血 配穴：躁狂型配神門、枕、抑鬱型配脾
胃神經官能症	交感、神門、皮質下、胃、大腸、小腸、脾、肝
腸　炎	大腸、小腸、交感、肺、脾、胃、三焦
膈肌痙攣	膈、胃、神門、交感、皮質下、耳迷根
習慣性便秘	大腸、三焦、脾、皮質下、腹、肺、直腸
痔　瘡	大腸、直腸、肛門、三焦、肝、脾
感　冒	肺、內鼻、咽喉、耳尖放血
支氣管炎	氣管、支氣管、肺、平喘、神門、耳尖、脾、腎、口、腦幹
支氣管哮喘	肺、支氣管、交感、腎上脾、平喘、風谿、脾、腎
高血壓	角窩上、心、皮質下、肝、交感、神門、腎、枕、耳尖放血
低血壓	腎上腺、升壓點、緣中、心
冠心病	心、小腸、皮質下、交感、胸、肝、心臟點

病　　名	取　　　　穴
心律失常	心、小腸、皮質下、心臟點、交感、神門
無脈症	心、肺、交感、皮質下、腎上腺、肝、腎、內分秘
神經衰弱	神門、心、皮質下、枕、神經衰弱區、神經衰弱點、耳尖放血
癔症	心、皮質下、神門、額、腦幹、肝、咽喉、口
更年期綜合徵	子宮、卵巢、內分泌、神門、心、交感、腎、肝、小腸、皮質下
腦震蕩後遺症	神門、腎、腦幹、皮質下、相應部位、心、額、耳尖放血
坐骨神經痛	坐骨、臀、神門、膀胱、肝、膽、相應部位、耳尖放血
扭挫傷	相應部位、神門、肝、脾、膀胱
落　枕	神門、相應部位、肝、外生殖器、脾、膀胱
腰肌勞損	腰椎、腰痛點、腎、神門、皮質下、脾、腎上腺、膀胱
乳腺增生	乳腺、內分泌、胸、肝、緣中、子宮、卵巢、神門
膽囊炎、膽道感染	交感、內分泌、膽、耳尖放血、肝、脾、神門
膽石症	肝、膽、十二指腸、大腸、交感、神門、內分泌、耳尖放血、脾、胃、口、艇中、皮質下
腎與輸尿管結石	腎、輸尿管、交感、神門、腹、艇中、肝、皮質下
前列腺炎	艇角、膀胱、內分泌、腎上腺、腎、皮質下、神門
陽　萎	腎、睾丸、外生殖器、內生殖器、緣中、肝、心、皮質下
遺　精	腎、皮質下、心、脾、神門、外生殖器
遺　尿	膀胱、尿道、興奮點、腎、緣中
尿　頻	尿道、膀胱、腎、枕、緣中、內分泌、耳尖放血
內耳性眩暈	內耳、外耳、枕、三焦、腎、肝、膽、皮質下、神門、腎上腺
耳　鳴	內耳、外耳、腎、肝、膽、枕、神門
慢性咽炎	咽喉、肺、胃、腎、內分泌
慢性鼻炎	內鼻、肺、內分泌、腎上腺、風谿

病　　名	取　　穴
過敏性鼻炎	內鼻、肺、內分泌、腎上腺、風谿、脾、腎
近　視	眼、肝、腎、脾、目1、目2
月經不調	內生殖器、內分泌、卵巢、緣中、腎、肝、脾
痛　經	子宮、內分泌、卵巢、緣中、腹、神們、交感、皮質下
閉　經	子宮、卵巢、緣中、腎、肝、脾、內分泌、皮質下
功能性子宮出血	子宮、緣中、卵巢、內分泌、脾、腎、肝、皮質下
盆腔炎	盆腔、內分泌、肝、脾、神門、耳尖放血
皮膚搔癢症	神門、肺、內分泌、肝、脾、枕、大腸、耳尖放血
蕁麻疹	腎上腺、內分泌、肝、脾、肺、神門、風谿、耳尖放血
痤　瘡	耳尖放血、面頰區放血、內分泌、肺、脾、腎上腺
黃褐斑	肺、腎、肝、內分泌、面頰區、緣中、耳尖放血
肥胖症	口、食管、胃、十二指腸、內分泌、飢點、三焦、大腸

三、芒針療法

芒針是一種特製的長針，一般用較細而富有彈性的不鏽鋼絲製成，因形成細長如麥芒，故稱芒針。芒針係由古代九針之一的長針發展而來，其針體長度約有 12.5cm～20cm，也有在 25cm 以上的，因為芒針針體長而細，操作起來較毫針困難，所以我們認為一般能用其他針刺方法可以奏效的疾病，不應首先選用芒針治療。

㈠針　具

芒針的結構與毫針相同，主要是針身長，操作起來較困難，所以在應用前必須練習基本功，還需掌握局部解剖知識，切勿盲目深刺。

㈡刺　法

芒針刺法主要有以下幾個步驟：

1.進針　局部常規消毒後，以右手拇、食、中三指持針柄，左手拇食二指挾持針尖上部，使針尖抵觸穴位，然後，右手撚動針柄。同時左手拇食二指向下稍加壓力，兩手同時用力，撚壓結合使針尖迅速刺過表皮，然後再徐徐撚進，達到預定的深度。

進針時要輕巧，利用鋼絲的彈性，使針尖迅速刺過表皮，再緩緩撚進，以達到進針時基本無痛，進針時應分散患者的注意力，消除恐懼心理，以避免肌肉緊張，給進針帶來困難。

2.運針　當針尖快速進入皮下後，施以撚轉手法，撚轉進針時要輕撚慢進，撚轉要輕巧，幅度不宜過大。運針時，右手拇指對食、中兩指做前後撚動，不能只向單方撚轉，以防針身被肌肉纖維纏繞，而出現滯針或造成局部疼痛。

3.輔助手法　針刺達到一定的深度後，為取得一定的針感，可採用輔助手法。方法是壓手食指輕輕向下循按針身，如雀啄狀，同時刺手略呈放射狀變換針刺方向，以擴大針感。

4.出針　當針刺到一定深度並得氣後，即可出針。也可留針 20 分鐘後出針。出針時應將針體緩緩退向皮膚表面，再輕輕抽出，以免出血或疼痛，出針後應以消毒乾棉球按壓針孔 1 分鐘左右，以免出血。

5.常用針法　透刺是芒針的常用針法，採用此法可收到一針雙穴或一針多穴之功效。

㈢適用範圍

芒針主要適用於神經系統的中風所致偏癱、精神分裂症、頭痛、面癱等；運動系統的肩周炎、坐骨神經痛等；消化系統的胃下垂、胃脘痛等，以及婦科的子宮脫垂等病。

芒針療法可疏通經絡、調節人體的臟腑功能。如針膻中透鳩尾，可調節上焦與全身功能，治療神志病，如精神分裂症、神經官能症等；針刺上脘透下脘，可調節中焦與全身功能，治療消化系統等疾病；針刺陰交透中極，可調節下焦功能，治療泌尿系統等疾病。

㈣注意事項

⑴由於芒針的針體長而細，操作起來較毫針困難，如果技術不熟練，很容易發生彎針。因此在應用芒針前，必須練習基本功，平時可利用枕頭反覆練習雙手協作進針和運針，待基本功熟練後，才能施於病人。

⑵有的病人可能對芒針產生恐懼心理，在治療前應做好解釋工作，以消除恐懼心理，防止發生暈針。

⑶為防止出現彎針，病人的體位必須擺放舒適持久，並囑病人不可隨意移動體位。

⑷因芒針在皮下刺得深，操作時應緩慢進針與運針，切忌快速提插。

⑸採用芒針治療，需掌握人體穴位深部的解剖知識，在胸背部和重要臟器部位，宜採用皮下橫刺，禁用直刺，以防刺傷臟器，避免出現醫療事故。

㈤常見病的芒針治療

採用芒針治療，一般選穴較少，多數選用 1～2 個主穴，有的疾病除主穴外再配 1～2 個配穴。

1.頭痛　前頭痛選神庭透印堂；偏頭痛選頭維透太陽、太陽透率谷；後頭痛選風池透風池。

2.精神分裂症　常選用神門透少府、風池透風池、膻中透鳩尾、大椎透神道、神道透中樞。

3.面癱　常選用陽白透魚腰、顴髎透聽宮、地倉透人中、承泣透地倉、頰車透地倉。

4.肩周炎　常選用肩髃透極泉、臂臑透肩髃、肩髎透臑會。也可單獨針條口透承山。

5.胃痛　常選用天樞透氣衝、髀關透梁丘、足三里透下巨虛、上脘透下脘。

6.胃下垂　常選用上脘透下脘、巨闕透肓俞、足三里透下巨虛。

7.子宮脫垂　常選用提托透曲骨、維道透子宮、三陰交透太谿。

8.腎下垂　隔俞透氣海俞，陰交透中極與陽綱透志室，三陰交透太谿，兩組穴位交替針刺。

9.坐骨神經痛　秩邊、環跳、足三里、懸鍾。

10.中風所致偏癱

⑴上肢癱：曲池透肩髃、尺澤透太淵、合谷透後谿。

⑵下肢癱：環跳、承扶透殷門、足三里透承山、太衝透湧泉。

⑶舌強語澀：廉泉、下頰車透扁桃、外金津、玉液。

四、三棱針療法

三棱針古稱「鋒針」，是一種針柄粗而圓、針身呈三棱形、針尖鋒利的針具。三棱針療法是利用三棱針刺破皮膚淺表部位或小靜脈，使之少量出血，達到治病目的的一種方法。三棱針療法又叫放血療法，古代稱為「刺絡」，有開竅泄熱、活血消腫的作用。

㈠操作方法

三棱針的操作方法主要有以下三種：

1.**點刺法**　又稱速刺法，是刺血的主要刺法。方法是先在刺血部位上下推按，使淤血積聚一處，醫者右手持針（拇食兩指捏住針柄，中指指端緊靠針身下端，留出 0.25～0.5cm 長的針尖），對準已消毒部位迅速刺入 0.2～0.5cm 深，立即出針，然後輕輕擠壓針孔周圍，使之出血數滴，再用消毒乾棉球按壓針孔以止血。

2.**散刺法**　又稱「圍刺」，圍繞病痛區或腫處的四周點刺，使其出血。

3.**挑刺法**　醫者左手固定挑刺部位的皮膚，右手持針，快速刺入皮膚 0.15～0.25cm，挑破表皮，深入皮內，將針身傾斜並輕輕地提高，挑斷部分纖維組織，使之少量出血。

㈡適應證與治療

1.**腱鞘囊腫**　常規消毒後，醫者左手固定囊腫，右手持三棱針從一側囊壁快速刺入囊腔，勿穿透對側皮膚，出針後擠盡果凍樣液體，然後消毒包紮。

2.**淋巴管炎**　局部消毒後，用三棱針沿著紅絲行路寸寸挑刺，務必見血方為止。有全身症狀者於委中、尺澤用三棱針速刺放血。

3.**帶狀疱疹**　常規消毒後，於圍繞疱疹 1cm 處用三棱針以散刺法放血，將帶狀疱疹圍在中心，隔日 1 次。

4.丹毒　常規消毒後，在丹毒局部及周圍用三棱針以點刺與散刺法放血，並配以尺澤、委中少量放血。

5.股外側皮神經炎　常規消毒後，在病變處以點刺與刺散法放血。

6.局部麻木　在局部麻木處，以點刺法放血。

7.結膜炎、角膜炎　常規消毒後，在太陽穴與攢竹穴以點刺法放血，每天 1 次。

8.神經性皮炎　常規消毒後，在局部以點刺與前刺法放血，隔日 1 次。

㈢注意事項

⑴採用三棱針療法，須注意無菌操作，以防感染。

⑵點刺放血時，要輕、淺、快，放血不宜過多，注意勿刺傷動脈。

⑶三棱針療法一般隔天 1 次，少數每天 1 次。

⑷有出血傾向的病人，禁用此法。

第五節　拔罐療法

拔罐療法民間俗稱「拔火罐」。此法最早見於晉代《肘後方》中，為牛角製罐，用來吸附外科膿血，所以古代稱為「吸角法」。火罐療法是以火罐為工具，利用燃燒排除其中空氣，造成負壓使之吸附在患部，產生溫熱刺激並造成淤血現象的一種療法。

一、火罐的種類

火罐的種類很多，主要有：

㈠玻璃罐

係用玻璃製成，形如球狀，罐口平滑，有大、中、小三種不同型號。優點是質地透明，使用時可以觀察罐內皮膚的淤血程度和出血量，缺點是容易破碎。

㈡陶罐

由陶土燒製而成，罐的兩端較小，中間略向外展，形同腰鼓，口徑大小不一。優點是吸力大，缺點是容易破碎。

㈢竹罐

用堅固的毛竹，截成長約 6～9cm 的竹管，一端留節為底，一端為罐口，口徑約 3cm、4.5cm、6cm 不等。管壁厚約 0.5～0.75cm，用砂紙磨光，口圈必須平整光滑。優點是輕巧、價廉、不易破碎、製作簡單，缺點是容易爆裂漏氣。

㈣抽氣罐

用青、鏈霉素藥瓶，將瓶底切去磨平，切口需光潔，瓶口的橡皮塞須保留完整，便於抽氣時應用。目前已有用透明塑膠料製成，不易破碎，上置橡皮活塞，便於抽氣。

㈤擠壓罐

用橡膠製成，具有彈性，可以擠壓。優點是使用方便，不破碎。缺點是吸附力較弱，維持時間短。

二、拔罐的作用

拔罐前用火燒罐內，罐內氣體因熱而膨脹外出，形成負壓，使罐口能緊貼皮膚，皮膚被負壓吸吮高起，同時使毛細血管擴張，局部充血，達到通暢血脈、宣泄風寒濕邪的作用，通過機體的調整功能，改善病變局部的症狀。概括起來，拔罐有行氣活血、止痛消腫、散風、祛寒、除濕的作用。

三、火罐的吸拔方法

㈠投火法

用 95%的酒精棉球或紙條點燃後投入火罐內，迅速將火罐扣在皮膚上，此法多用在側面拔罐。如果火罐口向下，有時容易燙傷皮膚（圖 1-7）。

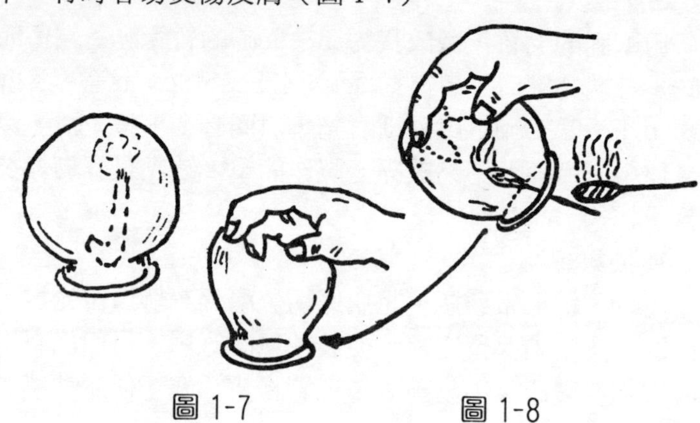

圖 1-7　　　　圖 1-8

㈡閃火法

用長紙條或用鐵絲一端纏繞紗布蘸 95%酒精，點燃後在火罐內繞一圈再抽出，迅速將火罐扣在皮膚上。此法安全、清潔，不受體位限制（圖 1-8）。

㈢貼棉法

用 1cm 見方的棉花一塊，不要過厚，略浸 95%酒精，貼在罐內壁上中段，點燃後，扣在皮膚上，即可吸住（圖 1-9）。

㈣架火法

用一不易燃燒及隔熱的塊狀物，直徑 2～3cm，放在應拔的皮膚上，上置小塊的 95%酒精棉球，點然後將火罐扣上，即可吸住（圖 1～10）。

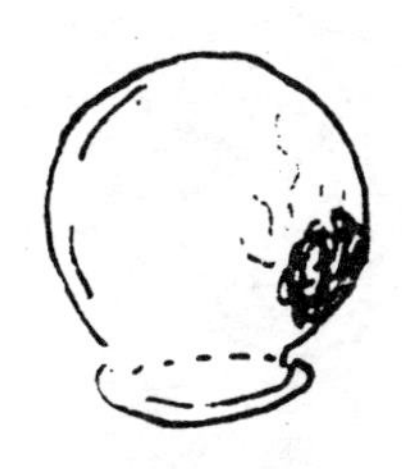

圖 1-9

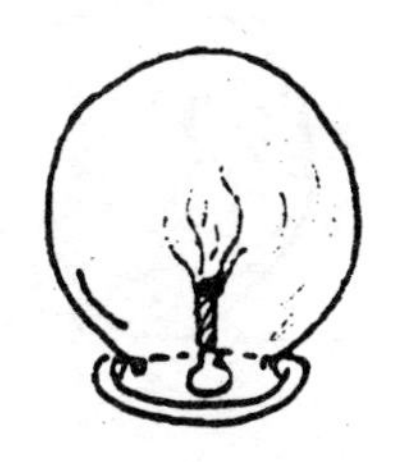

圖 1-10

四、各種拔罐法及運用

㈠單　罐

用於病變範圍較小的疾病。

㈡多　罐

用於病變範圍較廣泛的疾病

㈢閃　罐

罐子拔上後，立即起下，反覆吸拔多次，至局部潮紅為止。多用於局部皮膚麻木。

㈣留　罐

火罐吸住皮膚後，留置一定的時間，一般 5～15 分鐘，罐大吸附力強的應適當減少留罐時間。多用於疼痛性疾患。

㈤走　罐

先將溫水塗於背部，當玻璃火罐吸住皮膚後，以手握住罐底，平推火罐至皮膚潮紅為度。多用於腰背部酸痛，胃腸功能紊亂等病症（圖 1-11）。

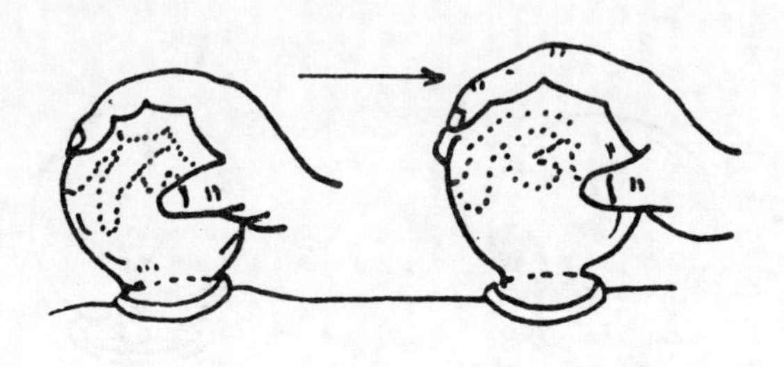

圖 1-11

㈥藥罐

將配製成的舒筋活血、祛風散寒的藥物裝入布袋內，放入清水煮至適當濃度,將竹罐投入藥汁盆中煮 15 分鐘，快速將竹罐放到要拔的部位上，竹罐就吸附在皮膚上。多用於風濕痺痛等症（藥方：麻黃、羌活、獨活、防風、秦艽、木瓜、川椒、生烏頭、曼陀羅花、劉寄奴、乳香、沒藥各 6g）。

五、注意事項

⑴拔罐前體位要擺放合適，不同部位選擇不同口徑的火罐。

⑵投火法拔罐時,罐口應向上傾斜,否則易發生燙傷。閃火法拔罐時，棉花棒蘸酒精不要太多，以防酒精滴下澆

傷皮膚。用竹罐時，應甩去罐中熱的藥水，以防止燙傷病人皮膚。

⑶起罐時不要硬行上提、不要旋動，可一手扶罐一手按壓罐邊皮膚，使氣漏入，罐子即能脫下。

⑷皮膚潰破處及大血管部位不宜拔罐，孕婦的腰骶部及腹部不宜拔罐。

⑸拔罐後如果局部瘀血嚴重，不宜在原處再拔，應該錯開部位拔。

⑹留罐時，時間不能過長，如果時間過長，拔罐處的皮膚起水泡。倘若出現水泡，局部塗以龍膽紫藥水，覆蓋消毒紗布，防止感染。

第二章 經絡腧穴

第一節　腧穴的定義和分類

一、腧穴的定義

腧穴又稱穴道、穴位，是人體臟腑經絡氣血輸注於體表的部位，也是施以針灸的特定部位。「腧」具有轉輸之意，「穴」具有空隙之意。

二、腧穴的分類

人體的腧穴很多，大體上可分為三類。

㈠經　穴

經穴又稱「十四經穴」，即指分布在十二經和任督二脈循行線上的腧穴。這些經穴與經脈關係密切，不僅具有主治本經病症的作用，而且能反映十四經及其所屬臟腑的病證。現有經穴 361 個。

㈡經外奇穴

經外奇穴亦稱「奇穴」，因其在十四經系統以外，所以稱經外奇穴。這類腧穴，對某些病症有特殊的治療作用。

㈢阿是穴

阿是穴又叫「壓痛點」、「天應穴」。阿是穴是指既無具體名稱，又無固定部位，而是以壓痛點或其他反應點作為腧穴，即古人所謂「以痛為腧」。

第二節 腧穴的定位方法

一、解剖標誌定位法

利用體表各種解剖標誌作為定位依據，是最基本的定位方法。一般常用的分為兩種：

㈠固定標誌

指不受人體活動影響，而固定不移的標誌。如兩耳之間連線交於頭頂中點取百會，兩眉之中點取印堂，胸骨柄上窩取天突，兩肩胛岡相平之中點取身柱，兩肩胛骨下角連線之中點取至陽等。

㈡活動標誌

指採取相應的動作姿勢才會出現的標誌。如張口於耳屏前方凹陷處取聽宮，屈肘橫紋盡頭取曲池，屈肘轉手掌心向胸取養老，臂平舉肩峰端凹陷處取肩髃，垂手中指端處取風市等。

二、骨度分寸折量法

古代人以骨節作主要標誌，具體測量周身各部的長短，大小稱作骨度。分寸折量取穴，並不是使用一定的度量工具，而是將人體不同的部位，規定出一定的長度或寬度，折成若干等分，簡稱 1 寸。不論成人、兒童，或者身量高矮，都是折成同樣的長度或寬度。如肘橫紋至腕橫紋折成 12 寸，成人的胳膊長是 12 寸，兒童的胳膊短，也是

12 寸。此法多用於量取頭、胸、腹、上肢、下肢等穴的標準。

現將人體各部常用骨度分寸說明如下：

㈠頭　部

直寸：前髮際至後髮際為 12 寸；兩眉頭中間至前髮際為 3 寸；第 7 頸椎棘突下至後髮際為 3 寸；大椎穴至眉心為 18 寸。

橫寸：耳後兩乳突最高點之間為 9 寸。

㈡胸　部

直寸：側胸部由腋橫紋到 11 肋為 12 寸。

橫寸：兩乳頭之間為 8 寸。

㈢腹　部

直寸：上腹部由胸骨體下緣至臍中為 8 寸。下腹部由臍中至恥骨聯合上緣為 5 寸。

㈣背　部

直寸：以脊椎骨間隙為取穴根據。

橫寸：肩胛骨內緣（脊柱緣）至脊柱正中線為 3 寸。

㈤上肢部

上臂：腋橫紋至肘橫紋為 9 寸。

前臂：肘橫紋至腕橫紋為 12 寸。

㈥下肢部

大腿內側：由恥骨上緣至股骨內上髁為 18 寸。

大腿外側：由大轉子至膕橫紋為 19 寸。

小腿內側：由脛骨內側髁至內踝尖為 13 寸。

小腿外側：膕橫紋至外踝尖為 16 寸（圖 2-1）。

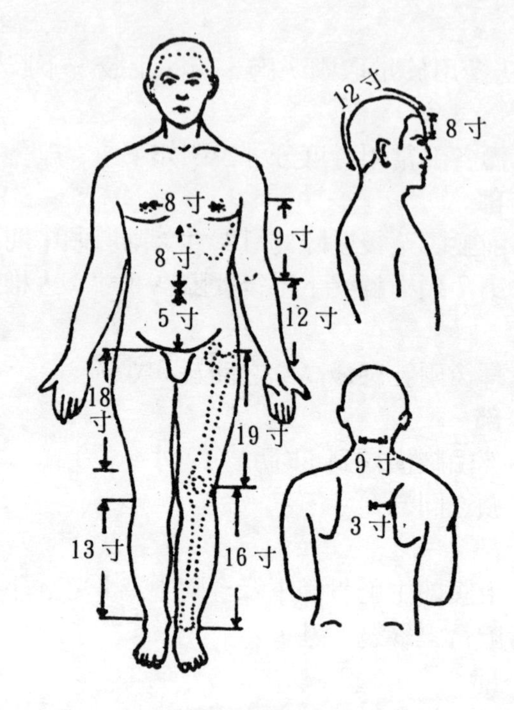

圖 2-1

三、手指同身寸法

在解剖標誌和骨度分寸折量的基礎上，還常用手指來量「尺度」，此法稱手指同身寸法。它是以手指某一部分的寬度，作為一定的分寸，用以取穴的方法。臨床常用的有：

㈠中指同身寸

以病人的中指尖和拇指尖連接起來成為一個環狀，從中指第 1 節與第 2 節側面兩端橫紋頭的距離折作 1 寸，名叫同身寸。這一方法，一般適用於四肢部和背部作衡量尺寸的標準（圖 2-2）。

㈡**指量法**

以病人食指的第 1、2 指關節的寬作為 1 寸(1 橫指)；食、中指相併作為 2 寸（2 橫指）。食、中、無名、小指相併，作為 3 寸（4 橫指），另外，以拇指的平齊指甲根處的寬度，也可作為 1 寸（又叫拇指寸）。這些方法，也適用於四肢取穴和背部作橫量的標準（圖 2-3）。

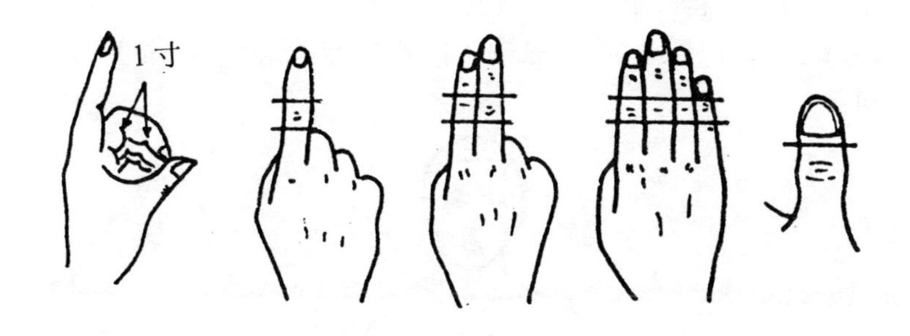

圖 2-2　　　　圖 2-3

手指同身寸法是以病人的手指量取自己的穴位。應用時，只要醫生的手指和病人的手指差不多長短、粗細，就可以直接量取病人的穴位。

第三節　十四經循行及腧穴

一、手太陰肺經（L）

L（為針灸國際標準經脈代號，下同）

㈠經脈循行

起於中焦，向下聯絡大腸，返回沿胃上過橫膈，屬肺臟，從肺系橫行出來（中府），向下沿上臂內側，行於手少陰與手厥陰經的前面，下到肘窩，沿前臂內側的橈側緣，入寸口，過魚際，沿其邊緣，出拇指橈側端（商陽）（圖2-4）。

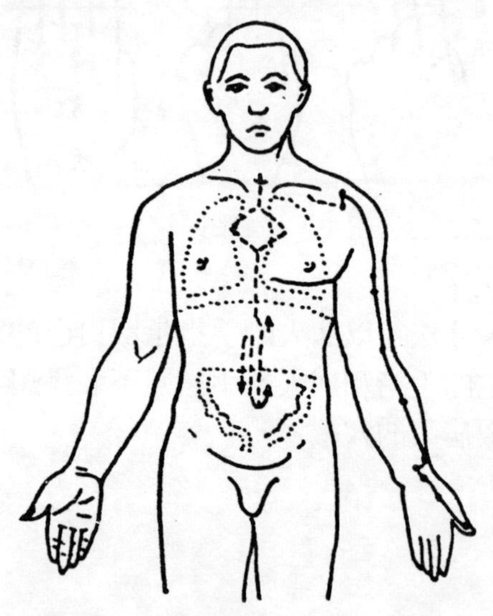

圖 2-4

【分支】從列缺分出一條經脈，走向食指橈側端，與手陽明經相聯接。

㈡經穴（L1～L11）

1.中府（L1）

【取穴】坐位，鎖骨中點外 2 寸，下約 1 寸處（圖 2-5）。

【主治】咳嗽，氣喘，胸痛，肩背痛。

【針法】方向：向外上方平刺，深度：0.5～1 寸。針感：局部脹痛。不可向內側深刺。

2.雲門（L2）

【取穴】坐位，鎖骨外端下凹陷處（圖 2-5）。

【主治】咳嗽，喘息，胸痛，肩痛。

【針法】方向：平刺。深度：0.3～0.5 寸。針感：局部脹痛。

3.天府（L3）

【取穴】坐位，腋前皺襞下 3 寸，肱二頭肌橈側緣（見圖 2-6）。

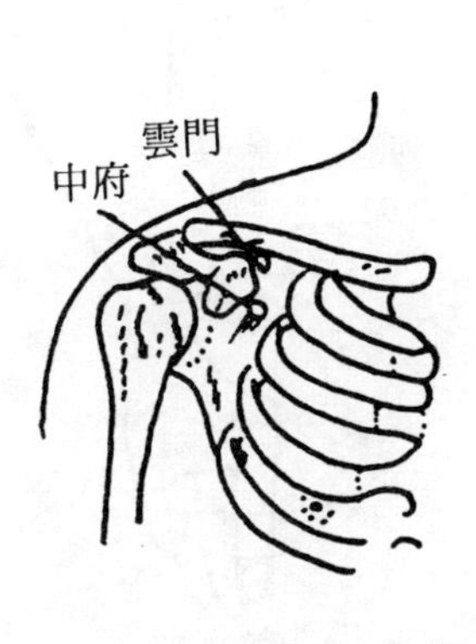

圖 2-5

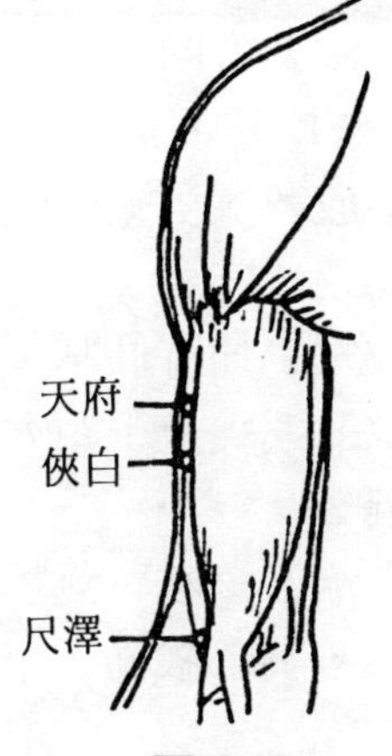

圖 2-6

【主治】氣喘，鼻衄，肩痛，上臂內側痛。

【針法】方向：向臂外側直刺。深度：0.5～1 寸。針感：局部脹痛。

4.俠白（L4）

【取穴】坐位，屈肘，尺澤穴直上 5 寸，肱二頭肌橈側緣（圖 2-6）。

【主治】咳嗽，氣短，乾嘔，胃痛，心痛，上臂內側痛。

【針法】方向：直刺或斜刺。深度；0.5～1 寸。針感：局部酸脹向下放散。

5.尺澤（L5）

【取穴】仰掌伸臂，肘橫紋上，肱二頭肌腱的橈側緣（圖 2-6）。

【主治】咳嗽，氣喘、咳血、胸部脹滿、小兒驚風。

【針法】方向：直刺。深度：0.5～1 寸。針感：局部麻脹向手放散。可點刺出血。

6.孔最（L6）

【取穴】伸臂仰掌，在尺澤與太淵的連線上，距太淵 7 寸處（圖 2-7）。

【主治】咳嗽，氣喘，咳血，潮熱，胸部脹滿，小兒驚風。

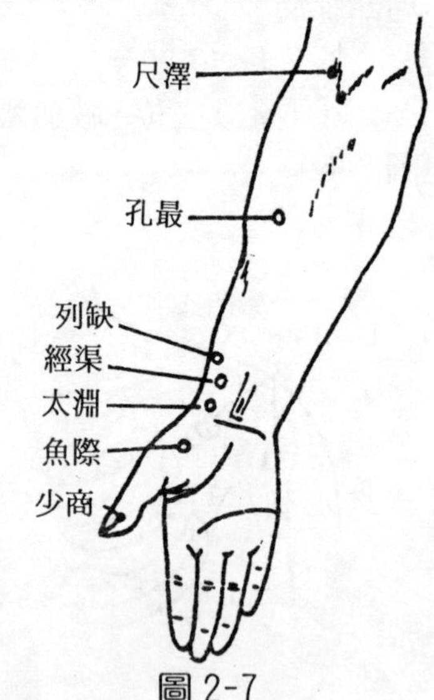

圖 2-7

【針法】方向：直刺。深度：1～1.5 寸。針感：麻脹感向下放散。可點刺出血。

7.列缺（L7）

【取穴】側掌取穴，兩手虎口交叉，一手食指按在橈骨莖突上，指尖下凹陷處取之(圖2-8)。

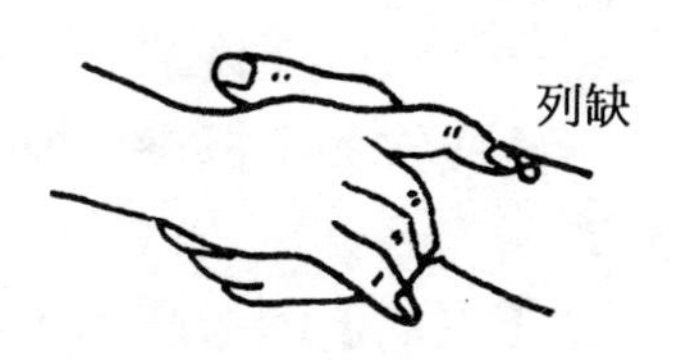

圖2－8

【主治】頭痛，咳嗽，鼻塞，咽痛，腕痛。

【針法】方向:向上斜刺。深度：0.5～1 寸。針感：局部麻脹。

8.經渠（L8）

【取穴】仰掌，腕橫紋上 1 寸，橈骨莖突內側與橈動脈之間凹陷處（圖 2-7)。

【主治】咳嗽，咽喉腫痛。

【針法】方向：向上斜刺或直刺。進針時避開動脈。深度：0.3～0.5 寸。針感：局部麻脹。

9.太淵（L9）

【取穴】仰掌，腕橫紋上，橈動脈的橈側凹陷處（圖2-7)。

【主治】咳嗽，咯血，手腕疼痛。

【針法】方向：直刺。深度：0.3～0.5 寸。針感：局部麻脹。

10.魚際（L10）

【取穴】仰掌，在第一掌骨的中點，赤白肉際處取之（圖 2-7)。

【主治】咳嗽，咽喉腫痛，手指痙攣。

【針法】方向：直刺。深度：0.3～0.5 寸。針感：局部麻脹。

11.少商（L11）

【取穴】半握拳，拇指橈側，去指甲根 0.1 寸處（圖 2-7）。

【主治】咽喉腫痛，咳嗽，鼻衄，發熱，昏迷。

【針法】方向：直刺。深度：0.1～0.2 寸。或用三棱針點刺出血。

二、手陽明大腸經（L1）

㈠經脈循行

起於食指末端（商陽），沿食指橈側向上，通過合谷，向上沿上肢橈側緣，上至肩端（肩髃），沿肩峰前緣上出於第 7 頸椎棘突，進入鎖骨上窩，聯絡肺臟，通過橫膈，屬於大腸（圖 2-9）。

【分支】從鎖骨上窩上走頸部，經過面頰，進入下齒齦，回繞至上唇，交叉於人中，至對側鼻孔旁，與足陽明經相聯接。

㈡經穴（LI 1～LI 20）

1.商陽（LI 1）

【取穴】伸指，食指橈側指甲旁約 0.1 寸處（圖 2-10）。

【主治】咽喉疼痛，發熱，食指麻木。

【針法】方向：直刺。深度：0.1 寸。或點刺放血。針感：局部脹痛。

2.二間（LI 2）

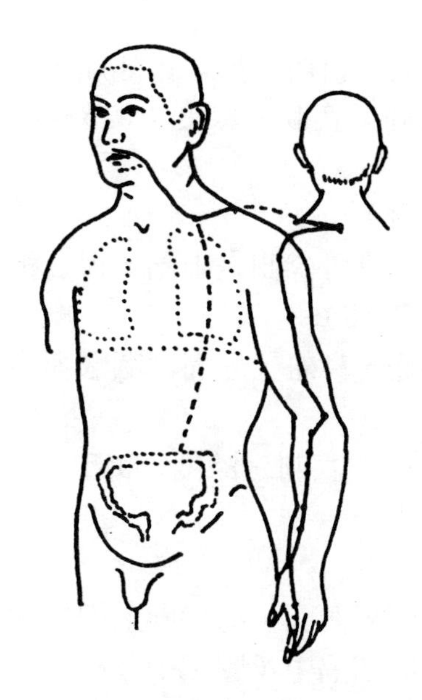

圖 2-9

【取穴】握拳，第 2 掌指關節緣橈側，赤白肉際處（圖 2-10）。

【主治】頭痛、目痛、鼻衄，牙痛。

【針法】方向：直刺。深度：0.2～0.3 寸。針感：局部麻脹。

3.三間（LI 3）

【取穴】微握拳，在食指橈側，第 2 掌指關節後，第 2 掌骨小頭上方取之（圖 2-10）。

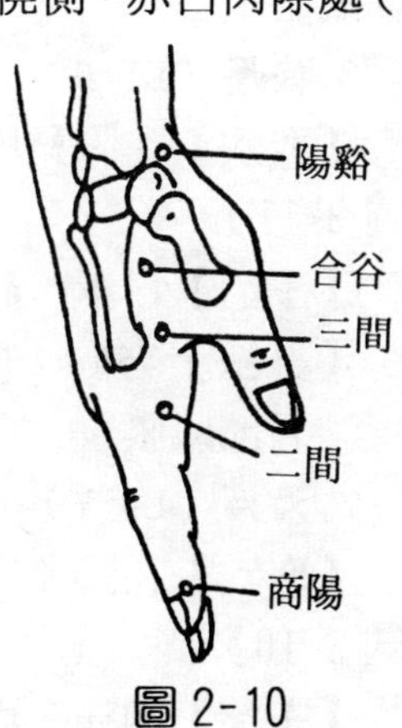

圖 2-10

【主治】頭痛、目痛、鼻衄、牙痛。

【針法】方向：直刺。深度：0.5～1 寸。針感：局部麻脹。

4.合谷（LI 4）

【取穴】第 2 掌骨橈側之中點。拇食指併合時，在最高點處取之（圖 2-10）。

【主治】頭痛、鼻衄，牙痛、咽喉腫痛，面癱、無汗或多汗。

【針法】方向：直刺。深度：0.5～1 寸。針感：局部麻脹放散至手指。

5.陽溪（LI 5）

【取穴】腕背橈側面，拇指向上翹起，伸拇長肌腱和橈骨下端所構成的凹陷中（圖 2-10）。

【主治】頭痛、目赤、耳聾、牙痛、手腕痛。

【針法】方向：直刺。深度：0.3～0.5 寸。針感：局部麻脹。

6.偏歷（LI 6）

【取穴】在陽谿與曲池穴的連線上，陽谿穴上 3 寸處（圖 2-11）。

【主治】目赤、鼻衄，耳鳴、咽喉痛。

【針法】方向：向肘部斜刺。深度：0.3～0.5 寸。針感：局部麻脹。

7.溫溜（LI 7）

【取穴】在陽谿與曲池穴的連線上，陽谿穴上 5 寸處（圖 2-10）。

【主治】頭痛、面腫、咽喉腫痛、口腔炎。

【針法】方向：直刺或向上斜刺。深度：0.5～1 寸。針感：局部麻脹向手部放散。

8.下廉（LI 8）

【取穴】在陽谿與曲池穴的連線上，曲池穴下 4 寸處（圖 2-11）。

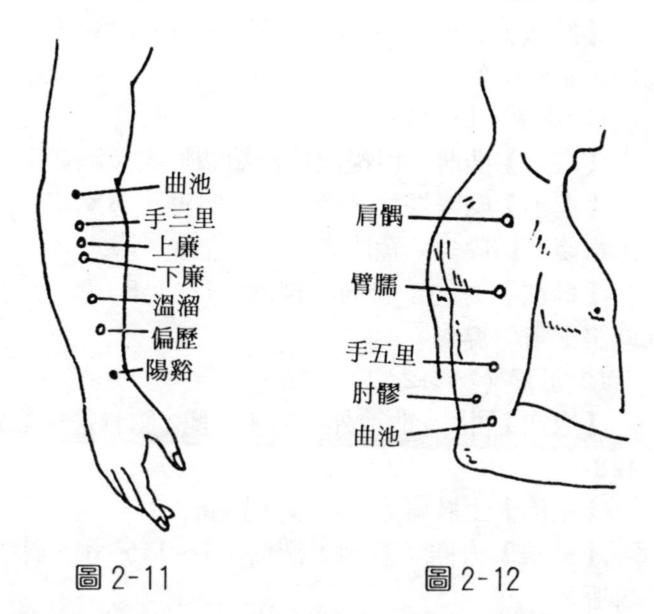

圖 2-11　　圖 2-12

【主治】頭痛、目眩、乳痛、肘臂痛、腹痛。

【針法】方向：直刺或斜刺。深度：0.5～1 寸。針感：局部麻脹向手部放散。

9.上廉（LI 9）

【取穴】曲池穴下 3 寸處（圖 2-11）。

【主治】上肢麻木、疼痛、肩痛、腸鳴、腹瀉。

【針法】方向：直刺或斜刺。深度：0.5～1 寸。針感：局部麻脹向手部放散。

10.手三里（LI 10）

【取穴】在陽谿與曲池穴的連線上曲池穴下 2 寸處(圖 2-11)。

【主治】牙痛、頰腫，上肢麻木、癱瘓、腹痛、腹瀉。

【針法】方向：直刺。深度：0.5～1.5 寸。針感：局部麻脹向手傳導。

11.曲池（LI 11）

【取穴】曲肘，肘橫紋橈側端凹陷處（圖 2-12)。

【主治】咽喉腫痛、發熱、高血壓、蕁麻疹、上肢麻木、癱瘓、結膜炎，角膜炎。

【針法】方向：直刺。深度：1～1.5 寸。針感：局部麻脹上下傳導。

12.肘髎（LI 12）

【取穴】屈肘，曲池外上方 1 寸處，肱骨邊緣取穴(圖 2-12)。

【主治】上肢麻木、癱瘓、肩痛。

【針法】方向：直刺。深度：1～1.5 寸。針感：局部麻脹。

13.手五里（LI 13）

【取穴】屈肘，曲池與肩髃連線，於曲池穴上 3 寸處（圖 2-12)。

【主治】上肢麻木、癱瘓，肘關節痛、肩痛。

【針法】方向：直刺。深度：0.5～1 寸。針感：局部麻脹。

14.臂臑（LI 14）

【取穴】垂臂屈肘，三角肌前下緣處（圖 2-12）。

【主治】目赤痛，上肢麻木，肩臂痛。

【針法】方向：直刺或斜刺。深度：0.5～1 寸。針感：局部酸脹。

15.肩髃（LI 15）

【取穴】上臂平舉時，肩峰端出現兩個凹陷，於前方凹陷處取之（圖 2-12）。

【主治】肩關節痛及上肢麻木、疼痛。

【針法】方向：直刺。深度：1～2 寸。針感：局部麻脹向手傳導。

16.巨骨（LI 16）

【取穴】鎖骨肩峰端與肩胛岡之間凹陷處（圖 2-13）。

【主治】肩背部病症。

【針法】方向：直刺。深度：0.5～1 寸。針感：局部麻脹。

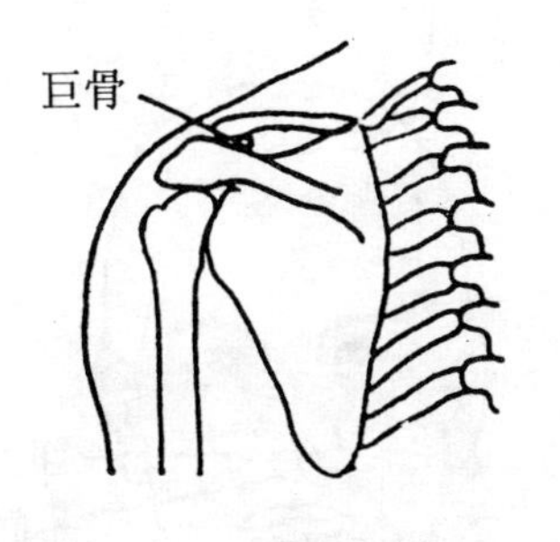

圖 2-13

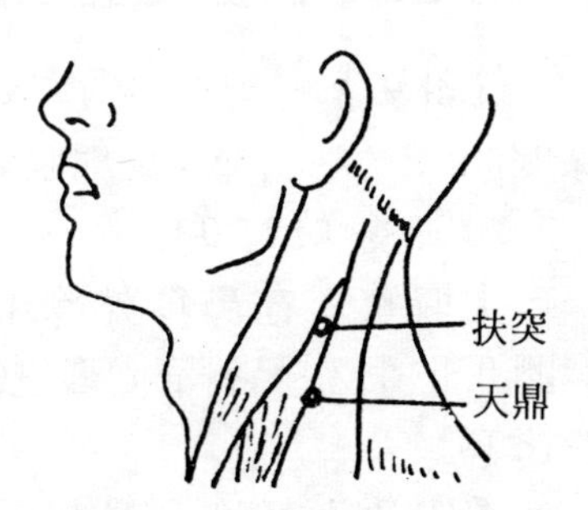

圖 2-14

17.天鼎（LI 17）

【取穴】正坐，扶突穴與缺盆穴之中點，胸鎖乳突肌後緣處（圖 2-14）。

【主治】咽喉腫痛，失語、噯氣。

【針法】方向：直刺。深度：0.3～0.4 寸。針感：局部麻脹，向咽部放散。

18.扶突（LI 18）

【取穴】正坐，喉結旁開 3 寸，胸鎖乳突肌後緣處（2-14）。

【主治】音啞，咽喉腫痛、高血壓、癔病，舌咽神經痛，呃逆。

【針法】方向：向頸椎方向刺。深度：0.5～0.8 寸。針感：觸電樣針感麻至肩或手。

19.禾髎（LI 19）

【取穴】鼻翼外緣直下，平水溝穴延線之交點處（圖 2-15）。

【主治】鼻塞、鼻衄、面癱。

【針法】方向：向內方刺。深度：0.2 寸。針感：局部脹痛。

20.迎香（LI 20）

【取穴】在鼻翼外緣中點旁開 0.5 寸，在鼻唇溝處取之（圖 2-15）。

【主治】鼻塞、鼻衄、面癱。

【針法】方向：直刺或斜刺。深度：0.2～0.5 寸。針感：

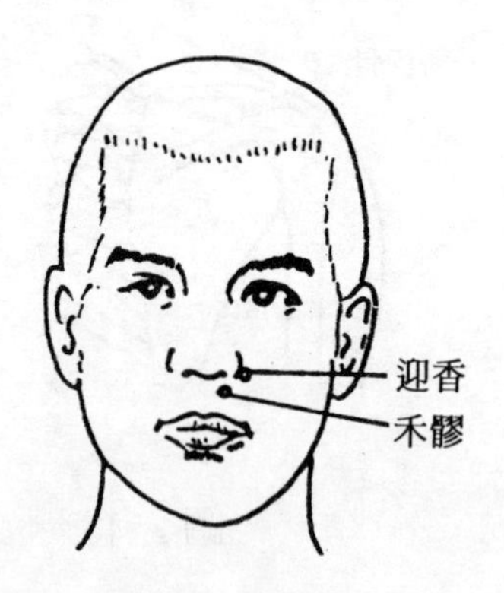

圖 2-15

局部脹痛。

三、足陽明胃經（S）

㈠經脈循行

起於鼻翼外側（迎香），上行至鼻根部，與其旁的足太陽經交會，向下沿鼻外側（承泣）入上齒齦，回出環繞口唇，向下交會於頦唇溝（承漿），向後沿下頜的後下方，出於下頜大迎穴處，過下頜角，上行耳前，沿髮際到達前額（頭維）（圖 2-16）。

【分支 1】從大迎穴前下過人迎，沿喉嚨，進入鎖骨上窩，向下過橫膈，屬於胃，聯絡脾。

【分支 2】從鎖骨上窩直下，經乳頭，向下挾臍旁，入腹股溝氣衝穴處。

【分支 3】從胃下口部，沿腹裡向下到氣衝穴會合，再由此下行至大腿前側，下至髕骨，再沿脛骨外側前緣，下行至足背，入第二足趾外側端（厲兌）。

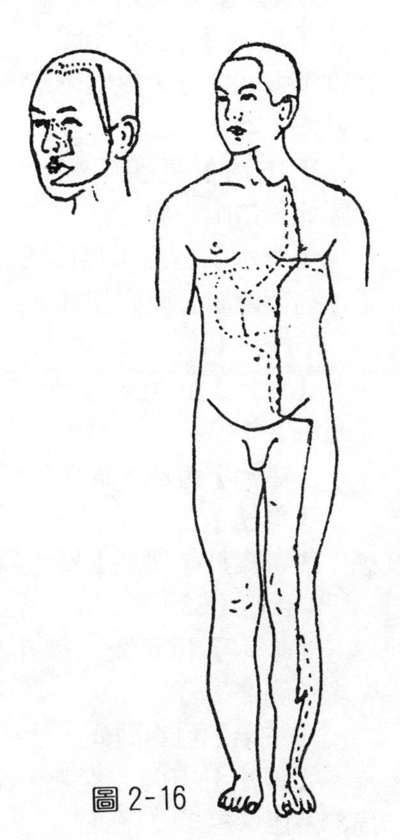

圖 2-16

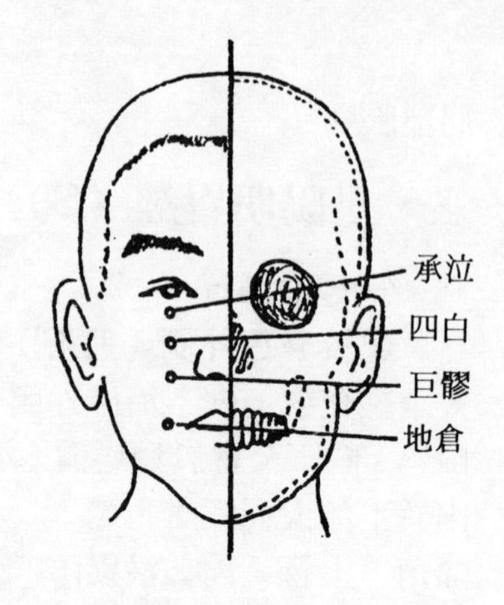

圖 2-17

【分支 4】從足三里處分出，進入足中趾外側。足背部最高點又分出，進入足大趾內側端(隱白)，與足太陰經相接。

㈡經穴（S1～S45）

1.承泣（S1）

【取穴】正坐，瞳孔直下方 0.7 寸，靠眶下邊緣處（圖 2-17)。

【主治】近視、目赤腫痛、口眼歪斜。

【針法】方向：斜刺或直刺。深度：0.3～1 寸。針感：局部麻脹，不宜提插。

2.四白（S2）

【取穴】正坐，在承泣穴直下 0.3 寸，眶下孔凹陷處（圖 2-17)。

【主治】近視、面肌痙攣、面癱、三叉神經痛。

【針法】方向：斜向上方。深度：0.3～0.5 寸。針感：觸電樣針感傳至上唇或鼻旁。

3.巨髎（S3）

【取穴】目正視，瞳孔直下與平鼻翼下緣沿線之交點處（圖 2-17）

【主治】目赤腫痛，牙痛、鼻衄，面癱。

【針法】方向：直刺。深度：0.3～0.5 寸。針感：局部麻脹。

4.地倉（S4）

【取穴】正坐閉口，口角旁開 0.4 寸處（圖 2-17）。

【主治】流涎，齒痛、面癱、面肌痙攣。

【針法】方向：向頰車方向橫刺。深度：0.5～1.5 寸。針感：局部脹痛。

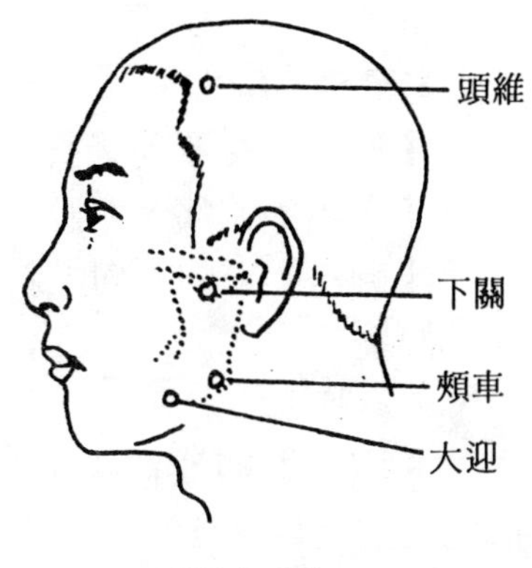

圖 2-18

5.大迎（S5）

【取穴】咬肌前緣，下頷角前凹陷處（圖 2-18）。

【主治】牙痛、頰腫、面癱、面肌痙攣。

【針法】方向：直刺或平刺。深度：0.3～1 寸。針感：局部麻脹。

6.頰車（S6）

【取穴】下頷角咬肌隆起最高點處（圖 2-18）。

【主治】牙痛，流涎、頰腫、面癱、三叉神經痛。

【針法】方向：直刺或平刺（透地倉）。深度：0.3～1.5 寸。針感：局部脹痛。

7.下關（S7）

【取穴】顴弓下緣，下頷骨髁狀突之前，切跡之間凹陷處（圖 2-18）。

【主治】牙痛、耳聾、耳鳴、下頷關節痛、三叉神經痛。

【針法】方向：直刺。深度：1～1.5 寸。針感：觸電樣針感傳至下頜或舌。

8.頭維(S8)

【取穴】鬢髮前緣直上入髮際0.5寸處(圖2-18)。

【主治】頭痛、目眩、結膜炎、角膜炎。

【針法】方向:向上斜刺。深度:0.5~1寸。針感:局部脹痛。

9.人迎(S9)

【取穴】與喉結相平,喉結旁開1.5寸,胸鎖乳突肌前緣處(圖2-19)。

【主治】咽喉腫痛,音啞、高血壓病、甲狀腺腫大。

【針法】方向:向頸椎方向刺。深度:0.3~0.8寸。針感:局部麻脹。

10.水突(S10)

【取穴】在胸鎖乳突肌前緣,人迎至氣舍穴連線的中點(圖2-19)。

【主治】咽喉腫痛,呃逆。

【針法】方向:向頸椎直刺。深度:0.3寸。針感:局部麻脹。

11.氣舍(S11)

【取穴】天突穴旁,胸鎖乳突肌之胸骨頭與鎖骨頭之間的凹陷處(圖2-19)。

【主治】咽下困難,甲狀腺腫大。

【針法】方向:向頸

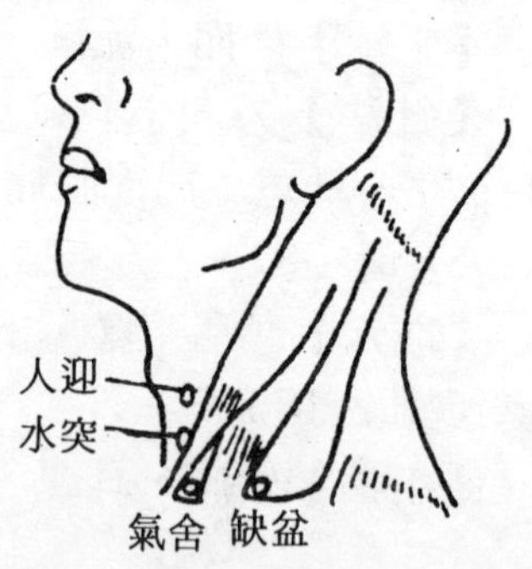

圖2-19

椎方向直刺，深度 0.3 寸。針感：局部麻脹。不可斜向下刺，以防出現外傷性氣胸。

12.缺盆（S12）

【取穴】在乳中線上，鎖骨上窩中點處（圖 2-19）。

【主治】咳嗽、氣喘。

【針法】方向：平刺。深度：0.1 寸。針感：局部脹痛。不可斜向下刺，以防出現外傷性氣胸。

13.氣户（S13）

【取穴】鎖骨下緣，前正中線旁開 4 寸處（圖 2-20）。

【主治】咳嗽、胸痛。

【針法】方向：平刺。深度：0.2～0.3 寸。針感：局部沉脹。胸部穴位勿垂直深刺，防止出現外傷性氣胸與刺傷內臟。

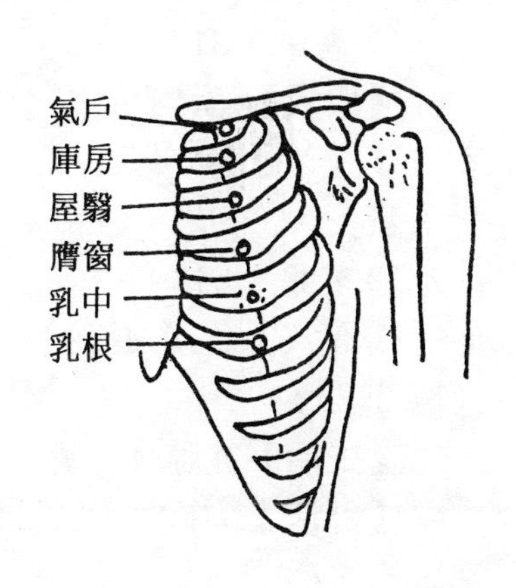

圖 2-20

14.庫房（S14）

【取穴】在乳中線上，第一肋間處（圖 2-20）。

【主治】咳嗽、胸脇。

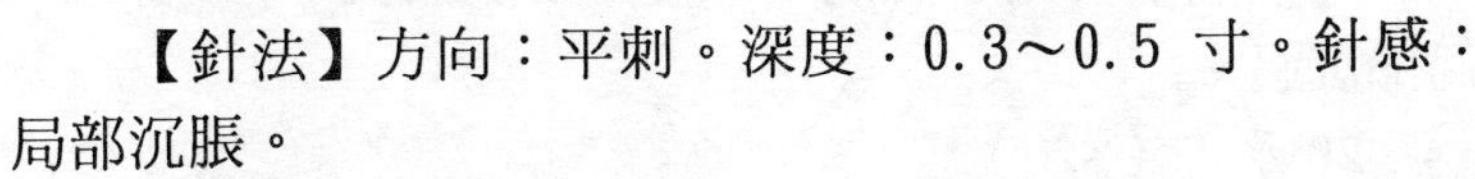

【針法】方向：平刺。深度：0.3～0.5 寸。針感：局部沉脹。

15.屋翳（S15）

【取穴】在乳中線上，第 2 肋間處（圖 2-20）。

【主治】胸脇、乳腺炎。

【針法】方向：平刺。深度：0.3～0.5 寸。針感：局部脹痛。

16.膺窗（S16）

【取穴】在乳中線上，第三肋間處（圖 2-20)。

【主治】乳腺炎、胸痛。

【針法】方向：平刺。深度：0.3～0.5 寸。針感：局部脹痛。

17.乳中（S17）

【取穴】第 4 肋間，乳頭正中央（圖 2-20)。

【主治】本穴只作取穴定位標誌《甲乙經》謂：禁針、禁灸。

18.乳根（S18）

【取穴】從乳頭直下一肋間，在乳房下凹陷處取之（圖 2-20)。

【主治】乳腺炎、乳汁分泌不足。

【針法】方向：平刺。深度：1～1.5 寸。針感：局部脹痛。

19.不容（S19）

【取穴】仰臥，臍上 6 寸旁開 2 寸處（圖 2-21)。

【主治】腹痛、嘔吐、胸背痛。

【針法】方向：直刺。深度：0.5～0.8 寸。針感：局部沉脹。

20.承滿（S20）

【取穴】仰臥，臍上 5 寸旁開 2 寸處（圖 2-21)。

【主治】嘔吐、胃痛、腹脹。

【針法】方向：直刺。深度：0.5～0.8 寸。針感：

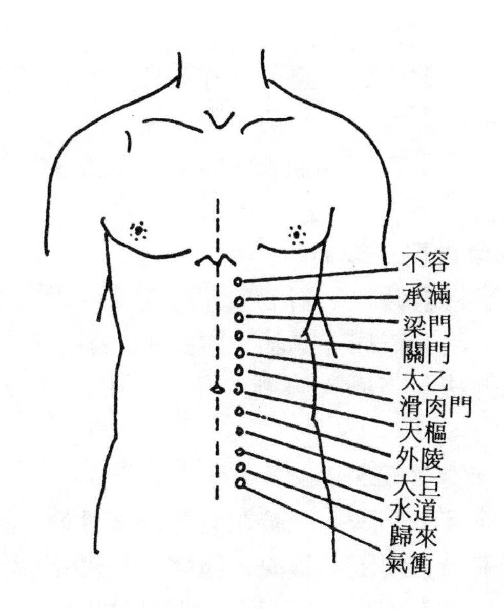

圖 2-21

局部沉脹。

21.梁門（S21）

【取穴】仰臥，臍上 4 寸旁開 2 寸處（圖 2-21）。

【主治】胃痛、腹脹、嘔吐、食慾不振。

【針法】方向：直刺。深度：0.5～0.8 寸。針感：局部沉脹。

22.關門（S22）

【取穴】仰臥，臍上 3 寸旁開 2 寸處（圖 2-21）。

【主治】胃痛、腹瀉。

【針法】方向：直刺。深度：0.5～0.8 寸。針感：局部沉脹。

23.太乙（S23）

【取穴】仰臥，臍上 2 寸旁開 2 寸處（圖 2-21）。

【主治】胃痛、心煩、腹瀉。

【針法】方向：直刺。深度：0.5～0.8 寸。針感：局部沉脹。

24.滑肉門（S24）

【取穴】仰臥，臍上 1 寸旁開 2 寸處（圖 2-21）。

【主治】胃痛、嘔吐、腹瀉。

【針法】方向：直刺。深度：0.5～0.8 寸。針感：局部沉脹。

25.天樞（S25）

【取穴】仰臥，肚臍左右旁開 2 寸處（圖 2-21）。

【主治】腹脹、腹瀉、腹痛、月經不調。

【針法】方向：直刺。深度：0.5～1 寸。針感：局部沉脹。

26.外陵（S26）

【取穴】仰臥，臍下 1 寸旁開 2 寸處（圖 2-21）。

【主治】腹痛、腹脹、痛經。

【針法】方向：直刺。深度：0.5～1 寸。針感：局部沉脹。

27.大巨（S27）

【取穴】仰臥，臍下 2 寸旁開 2 寸處（圖 2-21）。

【主治】腹痛、小便不利、遺精。

【針法】方向：直刺。深度：0.5～1 寸。針感：局部沉脹。

28.水道（S28）

【取穴】仰臥，臍下3寸旁開2寸處（圖2-21）。

【主治】小便不利、腹痛、。

【針法】方向：直刺。深度：0.5～1 寸。針感：局部麻脹向下放散。

29.歸來（S29）

【取穴】仰臥，臍下4寸旁開2寸處（圖2-21）。

【主治】腹痛，月經不調、子宮脫垂、疝氣。

【針法】方向：直刺。深度：0.5～1 寸。針感：局部麻脹向下放散。

30.氣衝（S30）

【取穴】仰臥，臍下5寸旁開2寸處（圖2-21）。

【主治】泌尿生殖系統疾病。

【針法】方向：直刺。深度：0.5～1 寸。針感：局部麻脹向外陰放散。

31.髀關（S31）

【取穴】仰臥，髂前上棘直下與恥骨下緣相平之交點處（圖2-22）。

【主治】腹痛、下肢麻痺、疼痛。

【針法】方向：直刺。深度：1～2 寸。針感：局部麻脹向下放散。

32.伏兔（S32）

【取穴】髕骨外上緣直上6寸肌肉隆起處（圖2-22）。

【主治】膝關節痛、下肢麻痺、疼痛。

【針法】方向：直刺。深度：1～1.5 寸。針感：局部麻脹。

33.陰市（S33）

【取穴】屈膝，髕骨外上緣與伏兔穴連線之中點處（圖2-22）。

【主治】下肢麻痺、疼痛、膝關節痛。

【針法】方向：直刺。深度：1～1.5 寸。針感：局部麻脹。

34.梁丘（S34）

【取穴】屈膝，髂前上棘與髕骨外緣連線上，髕骨外上緣上 2 寸處（圖 2-22）。

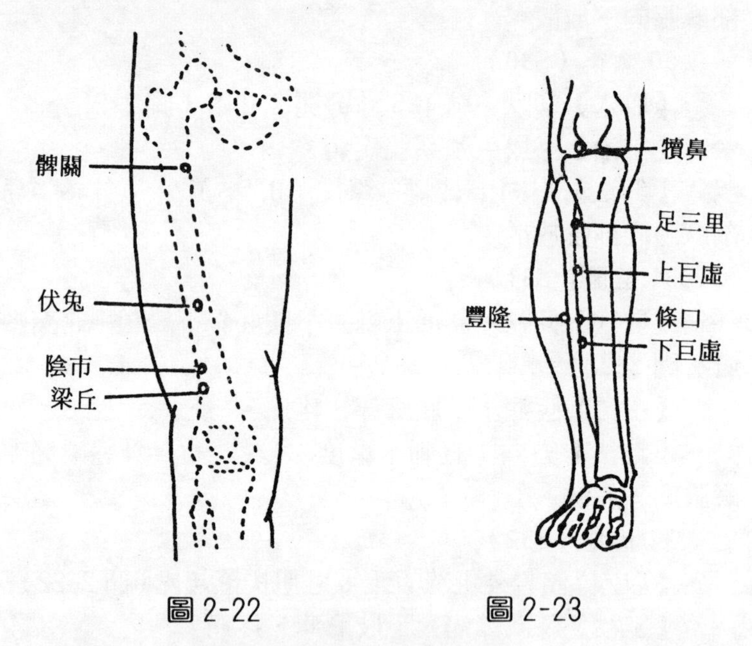

圖 2-22　　圖 2-23

【主治】胃痛、膝關節痛、乳腺炎。

【針法】方向：直刺。深度：1～1.5 寸。針感：局部麻脹。

35.犢鼻（S35）

【取穴】屈膝，於膝關節髕韌帶外側凹陷處（圖 2-23）。

【主治】下肢麻痺、膝關節痛。

【針法】方向：向膝中刺。深度：0.5～1 寸。針感：膝部酸脹。

36.足三里（S36）

【取穴】屈膝，在犢鼻下 3 寸，脛骨前嵴外側一橫指處（圖 2-23）。

【主治】胃腸道疾病，頭昏、耳鳴、高血壓病，蕁麻疹，下肢麻痺、疼痛。

【針法】方向：直刺。深度：1～2 寸。針感：麻脹感向足放散。

37.上巨虛（S37）

【取穴】犢鼻穴下 6 寸，脛骨外側一橫指處(圖 2-23)。

【主治】腹痛、腹脹、泄瀉、下肢麻痺、疼痛。

【針法】方向：直刺。深度：1～2 寸。針感：麻脹感向足放散。

38.條口（S38）

【取穴】犢鼻至解谿穴之中點，犢鼻下 8 寸處（圖 2-23）。

【主治】下肢麻痺、疼痛。

【針法】方向：直刺。深度：1～1.5 寸。針感：局部麻脹。

39.下巨虛（S39）

【取穴】條口穴下 1 寸，脛骨外側處（圖 2-23）。

【主治】腹痛、下肢麻痺、疼痛。

【針法】方向：直刺。深度：1～1.5 寸。針感：局部麻脹。

40.豐隆（S40）

【取穴】犢鼻穴與外踝最高點連線之中點處（圖 2-23)。

【主治】痰多、咳嗽、眩暈、嘔吐、便秘、下肢麻痺、疼痛。

【針法】方向：直刺。深度：1～1.5 寸。針感：局部麻脹。

41.解谿（S41）

【取穴】足背踝關節橫紋中央，拇長伸肌腱與趾長伸肌腱之間（圖 2-24)。

【主治】頭痛、眩暈、腹脹、踝關節痛。

【針法】方向：直刺。深度：0.3～0.5 寸。針感：局部麻脹。

42.衝陽（S42）

【取穴】在解谿穴下 1.5 寸，足背最高處（圖 2-24)。

【主治】眩暈、腳背腫痛。

【針法】方向：避開動脈直刺。深度：0.2～0.5 寸。針感：局部麻脹。

43.陷谷（S43）

【取穴】足背第 2、3 趾縫端上 2 寸處（圖 2-24)。

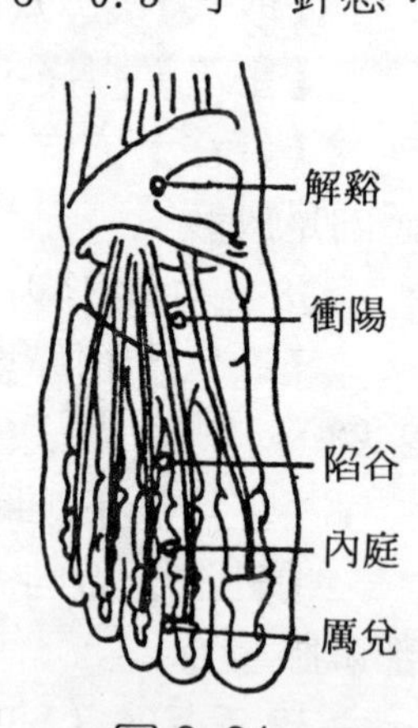

圖 2-24

【主治】目赤、面腫、腹痛、足背痛。

【針法】方向：直刺。深度：0.2～0.5 寸。針感：局部麻脹。

44.內庭（S44）

【取穴】在足背 2、3 趾縫間的紋頭上端取之（圖 2-24）。

【主治】頭痛、牙痛、腹痛、腹脹、踝關節痛。

【針法】方向：直刺。深度：0.2～0.5 寸。針感：局部脹痛。

45.厲兌（S45）

【取穴】第 2 趾外側趾甲角旁開 0.1 寸處（圖 2-24）。

【主治】牙痛、咽喉腫痛。

【針法】方向：直刺。深度：0.1 寸。針感：局部脹痛。

四、足太陰脾經（SP）

㈠經脈循行

起於足大趾內側端（隱白），沿赤白肉際，上行於內踝前，沿小腿內側正中線上行，至內踝上 8 寸處交叉於足厥陰經之前，經膝、大 腿內側前緣至腹部，循足陽陰經外側上行至胸，再下行達脇部，從腹部入裡的經脈，屬於脾，聯絡胃，通過橫膈上行，挾食道兩旁，聯繫舌根，分散於舌下（2-25）。

【分支】胃部支脈，向上再通過橫膈，入注於心中，與手少陰經相聯接。

㈡經穴（SP1～SP21）

1.隱白（SP1）

【取穴】拇趾內側趾甲角旁約 0.1 寸處（圖 2-26）。

【主治】腹脹、鼻衄、崩漏。

【針法】方向：向上斜刺。深度：0.1～0.3 寸。針感：局部痛。

2.大都（SP2）

【取穴】拇趾內側，第 1 趾跖關節前下緣赤白肉際處（圖 2-26）。

【主治】腹脹、胃痛、趾關節痛。

【針法】方向：斜刺。深度：0.1～0.3 寸。針感：局部痛。

3.太白（SP3）

【取穴】第 1 跖骨小頭後緣，赤白肉際處（圖 2-26）。

【主治】胸　脹、胃痛。

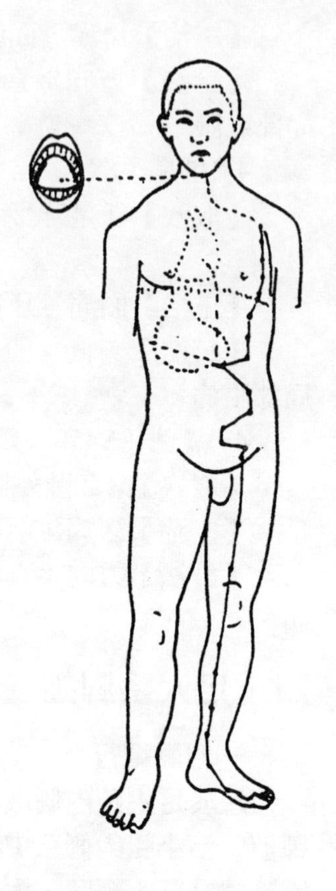

圖 2-25

【針法】方向：斜刺。深度：0.3～0.5 寸。針感：局部脹痛。

4.公孫（SP4）

【取穴】第 1 跖骨基底部的前下緣，赤白肉際處（圖 2-26）。

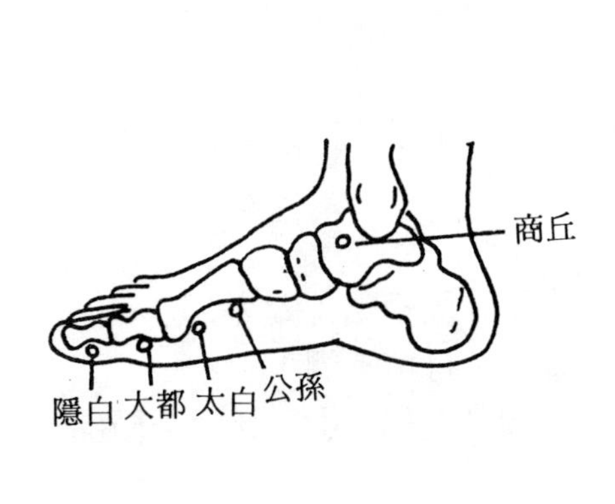

圖 2-26

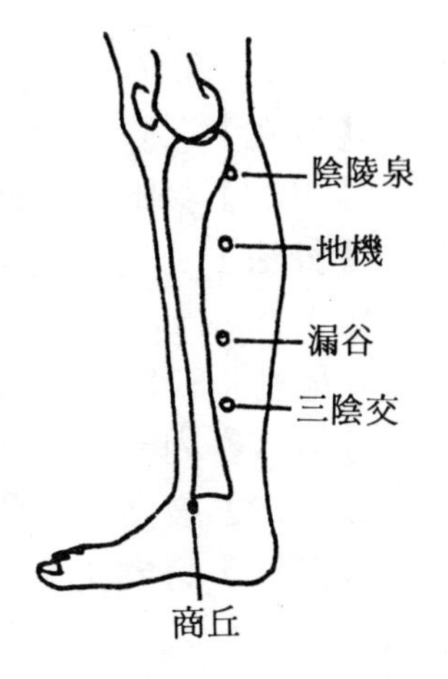

圖 2-27

【主治】胃痛、腹脹、嘔吐、泄瀉。

【針法】方向：直刺。深度：0.3～1 寸。針感：局部麻脹。

5.商丘（SP5）

【取穴】在內踝前下方凹陷處（圖 2-26）。

【主治】便秘、腹痛、踝關節痛。

【針法】方向：斜刺。深度：0.5～1 寸。針感：局部麻脹。

6.三陰交（SP6）

【取穴】內踝高點上 3 寸，脛骨內側後緣處(圖 2-27)。

【主治】腸胃痛，泌尿系統疾病，生殖系統疾病，下肢麻痺、疼痛。

【針法】方向：直刺。深度：0.3～0.5 寸。針感：局部麻脹向下放散。

7.漏谷（SP7）

【取穴】三陰交上3寸，脛骨後緣處（圖2-27）

【主治】腹脹、遺精、遺尿、月經不調。

【針法】方向：直刺。深度：0.5～1寸。針感：局部麻脹。

8.地機（SP8）

【取穴】內膝眼下5寸，脛骨後緣處（圖2-27）。

【主治】腹痛、遺精、痛經、月經不調。

【針法】方向：直刺。深度：1～2寸。針感：局部麻脹。

9.陰陵泉（SP9）

【取穴】脛骨內側髁下緣凹陷處（圖2-27）。

【主治】泌尿系統病症，生殖系統病症，膝關節痛。

【針法】方向：直刺。深度：0.5～1寸。針感：局部麻脹。

10.血海（SP10）

【取穴】屈膝、髕骨內上緣上2寸處（圖2-28）。

【針法】方向：直刺。深度：0.5～1寸。針感：局部麻脹。

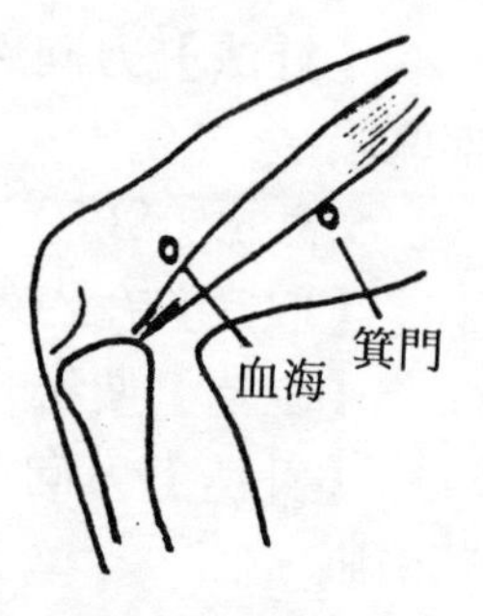

圖2-28

11.箕門（SP11）

【取穴】屈膝，髕骨內上緣直上8寸處（圖2-28）。

【主治】小便不利，遺尿。

【針法】方向：直刺。深度：0.5～1寸。針感：局部麻脹。

12.衝門（SP12）

【取穴】仰臥，平恥骨聯合上緣中點旁開 3.5 寸處（2-29）。

【主治】月經不調、蕁麻疹、膝關節痛。

【主治】小腹痛、痔瘡。

【針法】方向：直刺。深度：0.5～1 寸。針感：局部沉脹。

13.府舍（SP13）

【取穴】仰臥，曲骨穴上 0.7 寸，旁開 4 寸處（圖 2-29）。

【主治】腹痛、腹瀉、便秘。

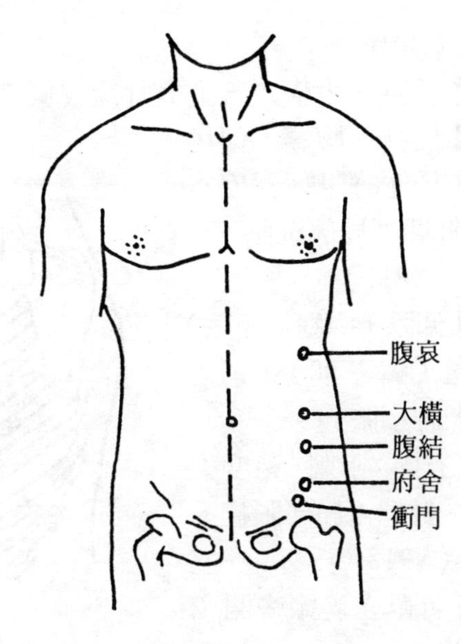

圖 2-29

【針法】方向：直刺。深度：0.5～1 寸。針感：局部麻脹。

14.腹結（SP14）

【取穴】仰臥，府舍上 3 寸處（圖 2-29）。

【主治】腹痛、腹瀉。

【針法】方向：直刺。深度：0.5～1 寸。針感：局部麻脹。

15.大橫（SP15）

【取穴】仰臥，天樞穴旁開 2 寸處（圖 2-29）。

【主治】腹痛、腹脹、腹瀉、便秘。

【針法】方向：直刺。深度：0.5～1 寸。針感：局部麻脹。

16.腹哀（SP16）

【取穴】仰臥，大橫穴直上 3 寸處（圖 2-29）。

【主治】腹痛、腹瀉、便秘。

【針法】方向：直刺。深度：0.5～1 寸。針感：局部沉脹。

17.食竇（SP17）

【取穴】仰臥，中庭（任脈）穴旁開 6 寸處（圖 2-30）。

【主治】胸　脹痛。

【針法】方向：平刺。深度：0.5～0.8 寸。針感：局部脹痛。

18.天谿（SP18）

【取穴】仰臥，乳頭旁開 2 寸處（圖 2-30）。

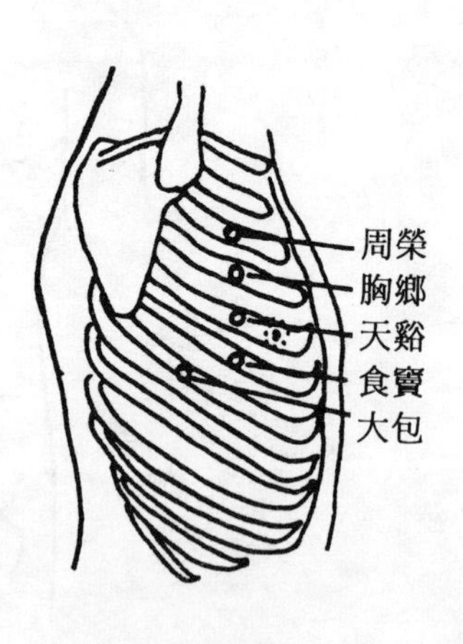

圖 2-30

【主治】胸痛、乳腺炎。

【針法】方向：平刺。深度：0.5～0.8 寸。針感：局部脹痛。

19.胸鄉（SP19）

【取穴】仰臥，天谿穴上一肋間隙處（圖 2-30）。

【主治】胸　脹痛。

【針法】方向：平刺。深度：0.5～0.8 寸。針感：局部脹痛。

20.周榮（SP20）

【取穴】仰臥，第 2 肋間，乳中線外側 2 寸處（圖 2-30）。

【主治】咳嗽、胸痛。

【針法】方向：平刺。深度：0.5～0.8 寸。針感：局部脹痛。

21.大包（SP21）

【取穴】仰臥，腋中線上，第 6 肋間隙處（圖 2-30）。

【主治】胸脅脹痛。

【針法】方向：平刺。深度：0.5～0.8 寸。針感：局部脹痛。

五、手少陰心經（H）

㈠經脈循行

起於心中，出屬於心系（心與其他臟腑相聯繫的組織），下行過膈，聯絡小腸（圖 2-31）。

【分支 1】心系向上，挾食道上行，聯係目系。

【分支 2】心系直行，上肺，出腋窩（極泉），沿上

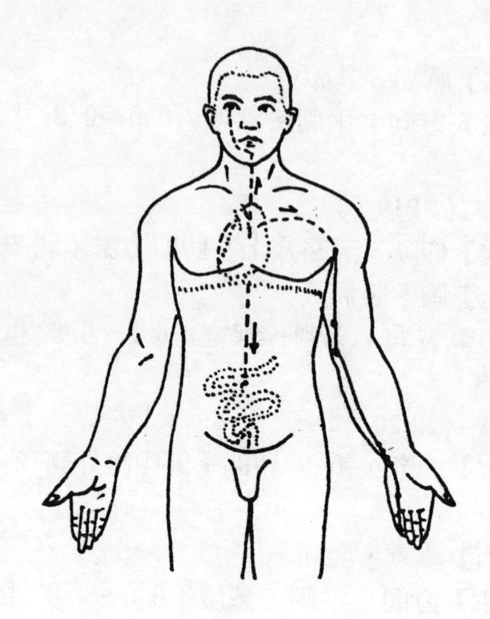

圖 2-31

臂內側尺側緣，過肘，至掌後豆骨部，至小指內側末端（少衝），與手太陽經相聯接。

㈡經穴（H1～H9）

1.極泉（H1）

【取穴】上臂外展，腋窩正中，腋動脈內側處（圖 2-32）。

【主治】胸痛，肩臂痛。

【針法】方向：直刺。深度：0.5～1 寸。針感：觸電樣針感傳至手。

2.青靈（H2）

【取穴】屈肘，肘橫紋尺側紋頭上 3 寸處（圖 2-32）。

【主治】肘臂痛。

【針法】方向：直刺。深度：0.5～1 寸。針感：局部麻脹。

3.少海（H3）

【取穴】屈肘，肘横紋尺側端處（圖 2-32）。

【主治】胸痛，肘臂痛，上肢尺側麻痺。

【針法】方向：直刺。深度：0.5～1 寸。針感：局部麻脹。

4.靈道（H4）

【取穴】仰掌，掌後尺側神門穴直上 1.5 寸處（圖 2-33）。

【主治】心悸、胸痛、腕痛。

【針法】方向：直刺。深度：0.5～1 寸。針感：局

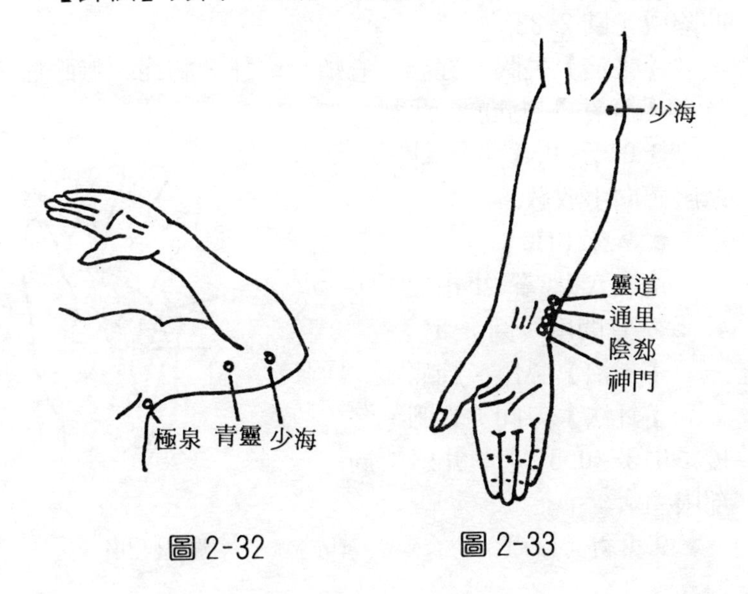

圖 2-32　　圖 2-33

部麻脹。

5.通里（H5）

【取穴】仰掌，神門穴直上 1 寸處（圖 2-33）。

【主治】心悸，臂內側痛，腕痛。

【針法】方向：直刺。深度：0.5～1 寸。針感：局部麻脹。

6.陰郄（H6）

【取穴】仰掌，神門穴直上 0.5 寸處（圖 2-33）。

【主治】心悸、胸痛。

【針法】方向：直刺。深度：0.5～1 寸。針感：局部麻脹。

7.神門（H7）

【取穴】仰掌，腕橫紋尺側端，尺側腕屈肌腱的橈側凹陷處（圖 2-33）。

【主治】失眠、健忘、心煩、癲狂、胸痛、無脈症。

【針法】方向：直刺。深度：0.5～0.8 寸。針感：麻脹感向手放散。

8.少府（H8）

【取穴】握拳，小指尖下，4、5 掌骨間處（圖 2-34）。

【主治】心悸、腕痛。

【針法】方向：直刺。深度：0.3～0.5 寸。針感：局部脹痛。

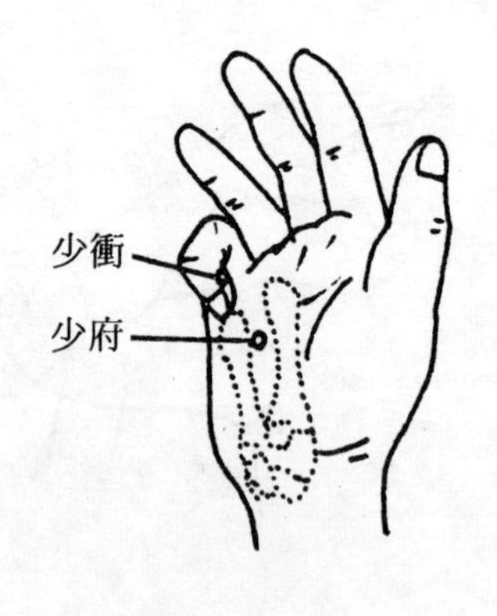

圖 2-34

9.少衝（H9）

【取穴】小指橈側指甲角旁 0.1 寸處（圖 2-34）。

【主治】昏迷、胸痛、胸悶。

【針法】點刺放血。

六、手太陽小腸經（SI）

㈠經脈循行

起於小指尺側端（少澤），沿手背尺側至腕部，上行沿尺側緣，經尺骨鷹嘴突處，再沿上臂背側後緣，出肩關節，繞行肩胛部，交會於大椎穴，向下由鎖骨上窩入胸腔，聯絡心臟，沿食管下膈，達胃，屬小腸（圖 2-35）。

【分支 1】從鎖骨上窩沿頸，上達面頰，到目外眥，

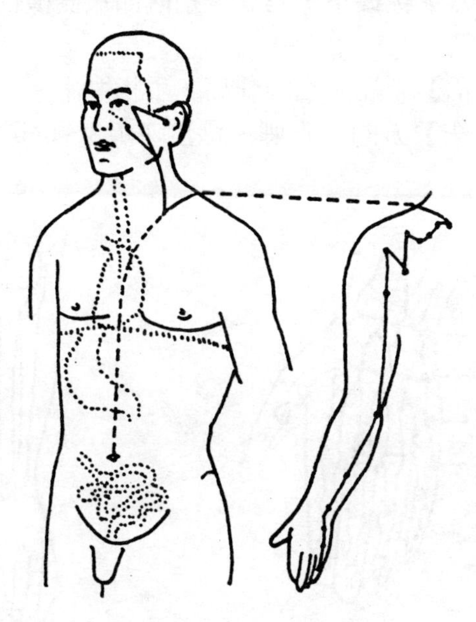

圖 2-35

轉入耳中。

【分支 2】從頰部上行眼眶下，抵鼻旁，至睛明穴與足太陽經相聯接。

㈡經穴（SI 1～SI 19）

1.少澤（SI 1）

【取穴】小指尺側指甲根 0.1 寸處（圖 2-36）。

【主治】昏迷、乳腺炎、頭痛。

【針法】方向：直刺。深度：0.1 寸或點刺放血。針感：局部疼痛。

2.前谷（SI 2）

【取穴】輕握拳，第 5 掌指關節尺側橫紋頭赤白肉際處（圖 2-36）。

【主治】頭痛、咽喉腫痛、手指麻木。

【針法】方向：直刺。深度：0.3～0.5 寸。針感：

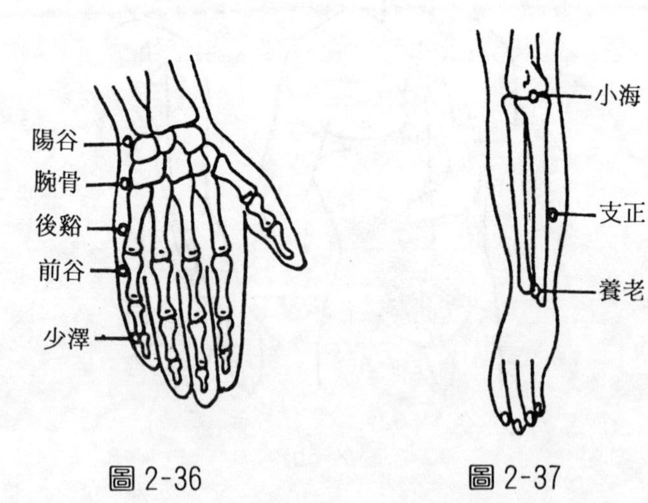

圖 2-36　　圖 2-37

局部疼痛。

3.後谿（SI 3）

【取穴】第 5 掌骨小頭的尺側後方，掌橫紋端赤白肉際處（圖 2-36）。

【主治】頭痛，腰背痛，耳鳴，耳聾。

【針法】方向：直刺。深度：0.5～1 寸。針感：局部脹痛。

4.腕骨（SI 4）

【取穴】伏掌，手背尺側，三角骨的前緣赤白肉際處（圖 2-36）。

【主治】項強，腕關節痛。

【針法】方向：直刺。深度：0.5～1 寸。針感：局部脹痛。

5.陽谷（SI 5）

【取穴】伏掌，尺骨莖突與三角骨之間凹陷處（圖 2-36）。

【主治】頭痛，耳鳴，腕關節痛。

【針法】方向：直刺。深度：0.3～0.5 寸。針感：局部麻脹。

6.養老（SI 6）

【取穴】屈肘掌心向胸，尺骨莖突之橈側縫隙處（圖 2-37）。

【主治】肩背痛，腕關節痛。

【針法】方向：向上斜刺。深度：0.5～1 寸。針感：局部麻脹。

7.支正（SI 7）

【取穴】陽谷與小海穴的連線上，陽谷穴上 5 寸處（圖 2-37）。

【主治】頸強，肘臂痛。

【針法】方向：直刺。深度：0.5～1 寸。針感：局部麻脹。

8.小海（SI 8）

【取穴】屈肘，尺骨鷹嘴與肱骨內上髁之間凹陷處（圖 2-37）。

【主治】肘關節痛，肩背痛。

【針法】方向：直刺。深度：0.3～0.5 寸。針感：觸電樣針感麻至手。

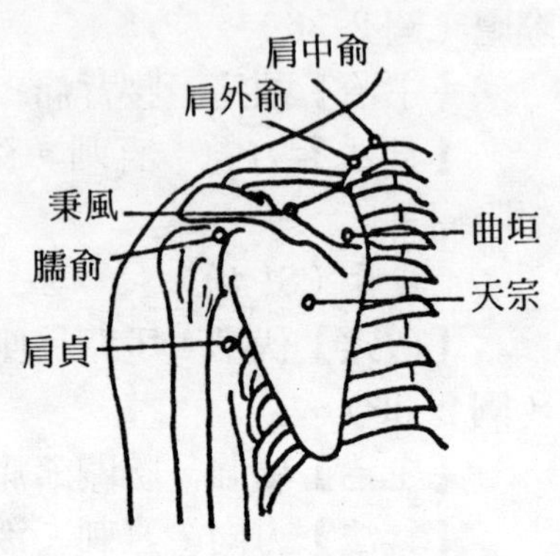

圖 2-38

9.肩貞（SI 9）

【取穴】垂臂，腋縫後端上 1 寸處（圖 2-38）。

【主治】肩關節痛，手臂麻痛。

【針法】方向：直刺。深度：1～1.5 寸。針感：局部麻脹。

10.臑俞（SI 10）

【取穴】正坐垂臂，肩貞直上，肩胛岡下緣凹陷處（圖 2-38）。

【主治】肩背疼痛。

【針法】方向：直刺。深度：1～1.5 寸。針感：局部麻脹。

11.天宗（SI 11）

【取穴】肩胛岡下緣至肩胛骨下角連線的上 1/3 處(圖 2-38)。

【主治】乳腺炎，乳少，肩背痛。

【針法】方向：直刺。深度：0.5～1 寸。針感：局部麻脹。

12.秉風（SI 12）

【取穴】正坐，天宗穴直上，舉臂有凹陷處取之（圖 2-38)。

【主治】肩痛，項強。

【針法】方向：直刺。深度：0.3～0.5 寸。針感：局部麻脹。

13.曲垣（SI 13）

【取穴】坐位，肩胛岡內上端凹陷處（圖 2-38)。

【主治】肩背痛。

【針法】方向：直刺。深度：0.3～0.5 寸。針感：局部麻脹。

14.肩外俞（SI 14）

【取穴】坐位，陶道穴旁開 3 寸處（圖 2-38)。

【主治】肩背痛。

【針法】方向：斜刺。深度：0.3～0.5 寸。針感：局部麻脹。

15.肩中俞（SI 15）

【取穴】坐位，肩井穴與大椎穴連線之中點處（圖 2-38)。

【主治】肩背痛。

【針法】方向：斜刺。深度：0.3～0.5 寸。針感：局部麻脹。

16.天窗（SI 16）

【取穴】正坐，胸鎖乳突肌後緣，扶突穴後 0.5 寸處（圖 2-39）。

【主治】耳鳴，耳聾，咽喉腫痛。

【針法】方向：直刺。深度：0.5～1 寸。針感：局部麻脹。

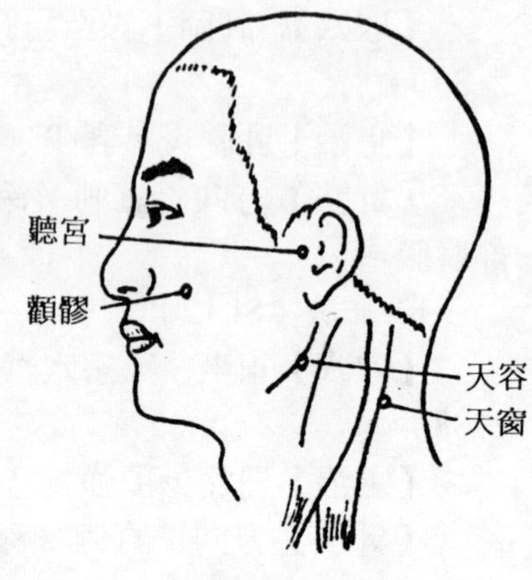

圖 2-39

17.天容（SI 17）

【取穴】正坐，下頷角與乳突尖連線之中點凹陷處。（圖 2-39）。

【主治】耳聾，耳鳴，咽喉痛。

【針法】方向：直刺。深度：0.5～1 寸。針感：局部麻脹。

18.顴髎（SI 18）

【取穴】正坐，目外厂直下，平鼻翼下緣交點處（圖 2-39）。

【主治】面癱，牙痛。

【針法】方向：直刺。深度：0.5～1 寸。針感：局部麻脹。

19.聽宮（SI 19）

【取穴】正坐，耳屏前陷中，張口凹陷處（圖 2-39）。

【主治】耳鳴，耳聾，耳部疼痛。

【針法】方向：直刺。深度：0.5～1 寸。針感：局部脹痛。

七、足太陽膀胱經（B）

㈠經脈循行

起于目內眥（睛明），經額上行，交會於頭頂部（百會）（圖 2-40）。

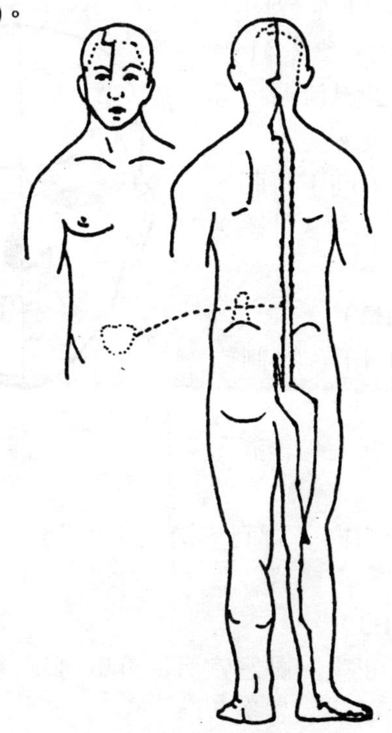

圖 2-40

【分支 1】從頭頂部分出，向兩側下行，至顳部。

【分支 2】從頭部入裡，聯絡于腦，回出，下行項後，沿肩胛內側，挾脊柱抵腰，入裡聯絡腎臟，屬於膀胱。

【分支 3】後項通過肩胛內緣直下，經臀部下行，沿大腿後與腰部下來支脈會合于膕窩中，下行過腿肚內出外踝後，至小趾外側端（至陰），與足少陰經相接。

㈡經穴（B1～B67）

1.睛明（B1）

【取穴】目內眥內上0.1 方寸凹陷處（圖 2-41）。

【主治】迎風流淚，近視，結、角膜炎。

【針法】方向：直刺。深度：0.1～0.5 寸。針感：局部酸脹。

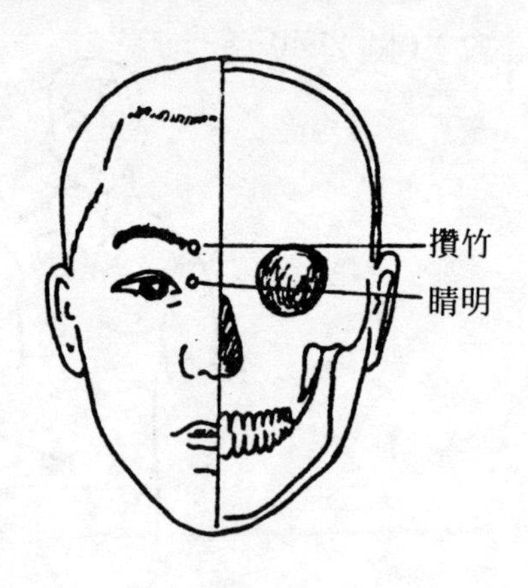

圖 2-41

2.攢竹（B2）

【取穴】眉毛內側端凹陷處（圖 2-41）。

【主治】眶上神經痛，結、角膜炎。

【針法】方向：直刺。深度：0.3～0.5 寸。針感：局部麻脹。

3.眉沖（B3）

【取穴】正坐，神庭穴旁開 0.5 寸處（圖 2-42）。

【主治】頭痛，鼻炎。

【針法】方向：向上沿皮刺。

深度：0.3～0.5 寸。針感：局部脹痛。

4.曲差（B4）

【取穴】正坐，入髮際 0.5 寸，神庭與頭維之間外 2/3 與內 1/3 的連接處（圖 2-42）。

【主治】頭痛，鼻塞，鼻衄。

【針法】方向：平刺。深度：0.5～0.5 寸。針感：局部脹痛。

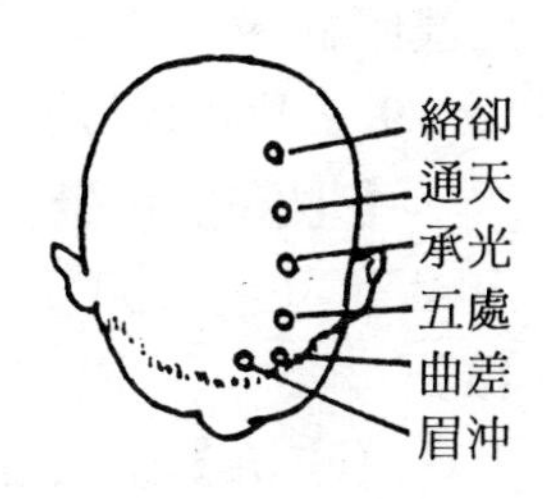

圖 2-42

5.五處（B5）

【取穴】曲差穴直後 0.5 寸，入髮際 1 寸處（圖 2-42）。

【主治】頭痛，目眩。

【針法】方向：平刺。深度：0.3～0.5 寸。針感：局部脹痛。

6.承光（B6）

【取穴】正坐，五處穴至通天穴之中點處（圖 2-42）。

【主治】頭痛，鼻塞。

【針法】方向：平刺。深度：0.3～0.5 寸。針感：局部脹痛。

7.通天（B7）

【取穴】正坐，在承光穴後 1.5 寸，承光與絡卻之間取穴（圖 2-42）。

【主治】頭痛，眩暈，鼻塞。

【針法】方向：平刺。深度：0.3～0.5 寸。針感：局部脹痛。

8.絡卻（B8）

【取穴】正坐，在通天穴後 1.5 寸，距督脈 1.5 寸處取穴（圖 2-42）。

【主治】頭暈，耳鳴。

【針法】方向：平刺。深度：0.3～0.5 寸。針感：局部脹痛。

9.王枕（B9）

【取穴】正坐，後髮際正中直上 2.5 寸，旁開 1.3 寸處（圖 2-43）。

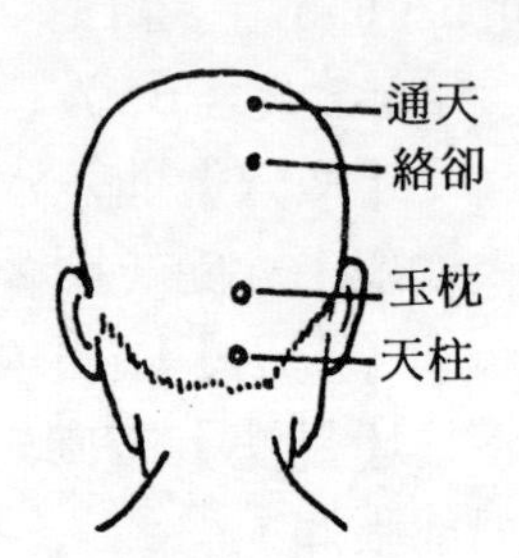

圖 2-43

【主治】頭頂痛，目痛。

【針法】方向：平刺。深度：0.3～0.5 寸。針感：局部脹痛。

10.天柱（B10）

【取穴】後髮際正中直上 0.5 寸，旁開 1.3 寸處（圖 2-43）。

【主治】頭痛，落枕，腰痛。

【針法】方向：直刺。深度：0.5～1 寸。針感：局部麻脹。

11.木杼（B11）

【取穴】正坐，第 1 胸椎棘突下旁開 1.5 寸處（圖 2-44）。

【主治】咳喘，項背痛。

【針法】方向：平刺。深度：0.5～0.8 寸。針感：局部麻脹。

12.風門（B12）

【取穴】坐位，第 2 胸椎棘突下與肩胛骨內緣連線之中點處（圖 2-44）。

【主治】咳喘，胸背痛。

【針法】方向：平刺。深度：0.5～0.8 寸。針感：局部麻脹。

13.肺俞（B13）

【取穴】坐位，身柱穴旁開 1.5 寸處（圖 2-44）。

【主治】咳喘，胸背痛。

【針法】方向：平刺。深度：0.5～0.8 寸。針感：局部麻脹。

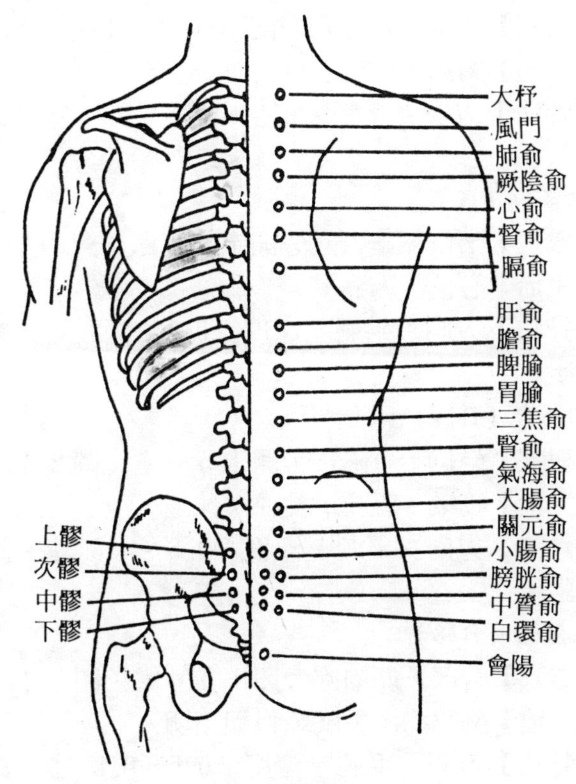

圖 2-44

14.厥陰俞（B14）

【取穴】坐位，第 4 胸椎棘突下旁開 1.5 寸處（圖 2-44）。

【主治】胸悶，胸痛。

【針法】方向：平刺。深度：0.5～0.8 寸。針感：局部麻脹。

15.心俞（B15）

【取穴】坐位，神道穴旁開 1.5 寸處（圖 2-44）。

【主治】胸痛，失眠，健忘。

【針法】方向：平刺。深度：0.5～0.8 寸。針感：局部麻脹。

16.督俞（B16）

【取穴】坐位，靈台穴旁開 1.5 寸處（圖 2-44）。

【主治】心悸，胸痛。

【針法】方向：平刺。深度：0.5～0.8 寸。針感：局部麻脹。

17.膈俞（B17）

【取穴】坐位，至陽穴旁開 1.5 寸處（圖 2-44）。

【主治】咳嗽，嘔吐，貧血，氣逆。

【針法】方向：平刺。深度：0.5～0.8 寸。針感：局部麻脹。

18.肝俞（B18）

【取穴】背部，筋縮穴旁開 1.5 寸處（圖 2-44）。

【主治】胸脇痛，失眠，目視不明。

【針法】方向：平刺。深度：0.5～0.8 寸。針感：局部麻脹。

19.肝俞（B19）

【取穴】背下部，中樞穴旁開 1.5 寸處（圖 2-44）。

【主治】肝膽病症，胸脇痛。

【針法】方向：平刺。深度：0.5～0.8 寸。針感：局部麻脹。

20.脾俞（B20）

【取穴】背下部，脊中穴旁開 1.5 寸處（圖 2-44）。

【主治】胃病，水腫。

【針法】方向：平刺。深度：0.5～0.8 寸。針感：局部麻脹。

21.胃俞（B21）

【取穴】背下部，第 12 胸椎與第 1 腰椎棘突之間，旁開 1.5 寸處（圖 2-44）。

【主治】胃痛、慢性腹瀉。

【針法】方向：平刺。深度：0.5～0.8 寸。針感：局部麻脹。

22.三焦俞（B22）

【取穴】背下部，懸樞穴旁開 1.5 寸處（圖 2-44）。

【主治】腹脹、嘔吐、泄瀉。

【針法】方向：直刺。深度：0.5～1 寸。針感：局部麻脹。

23.腎俞（B23）

【取穴】背下部，命門穴旁開 1.5 寸處（圖 2-44）。

【主治】腰痛、遺精、遺尿、月經不調、耳鳴。

【針法】方向：直刺。深度：0.5～1 寸。針感：局部麻脹。

24.氣海俞（B24）

【取穴】在第3、4腰椎棘突之間，旁開1.5寸處（圖2-44）。

【主治】腰痛、腹脹、痛經。

【針法】方向：直刺。深度：0.5～1 寸。針感：局部麻脹。

25.大腸俞（B25）

【取穴】俯臥位，陽關穴旁開1.5寸處（圖2-44）。

【主治】腰痛、腹脹、泄瀉。

【針法】方向：直刺。深度：0.8～1.2 寸。針感：局部麻脹。

26.關元俞（B26）

【取穴】俯臥位，第5腰椎棘突下旁開1.5寸處（圖2-44）。

【主治】腰痛、遺尿、泄瀉。

【針法】方向：直刺。深度：0.8～1.2 寸。針感：局部麻脹。

27.小腸俞（B27）

【取穴】俯臥位，平第1骶後孔，督脈旁開1.5寸處（圖2-44）。

【主治】腹痛、泄瀉、遺尿。

【針法】方向：直刺。深度：0.8～1.2 寸。針感：局部麻脹。

28.膀胱俞（B28）

【取穴】俯臥位，平第2骶後孔，督脈旁開1.5寸處（圖2-44）。

【主治】腰骶痛，泌尿系統疾病。

【針法】方向：直刺。深度：0.8 ～1.2 寸。針感：局部麻脹。

29.中膂俞（B29）

【取穴】俯臥位，平第3骶後孔，督脈旁開1.5寸處（圖2-44）。

【主治】腰肌勞損。

【針法】方向：直刺。深度：1～1.5 寸。針感：局部麻脹。

30.白環俞（B30）

【取穴】俯臥位，腰俞穴旁開1.5寸處（圖2-44）。

【主治】腰肌勞損，遺精，月經不調。

【針法】方向：直刺。深度：1～1.5 寸。針感：局部麻脹。

31.上髎（B31）

【取穴】俯臥位，在髂後上棘內側約 0.2 寸處（圖2-44）。

【主治】腰痛，月經不調，帶下，慢性前列腺炎。

【針法】方向：直刺。深度：1～1.5 寸。針感：局部麻脹。

32.次髎（B32）

【取穴】俯臥位，在第2骶後孔處（圖2-44）。

【主治】腰痛，月經不調，小便不利。

【針法】方向：直刺。深度：1～1.5 寸。針感：局部麻脹。

33.中髎（B33）

【取穴】俯臥位，在第3骶後孔處（圖2-44）。

【主治】腰痛、月經不調、小便不利。

【針法】方向：直刺。深度：1～1.5 寸。針感：局部麻脹。

34.下髎(B34)

【取穴】俯臥位，中髎穴直下約0.2寸處（圖2-44）。

【主治】小便不利、帶下、腰痛。

【針法】方向：直刺。深度：1～1.5 寸。針感：局部麻脹向會陰放散。

35.會陽（B35）

【取穴】俯臥位，尾骨尖左右旁開0.5寸處（圖2-44）。

【主治】前列腺炎，陽萎，痛經。

【針法】方向：直刺。深度：1.5～2 寸。針感：麻脹感向會陰放散。

36.承扶（B36）

【取穴】俯臥位，臀大肌下緣與股後側中線之交點處（圖 2-45）。

【主治】腰背痛，下肢麻痺、疼痛。

【針法】方向：直刺。深度：1～2 寸。針感：觸電樣針感向足放散。

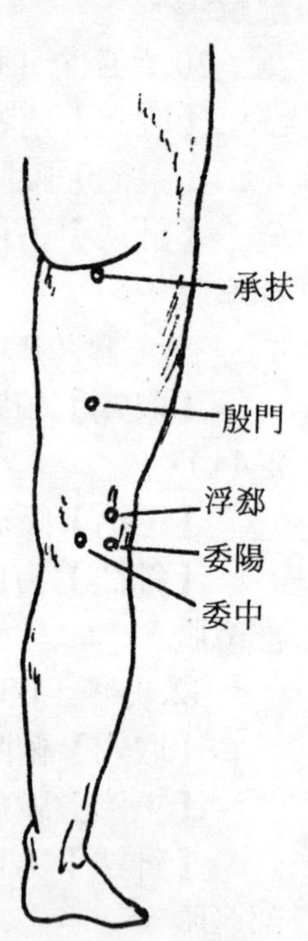

圖 2-45

37.殷門（B37）

【取穴】俯臥位，承扶與委中穴的連線上，承扶穴下 6 寸處（圖 2-45）。

【主治】腰痛，下肢痛。

【針法】方向：直刺。深度：1～2 寸。針感：觸電樣針感向足放散。

38.浮郄（B38）

【取穴】俯臥位，股二頭肌腱內側，委陽穴上 1 寸處（圖 2-45）。

【主治】膝關節痛，下肢痛。

【針法】方向：直刺。深度：1～1.5 寸。針感：局部麻脹。

39.委陽（B39）

【取穴】膕橫紋外側，股二頭肌腱內緣處（圖 2-45）。

【主治】腹脹、小便不利、膝關節痛。

【針法】方向：直刺。深度：1～1.5 寸。針感：局部麻脹。

40.委中（B40）

【取穴】俯臥位，膕窩中點兩筋間處（圖 2-45）。

【主治】腰背痛、下肢痛、腹痛、吐瀉。

【針法】方向：直刺。深度：1～1.5 寸。針感：局部麻脹。

41.附分（B41）

【取穴】正坐，風門穴旁開 1.5 寸處（圖 2-46）。

【主治】肩、頸部疼痛。

【針法】方向：直刺。深度：0.3～0.5 寸。針感：

局部麻脹。

42.魄户（B42）

【取穴】坐位，身柱穴旁開3寸，肩胛骨內緣處（圖2-46）。

【主治】咳嗽，肩背痛。

【針法】方向：平刺。深度：0.3～0.5 寸。針感：局部麻脹。

43.膏肓俞（B43）

【取穴】坐位，厥陰俞穴旁開 1.5 寸，肩胛骨內緣處（圖 2-46）。

【主治】咳嗽，盜汗，肩背痛。

【針法】方向：平刺。深度：0.3～0.5 寸。針感：局部麻脹。

44.神堂（B44）

【取穴】坐位，心俞穴旁開1.5寸處（圖2-46）。

【主治】咳喘、肩背痛。

【針法】方向：平刺。深度：0.3～0.5 寸。針感：局部麻脹。

45.譩譆（B45）

【取穴】俯臥，督俞穴旁開1.5寸處（圖2-46）。

【主治】咳喘、胸背痛。

【針法】方向：平刺。深度：0.3～0.5 寸。針感：局部麻脹。

46.膈關（B46）

【取穴】俯臥，至陽穴旁開3寸處（圖2-46）。

【主治】呃逆，嘔吐。

【針法】方向：平刺。深度：0.3～0.5 寸。針感：局部麻脹。

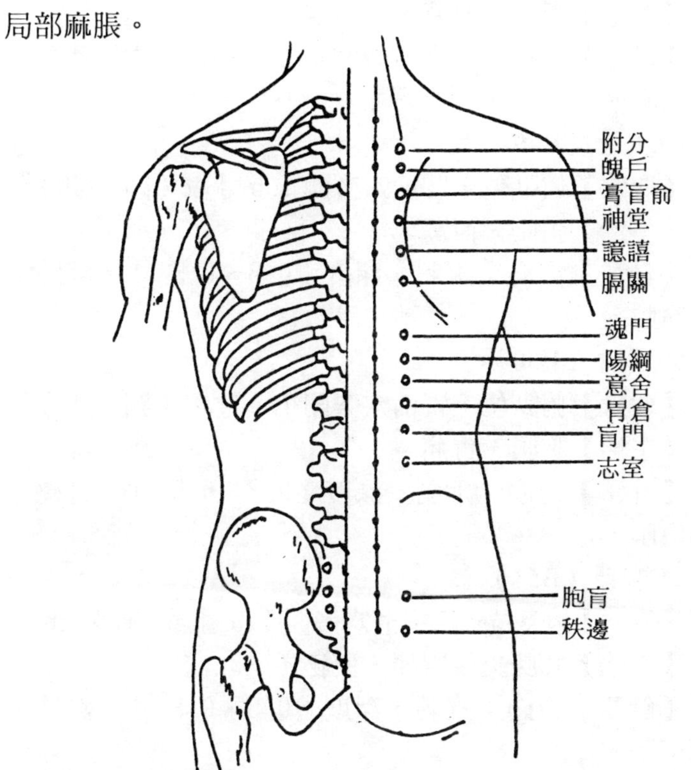

圖 2-46

47.魂門（B47）

【取穴】俯臥位，肝俞穴旁開 1.5 寸處（圖 2-46）。

【主治】嘔吐，胸脇痛。

【針法】方向：平刺。深度：0.3～0.5 寸。針感：局部麻脹。

48.陽綱（B48）

【取穴】俯臥位，膽俞穴旁開 1.5 寸處（圖 2-46）。

【主治】腹痛、泄瀉。

【針法】方向：平刺。深度：0.3～0.5 寸。針感：局部麻脹。

49.意舍（B49）

【取穴】俯臥位，脾俞穴旁開 1.5 寸處（圖 2-46）。

【主治】腹脹、泄瀉。

【針法】方向：平刺。深度：0.3～0.5 寸。針感：局部麻脹。

50.胃倉（B50）

【取穴】俯臥位，胃俞穴旁開 1.5 寸處（圖 2-46）。

【主治】腹脹、胃痛。

【針法】方向：平刺。深度：0.3～0.5 寸。針感：局部麻脹。

51.肓門（B51）

【取穴】俯臥位，三焦俞穴旁開 1.5 寸處（圖 2-46）。

【主治】乳腺炎、胃痛、便秘。

【針法】方向：直刺。深度：0.5～0.8 寸。針感：局部麻脹。

52.志室（B52）

【取穴】俯臥位，腎俞穴旁開 1.5 寸處（圖 2-46）。

【主治】遺精、陽萎、小便不利、月經不調、水腫。

【針法】方向：直刺。深度：0.5～0.8 寸。針感：局部麻脹。

53.胞肓（B53）

【取穴】俯臥，膀胱俞穴旁開 1.5 寸處（圖 2-46）。

【主治】腰背痛，便秘、腹脹。

【針法】方向：直刺。深度：1～1.5 寸。針感：局部痲脹。

54.秩邊（B54）

【取穴】俯臥，白環俞穴旁開 1.5 寸處（圖 2-46）。

【主治】小便不利，腰骶痛，下肢疼痛。

【針法】方向：直刺。深度：1.5～2 寸。針感：痲脹感傳至足。

55.合陽（B55）

【取穴】俯臥，在腓腸肌二頭之間處取之（圖 2-47）。

【主治】小腹痛、腓腸肌痙攣。

【針法】方向：直刺。深度：1～2 寸。針感：局部痲脹。

56.承筋（B56）

【取穴】俯臥，合陽穴與承山穴連線之中點處（圖 2-47）。

【主治】小腿痛、痔瘡。

【針法】方向：直刺。深度：1～1.5 寸。針感：局部痲脹。

57.承山（B57）

【取穴】俯臥，腓腸肌二肌腹之間凹陷的頂端處。即伸足時，腓腸肌呈現人字紋分叉的交合處（圖 2-47）

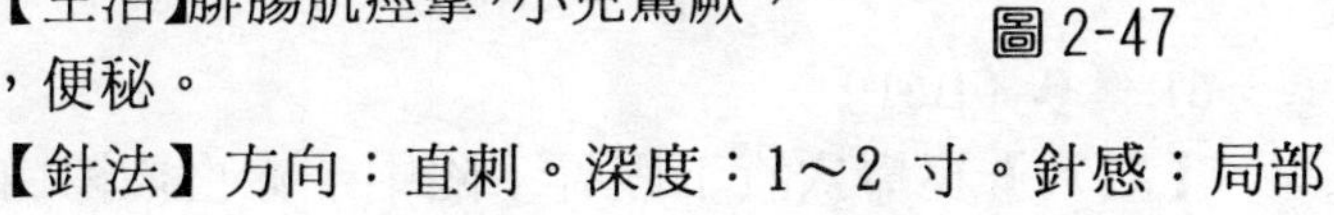

圖 2-47

【主治】腓腸肌痙攣，小兒驚厥，痔瘡，便秘。

【針法】方向：直刺。深度：1～2 寸。針感：局部麻脹。

58.飛揚（B58）

【取穴】崑侖穴直上 7 寸，承山穴外下 1 寸處（圖2-47)。

【主治】頭痛、目眩、下肢痛。

【針法】方向：直刺。深度：1～1.5 寸。針感：局部麻脹。

59.跗陽（B59）

【取穴】崑崙穴直上 3 寸，腓骨後緣處（圖 2-47)。

【主治】頭痛、下肢痛。

【針法】方向：直刺。深度：1～1.5 寸。針感：局部麻脹。

60.崑崙（B60）

【取穴】外踝與跟腱連線之中點處（圖 2-48)。

【主治】足跟痛。

【針法】方向：直刺。深度：0.5～1 寸。針感：局部麻脹。

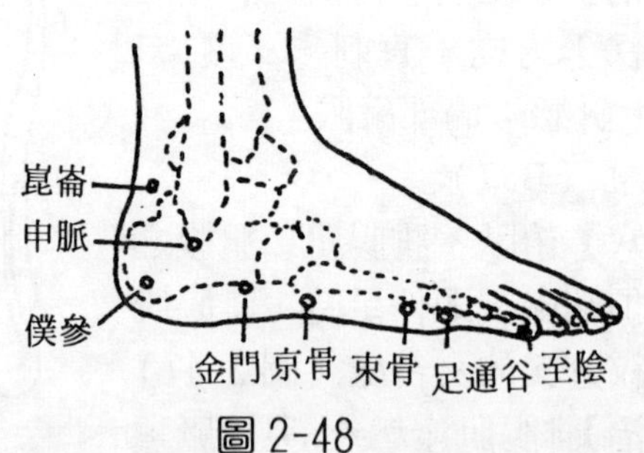

圖 2-48

61.僕參（B61）

【取穴】崑崙穴直下跟骨下陷中，赤白肉際處（圖

2-48）。

【主治】足跟痛。

【針法】方向：直刺。深度：0.3～0.5 寸。針感：局部脹痛。

62.申脈（B62）

【取穴】外踝高點直下的下緣縫隙處（圖 2-48）。

【主治】癲狂、頭痛、踝關節痛。

【針法】方向：直刺。深度：0.3～0.5 寸。針感：局部麻脹。

63.金門（B63）

【取穴】外踝前緣直下，骰骨下方凹窩處（圖 2-48）。

【主治】小兒驚風，外踝痛。

【針法】方向：直刺。深度：0.3～0.5 寸。針感：局部脹痛。

64.京骨（B64）

【取穴】足外側第 5 跖骨粗隆下赤白肉際處（圖 2-48）

【主治】頭痛、腰背痛。

【針法】方向：直刺。深度：0.3～0.5 寸。針感：局部脹痛。

65.束骨（B65）

【取穴】足外側緣，第 5 跖骨小頭後下方的凹陷處（圖 2-48）。

【主治】頭痛、腰背痛。

【針法】方向：直刺。深度：0.3～0.5 寸。針感：局部脹痛。

66.足通谷（B66）

【取穴】足外側緣，第五跖趾關節前下方的凹陷處(圖2-48)。

【主治】頭痛、腰腿痛。

【針法】方向：直刺。深度：0.2～0.3 寸。針感：局部脹痛。

67.至陰(B67)

【取穴】足小趾外側爪甲角旁 0.1 寸處(圖 2-48)。

【主治】頭痛，胎位不正，難產。

【針法】方向：直刺。深度：0.1 寸。針感：局部脹痛。

八、足少陰腎經(K)

㈠經脈循行

起於足小趾下，斜向足心，出於舟骨粗隆下，沿內踝後，進入足跟，上沿小腿內側後緣出膕窩內側，上經大腿內側後緣，通入脊柱至腰，屬於腎臟，聯絡膀胱(2-49)。

【分支 1】從膀胱出於前，由會陰上經腹、胸，達鎖骨下緣。

【分支 2】從腎向上，通過肝、橫膈入肺，沿喉嚨挾舌根兩側。

【分支 3】從肺中分出，聯絡心臟，入注胸中，與手厥陰經相聯接。

㈡經穴(K1～K27)

1.湧泉(K1)

【取穴】足心中央，約在足底(去趾)中央前 1/3 處(圖 2-50)。

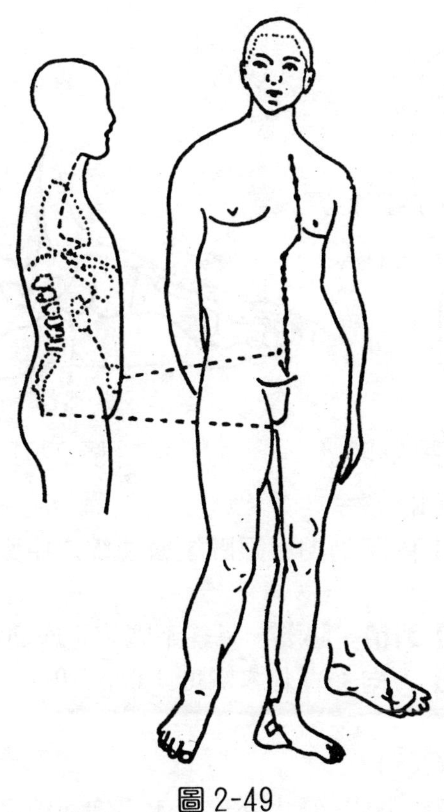

圖 2-49

【主治】昏迷、神志失常。

【針法】方向：直刺。深度：0.5～1 寸。針感：足底麻脹。

2.然谷（K2）

【取穴】足內側緣，公孫穴後 1 寸處（圖 2-51）。

【主治】咽炎，月經不調，遺精。

【針法】方向：直刺。深度：0.5～1 寸。針感：局部麻脹。

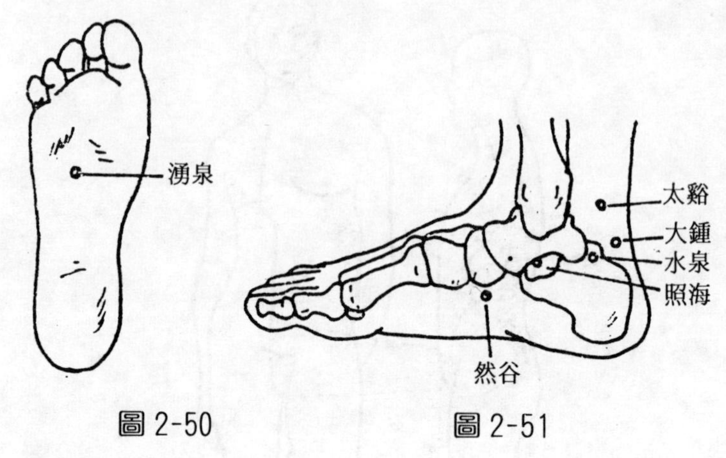

圖 2-50　　圖 2-51

3.太谿（K3）

【取穴】內踝高點與跟腱後緣連線之中點處（圖 2-51）。

【主治】遺精、陽萎、月經不調，足底痛，糖尿病。

【針法】方向：直刺。深度：0.5～0.8 寸。針感：局部麻脹。

4.大鍾（K4）

【取穴】跟腱內緣，太谿穴與水泉穴連線之中點處（圖 2-51）。

【主治】遺尿、便秘，足跟痛。

【針法】方向：直刺。深度：0.3～0.5 寸。針感：局部麻脹。

5.水泉（K5）

【取穴】太谿穴直下，平照海穴的交點處（圖 2-51）。

【主治】月經不調，小便不利。

【針法】方向：直刺。深度：0.3 ～0.5 寸。針感：

局部麻脹。

6.照海（K6）

【取穴】內踝高點直下，跟距關節陷中赤白肉際處（圖2-51）。

【主治】失眠、月經不調，小便頻數，便秘。

【針法】方向：直刺。深度：0.5～1 寸。針感：局部麻脹。

7. 復溜（K7）

【取穴】內踝高點上 2 寸，跟腱前緣處（圖 2-52）。

【主治】水腫、自汗、盜汗、遺精、腹脹、踝關節痛。

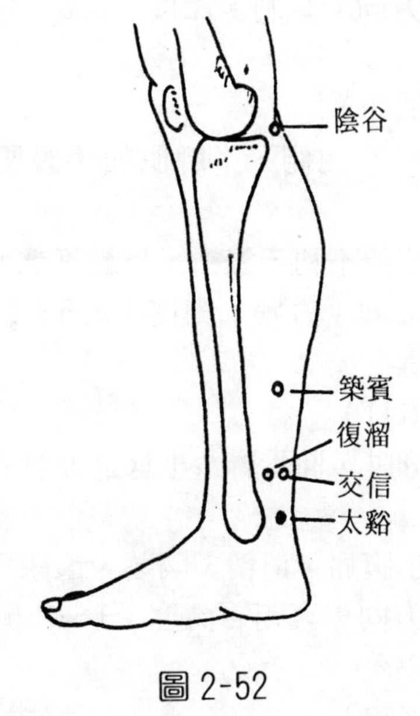

圖 2-52

【針法】方向：直刺。深度：0.5～1 寸。針感：局

部麻脹。

8.交信（K8）

【取穴】太谿穴上2寸，復溜穴與脛骨內側緣之間取之（圖2-52）。

【主治】月經不調、泄瀉、便秘。

【針法】方向：直刺。深度：0.5～1 寸。針感：局部麻脹。

9.築賓（K9）

【取穴】太谿穴直上5寸，腓腸肌內緣處（圖2-52）。

【主治】癲狂、膀胱炎、腓腸肌痙攣。

【針法】方向：直刺。深度：0.5～1 寸。針感：局部麻脹。

10.陰谷（K10）

【取穴】膕窩內側，半腱肌與半膜肌之中間處（圖2-52）。

【主治】小便不利，遺精，月經不調。

【針法】方向：直刺。深度：0.5～1 寸。針感：局部麻脹。

11.橫骨（K11）

【取穴】仰臥，恥骨聯合上緣之曲骨穴旁開0.5寸處（圖2-53）。

【主治】小腹痛、遺精、陽萎、遺尿。

【針法】方向：直刺。深度：1～1.5 寸。針感：局部麻脹。

12.大赫（K12）

【取穴】仰臥，橫骨穴上1寸，中極穴旁開0.5寸處

（圖 2-53）。

【主治】小腹脹痛，遺精，陽萎，月經不調。

【針法】方向：直刺。深度：1～1.5 寸。針感：局部痲脹。

13.氣穴（K13）

【取穴】仰臥，關元穴旁開 0.5 寸處（圖 2-53）。

【主治】小便不通，泄瀉、帶下、月經不調。

【針法】方向：直刺。深度：1～1.5 寸。針感：局部痲脹。

14.四滿（K14）

【取穴】仰臥，石門穴旁開 0.5 寸處（圖 2-53）。

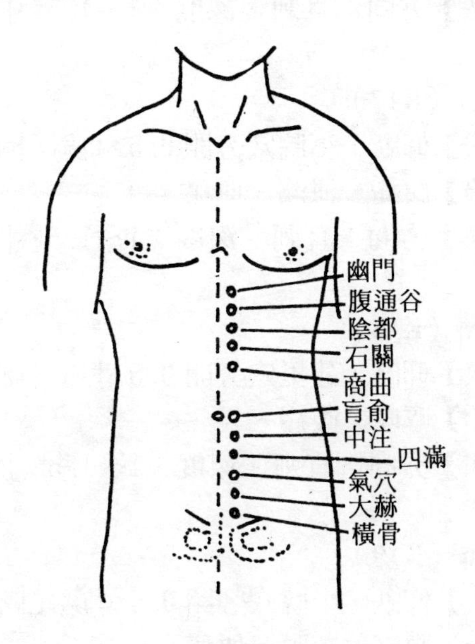

圖 2-53

【主治】小腹痛、遺精、痛經、泄瀉。

【針法】方向：直刺。深度：1～1.5 寸。針感：局部麻脹。

15.中注（K15）

【取穴】仰臥位，陰交穴旁開 0.5 寸處（圖 2-53）。

【主治】小腹痛、月經不調、便秘。

【針法】方向：直刺。深度：1～1.5 寸。針感：局部麻脹。

16.肓俞（K16）

【取穴】仰臥，神闕穴左右旁開 0.5 寸處（圖 2-53）。

【主治】腹痛、腹脹、便秘、胃下垂。

【針法】方向：直刺。深度：1～1.5 寸。針感：局部沉脹。

17.商曲（K17）

【取穴】仰臥，下脘穴旁開 0.5 寸處（圖 2-53）。

【主治】腹痛、泄瀉、便秘。

【針法】方向：直刺。深度：1～1.5 寸。針感：局部沉脹。

18.石關（K18）

【取穴】仰臥，建里穴旁開 0.5 寸處（圖 2-53）。

【主治】嘔吐，腹痛。

【針法】方向：直刺。深度：1～1.5 寸。針感：局部沉脹。

19.陰都（K19）

【取穴】仰臥，中脘穴旁開 0.5 寸處（圖 2-53）。

【主治】腹痛，腹脹，便秘。

【針法】方向：直刺。深度：1～1.5 寸處，針感：局部沉脹。

20.腹通谷（K20）

【取穴】仰臥，上脘穴旁開 0.5 寸處（圖 2-53）。

【主治】嘔吐、胃痛、腹脹。

【針法】方向：直刺。深度：0.5～1 寸。針感：局部沉脹。

21.幽門（K21）

【取穴】仰臥，巨闕穴旁開 0.5 寸處（圖 2-53）。

【主治】嘔吐，腹痛。

【針法】方向：平刺。深度：0.3～0.5 寸。針感：局部麻脹。

22.步廊（K22）

【取穴】仰臥，乳頭下一肋間隙，前正中線旁開 2 寸處（圖 2-54）。

【主治】胸脇脹痛。

【針法】方向：平刺。深度：0.3～0.5 寸。針感：局部脹痛。

23.神封（K23）

【取穴】仰臥，膻中穴旁開 2 寸處（圖 2-54）。

【主治】嘔吐，胸脇痛。

【針法】方向：平刺。深度：0.3～0.5 寸。針感：局部脹痛。

24.靈墟（K24）

【取穴】仰臥，玉堂穴旁開 2 寸處（圖 2-54）。

【主治】胸脇痛，乳腺炎。

【針法】方向：平刺。深度：0.3～0.5寸。針感：局部脹痛。

25.神藏（K25）

【取穴】仰臥，紫宮穴旁開2寸處（圖2-54）。

【主治】胸痛，咳喘。

【針法】方向：平刺。深度：0.3～0.5寸。針感：局部脹痛。

26.彧中（K26）

【取穴】仰臥，華蓋穴旁開2寸處（圖2-54）。

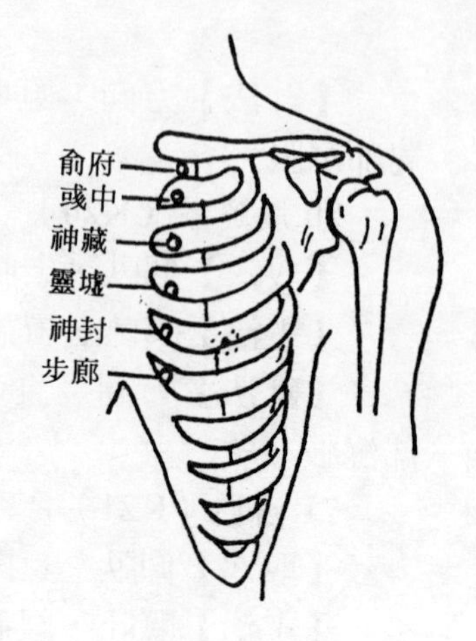

圖2-54

【主治】咳喘，胸脇脹滿。

【針法】方向：平刺。深度：0.3～0.5寸。針感：局部脹痛。

27.俞府（K27）

【取穴】仰臥，璇璣穴旁開2寸處（圖2-54）。

【主治】咳喘，胸痛。

【針法】方向：平刺。深度：0.3～0.5寸。針感：局部脹痛。

九、手厥陰心包經（P）

㈠經脈循行

起於胸中，出屬心包，下行過橫膈至腹，依次聯絡三焦（圖2-55）。

【分支1】從胸出脇部，上行抵腋窩，沿上臂內側中線入肘窩，下行於前臂兩筋的中間，進入掌內，沿中指至

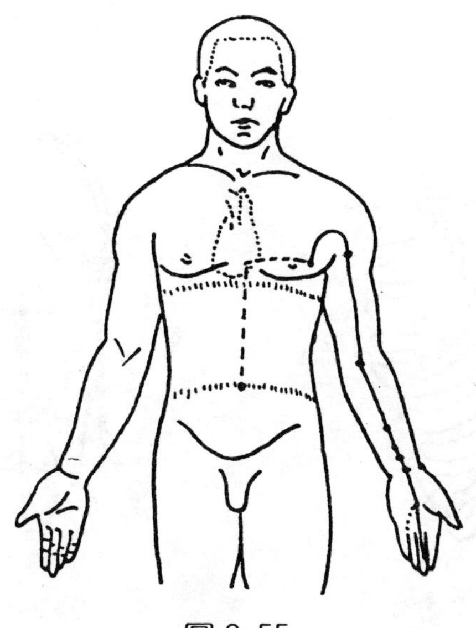

圖 2-55

指端（中衝）。

【分支 2】從掌中分出，沿無名指到指端，與手少陽經相接。

㈡經穴（P1～P9）

1.天池（P1）

【取穴】第 4 肋間隙中，乳頭外 1 寸處（圖 2-56）。

【主治】胸脇痛，乳腺炎。

【針法】方向：平刺。深度：0.3～0.5 寸。針感：局部脹痛。

2.天泉（P2）

【取穴】腋前皺紋盡頭下 2 寸，肱二頭肌的兩頭之間（圖 2-57）。

【主治】胸痛，臂痛。

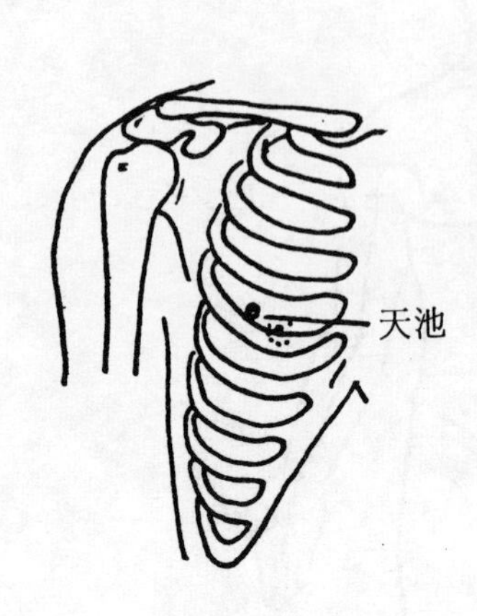

圖 2-56

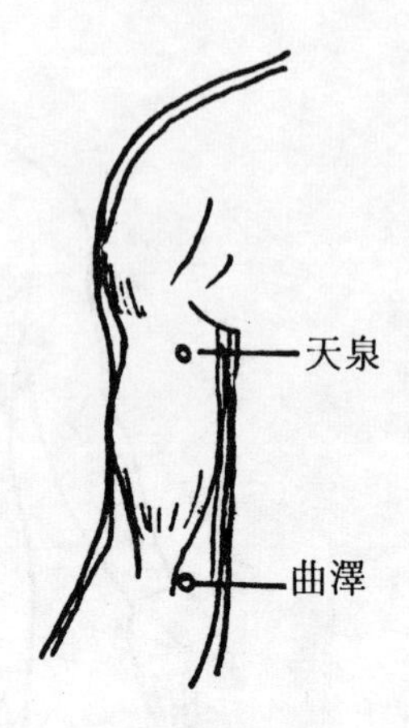

圖 2-57

【針法】方向：直刺。深度：1～1.5 寸針感：局部麻脹。

3.曲澤（P3）

【取穴】伸肘，在尺澤穴與少海穴之中點處（圖 2-57)。

【主治】胸痛，胃痛，嘔吐。

【針法】方向：直刺。深度：0.5～1 寸。針感：局部麻脹。

4.郄門（P4）

【取穴】仰掌，大陵穴上 5 寸兩筋之間（圖 2-58)。

【主治】心悸，胸痛，上肢病症。

【針法】方向：直刺。深度：0.5～1 寸。針感：局部麻脹。

5.間使（P5）

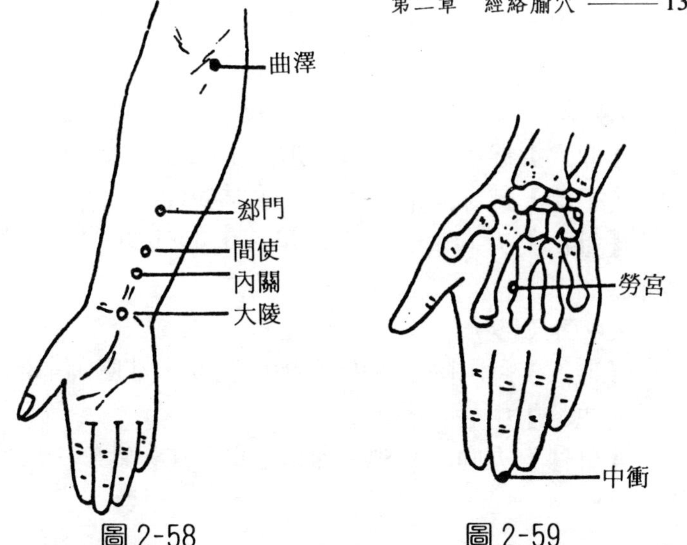

圖 2-58　　圖 2-59

【取穴】仰掌，內關穴上 1 寸兩筋之間（圖 2-58）。

【主治】心悸，神志失常，胸痛，上肢病症。

【針法】方向：直刺。深度：0.5～1 寸。針感：麻脹感放散至手。

6.內關（P6）

【取穴】仰掌，大陵穴上 2 寸兩筋之間（圖 2-58）。

【主治】心絞痛，心律不齊，胃痛，嘔吐，神志失常，眩暈，胸悶胸痛，昏迷。

【針法】方向：直刺。深度：0.5～1 寸。針感：麻脹感向手放散。

7.大陵（P7）

【取穴】仰掌，掌後第一橫紋中點處（圖 2-58）。

【主治】心悸，心煩，胸痛。

【針法】方向：直刺。深度：0.3～0.5 寸。針感：局部麻脹。

8.勞宮（P8）

【取穴】握拳時，正當中指尖下處（圖 2-59）。

【主治】神志失常，嘔吐，手掌多汗。

【針法】方向：直刺。深度：0.3～0.5 寸。針感：局部脹痛。

9.中衝（P9）

【取穴】手中指端中央，距指甲約 0.1 寸處(圖 2-59)。

【主治】中暑，昏迷。

【針法】方向：直刺。深度：0.1 寸。針感：局部疼痛。

十、手少陽三焦經（TE）

㈠經脈循行

起於無名指尺側端，向上出於 4、5 掌骨間，沿腕背出於前臂背側兩骨之間，過肘沿上臂外側上達肩，交出足少陽經之後，向前入鎖骨上窩，分布於胸中，聯絡心包，下行過橫膈，從胸至腹，屬於三焦（圖 2-60）。

【分支 1】從膻中向上，出於鎖骨上窩，上達頸部，沿耳後直上出耳上方，再下行至面頰部，至眶下。

【分支 2】從耳後進入耳中，出耳前與分支 1 交叉於面頰部，達目外眥，與足少陽經相接。

㈡經穴（TH1～TH23）

1.關衝（TH1）

【取穴】伏掌，無名指尺側指甲根 0.1 寸處(圖 2-61)。

【主治】頭痛，耳鳴，耳聾。

【針法】方向：點刺。深度：0.1 寸。針感：局部疼

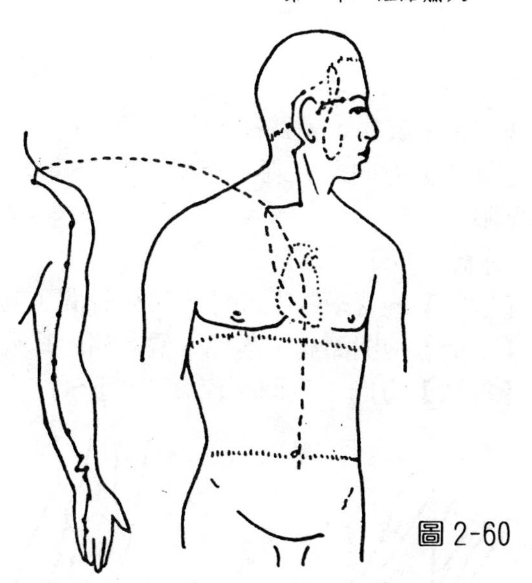

圖 2-60

痛。

2.液門（TE2）

【取穴】半握拳，第 4、5 掌指關節前指縫間處（2-61）。

【主治】頭痛，目赤，耳聾。

【針法】方向：斜刺。深度：0.3～0.5 寸。針感：局部脹痛。

3.中渚（TE3）

【取穴】輕握拳，液門上 1 寸處（圖 2-61）。

【主治】頭痛，耳聾，耳鳴，第 4、5 指痛。

【針法】方向：直刺。深度：0.3～0.5 寸。針感：局部麻脹。

4.陽池（TE4）

【取穴】腕背橫紋中，指總伸肌腱尺側緣凹陷中（圖

2-61）。

【主治】腕痛，肩臂痛。

【針法】方向：直刺。深度：0.3～0.5 寸。針感：局部麻脹。

5.外關（TE5）

【取穴】腕背橫紋上 2 寸，尺橈骨間（圖 2-62）。

【主治】腕關節痛，落枕，偏頭痛，耳鳴，耳聾。

【針法】方向：直刺。深度：0.5～1 寸。針感：局

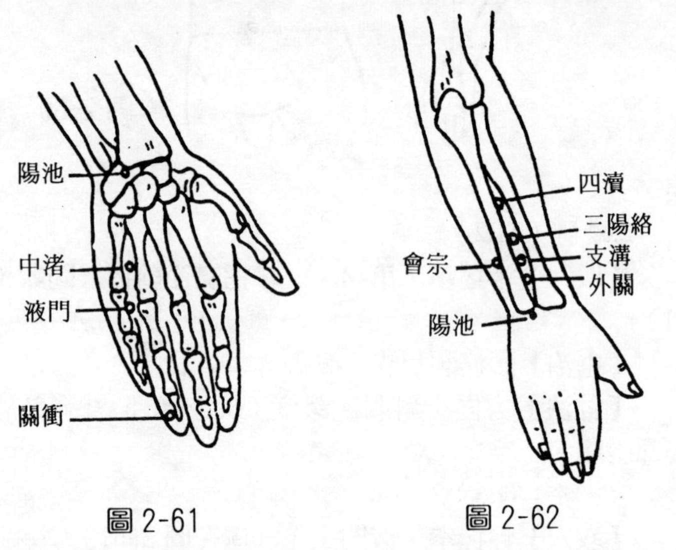

圖 2-61　　圖 2-62

部麻脹。

6.支溝（TE6）

【取穴】外關穴上 1 寸凹陷處（圖 2-62）。

【主治】落枕，泄瀉，便秘，腕痛，耳鳴。

【針法】方向：直刺。深度：0.5～1 寸。針感：局

部麻脹。

7.會宗（TE7）

【取穴】支溝穴尺側 1 寸處（圖 2-62）。

【主治】臂痛，耳聾，耳鳴。

【針法】方向：直刺。深度：0.5～1 寸。針感：局部麻脹。

8.三陽絡（TE8）

【取穴】支溝穴上 1 寸處（圖 2-62）。

【主治】耳聾，耳鳴，手臂痛。

【針法】方向：直刺。深度：0.5～1 寸。針感：局部麻脹。

9.四瀆（TE9）

【取穴】前臂背側肘下 5 寸處，尺橈骨之間（圖 2-62）。

【主治】偏頭痛，耳鳴，前臂痛。

【針法】方向：直刺。深度：0.5～1 寸。針感：局部麻脹。

10.天井（TE10）

【取穴】屈肘，尺骨鷹嘴上方 1 寸凹陷處（圖 2-63）。

【主治】偏頭痛，肘關節痛。

【針法】方向：直刺。深度：0.3～0.8 寸。針感：局部麻脹。

11.清冷淵（TE11）

【取穴】屈肘，尺骨鷹嘴上 2 寸處（圖 2-63）。

【主治】頭痛，肘關節痛。

【針法】方向：直刺。深度：0.5～1 寸。針感：局部麻脹。

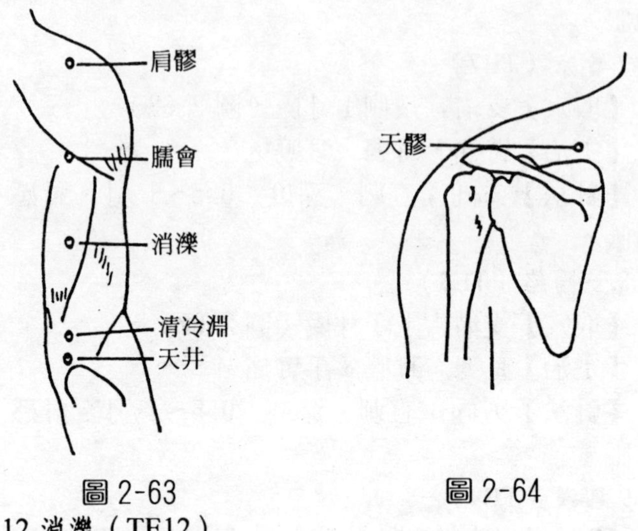

圖 2-63　　圖 2-64

12.消濼（TE12）

【取穴】在尺骨鷹嘴與肩髎連線上，清冷淵與臑會穴之中點處（圖 2-63）。

【主治】後頭痛，項背痛。

【針法】方向：直刺。深度：0.5～1 寸。針感：局部麻脹。

13.臑會（TE13）

【取穴】肘尖與肩髎穴連線上，肩髎穴下 3 寸，三角肌後緣處（圖 2-63）。

【主治】肩背痛，前臂痛。

【針法】方向：直刺。深度：0.5～1 寸。針感：局部麻脹。

14.肩髎（TE14）

【取穴】肩峰後緣與肱骨上端內側面構成的凹陷處（上

臂外展平舉，三角肌上部呈現二個凹陷，肩後凹陷處即為本穴（圖 2-63）。

【主治】肩痛，上肢麻痺。

【針法】方向：直刺。深度：1～1.5 寸。針感：局部麻脹。

15.天髎（TE15）

【取穴】肩井穴與曲垣穴連線之中點（圖 2-64）。

【主治】肩背痛。

【針法】方向：斜刺。深度：0.3～0.5 寸。針感：局部脹痛。

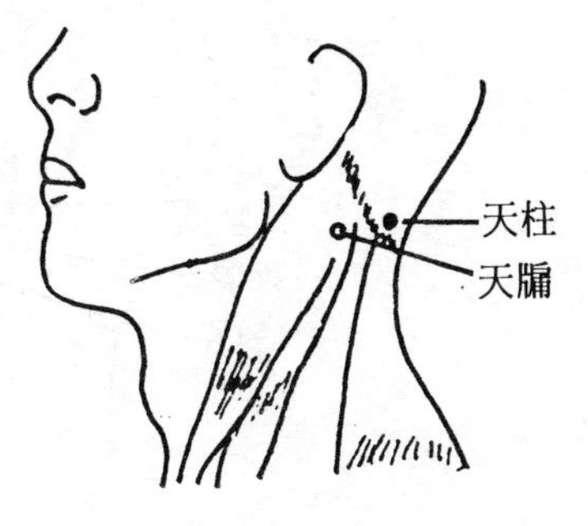

圖 2-65

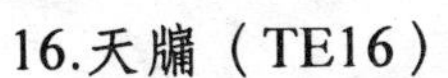
16.天牖（TE16）

【取穴】乳突後下方，胸鎖乳突肌後緣平下頷角處（圖 2-65）。

【主治】頭痛，耳聾。

【針法】方向：直刺。深度：0.5～0.8 寸。針感：局部麻脹。

17.翳風（TE17）

【取穴】耳垂後方的凹陷處（圖 2-66）。

【主治】面神經麻痺，面肌痙攣，耳聾，耳鳴，下頷關節痛。

【針法】方向：直刺。深度：0.5～1 寸。針感：局部麻脹。

18.瘈脈（TE18）

【取穴】翳風與角孫穴沿耳翼連線中、下 1/3 交點處（圖 2-66）。

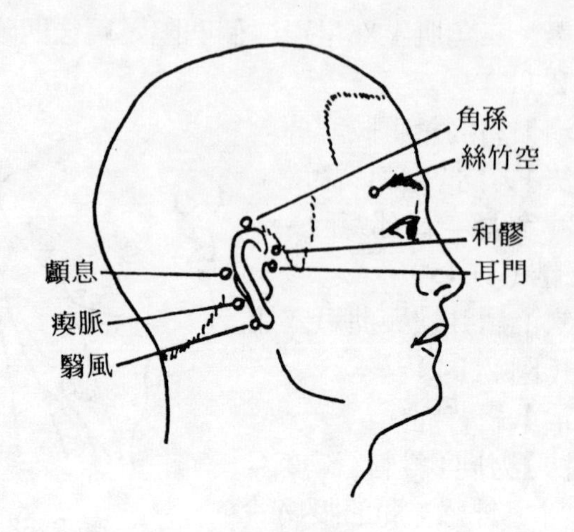

圖 2-66

【主治】偏頭痛，耳聾，耳鳴。

【針法】方向：平刺。深度：0.3～0.5 寸。針感：局部脹痛。

19.顱息（TE19）

【取穴】翳風與角孫穴沿耳翼連線的上、中 1/3 交點處（圖 2-66）。

【主治】耳聾，耳鳴。

【針法】方向：平刺。深度：0.3～0.5 寸。針感：局部脹痛。

20.角孫（TE20）

【取穴】向前折耳，耳尖盡處取之（圖 2-66）。

【主治】偏頭痛，耳鳴，耳聾。

【針法】方向：平刺。深度：0.3～0.5 寸。針感：局部脹痛。

21.耳門（TE21）

【取穴】張口取之，耳屏上切跡之前方凹陷處（圖2-66）。

【主治】耳鳴，耳聾，下頜關節痛。

【針法】方向：直刺。深度：0.5～1 寸。針感：局部麻脹。

22.耳和髎（TE22）

【取穴】平耳廓根上緣前 1 寸，鬢髮後緣，顳淺動脈後緣處（圖 2-66）。

【主治】牙痛，下頜關節痛。

【針法】方向：斜刺。深度：0.3～0.5 寸。針感：局部麻脹。

23.絲竹空（TE23）

【取穴】眉梢外端處取之（圖 2-66）。

【主治】眉棱骨痛，目疾

【針法】方向：平刺。深度：0.5～1 寸。針感：局部脹痛。

十一、足少陽膽經（G）

㈠經脈循行

起於目外眥，向上達顳部，下行至耳後，沿頸部行於手少陽經之前，到肩上又交出於手少陽經之後，向下進入鎖骨上窩（圖 2-67）。

【分支 1】從耳後分出入耳中，出耳前，至目外眥後方。

【分支 2】從外眥處分出，下行至大迎，與手少陽經

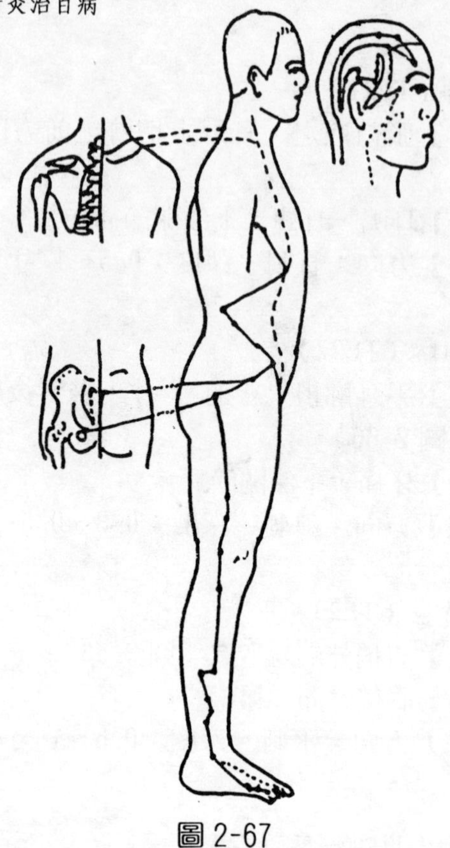

圖 2-67

會於眶下，下經頰車至頸部入胸中，過膈聯絡肝，屬於膽，沿脇內下，出於腹股溝部，過外陰，入髖關節處。

【分支 3】從鎖骨上窩下走腋窩前面，沿胸側面過肋部，與分支 2 會合，再沿大腿和膝關節外側下行，向下經腓骨前出於外踝前面，沿足背外側入第 4 趾外側端。

【分支 4】從足臨泣穴分出，沿 1、2 跖骨間到足大趾外側，與足厥陰肝經相聯接。

㈡經穴（G1～G44）

1.瞳子髎（G1）

【取穴】目外眥外側，眶骨外側緣凹陷處（圖 2-68）。

【主治】頭痛，目疾，面癱。

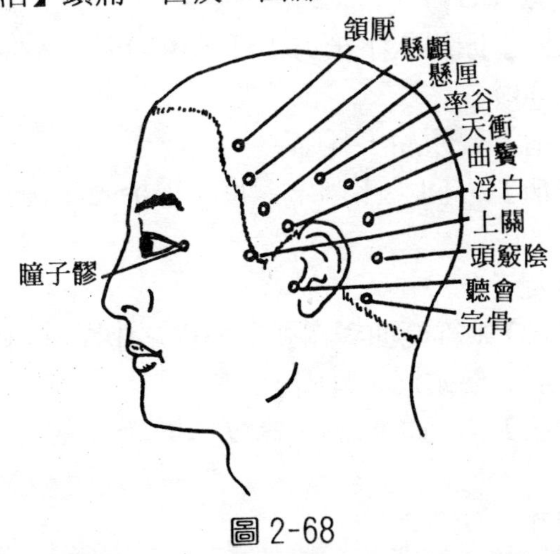

圖 2-68

【針法】方向：向外斜刺。深度：0.5～0.8 寸。針感：局部脹痛。

2.聽會（G2）

【取穴】張口耳穴，下頜髁狀突後緣，耳屏下切跡微前陷中（圖 2-68）。

【主治】耳鳴，耳聾，下頜關節痛。

【針法】方向：直刺。深度：0.5～1 寸。針感：局部麻脹。

3.上關（G3）

【取穴】下關穴直上，顴弓上緣凹陷處（圖 2-68）。

【主治】頭痛，耳鳴，耳聾，牙痛。

【針法】方向：直刺。深度：0.5 寸。針感：局部麻脹。

4.頷厭（G4）

【取穴】頭維穴下後方 1 寸，鬢髮上，入髮際 0.5 寸處（圖 2-68）。

【主治】偏頭痛，耳鳴。

【針法】方向：平刺。深度：0.5～1 寸。針感：局部麻脹。

5.懸顱（G5）

【取穴】頭維至曲鬢穴弧形連線之中點處（圖 2-68）。

【主治】偏頭痛，耳鳴。

【針法】方向：平刺。深度：0.5～1 寸。針感：局部麻脹。

6.懸厘（G6）

【取穴】懸顱穴與曲鬢穴之中點處（圖 2-68）。

【主治】偏頭痛，目赤腫痛。

【針法】方向：平刺。深度：0.5～1 寸。針感：局部脹痛。

7.曲鬢（G7）

【取穴】耳前鬢髮後緣直上，與耳尖相平處（圖 2-68）。

【主治】頭痛，下頷關節痛。

【針法】方向：平刺。深度：0.5～1 寸。針感：局部脹痛。

8.率谷（G8）

【取穴】角孫穴直上，入髮際 1.5 寸。(圖 2-68)。

【主治】偏頭痛，小兒驚風。

【針法】方向：平刺。深度：0.3～0.8 寸。針感：局部脹痛。

9.天衝（G9）

【取穴】乳突尖直上與率谷穴橫線交點處(圖 2-68)。

【主治】偏頭痛，耳鳴，耳聾。

【針法】方向：平刺。深度：0.5～0.8 寸。針感：局部脹痛。

10.浮白（G10）

【取穴】天衝與頭竅陰穴弧形連線的中點處（圖 2-68)。

【主治】偏頭痛，耳鳴，耳聾。

【針法】方向：平刺。深度：0.5～0.8 寸。針感：局部麻脹。

11.頭竅陰（G11）

【取穴】乳突根部，浮白與完骨穴弧形連線的中點處（圖 2-68)。

【主治】頭痛，耳鳴，耳聾。

【針法】方向：平刺。深度：0.5～0.8 寸。針感：局部脹痛。

12.完骨（G12）

【取穴】風池穴至耳根部連線之中點處（圖 2-68)。

【主治】失眠，耳聾。

【針法】方向：直刺。深度：0.5～0.8 寸。針感：局部麻脹。

13.本神（G13）

【取穴】外眼角直上入髮際 0.5 寸處（圖 2-69）。

【主治】頭痛，目眩。

【針法】方向：平刺。深度：0.3～0.5 寸。針感：局部脹痛。

14.陽白（G14）

【取穴】眉毛中點上緣上 1 寸凹陷處（圖 2-69）。

【主治】前頭痛，眩暈，面癱。

【針法】方向：向下沿皮刺。深度：0.3～0.5 寸。針感：局部脹痛。

15.頭臨泣（G15）

【取穴】神庭與頭維穴連線之中點處（圖 2-69）。

【主治】頭痛，目疾。

【針法】方向：平刺。深度：0.3～0.5 寸。針感：局部脹痛。

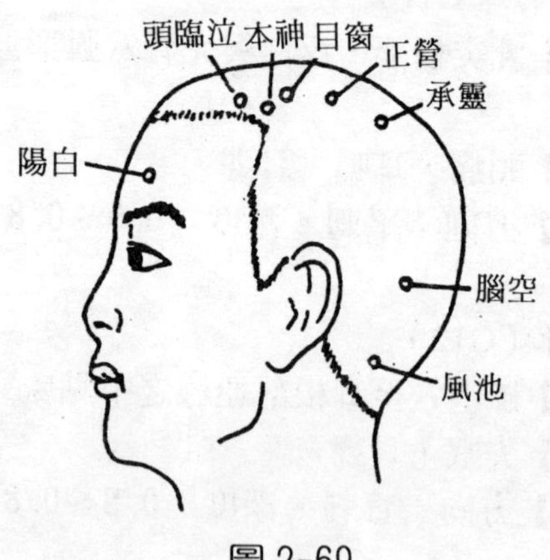

圖 2-69

16.目窗（G16）

【取穴】目中線入前髮際 1.5 寸處（圖 2-69）。

【主治】頭痛，目眩。

【針法】方向：平刺。深度：0.3～0.5 寸。針感：局部脹痛。

17.正營（G17）

【取穴】頭臨泣上 2 寸處（圖 2-69）。

【主治】頭痛，眩暈。

【針法】方向：平刺。深度：0.3～0.5 寸。針感：局部脹痛。

18.承靈（G18）

【取穴】目中線入前髮際 4 寸處（圖 2-69）。

【主治】頭痛，耳鳴，耳聾。

【針法】方向：平刺。深度：0.3～0.5 寸。針感：局部脹痛。

19.腦空（G19）

【取穴】風池穴直上 1.5 寸，枕骨粗隆外側處（圖 2-69）。

【主治】頭痛，頸項痛。

【針法】方向：平刺。深度：0.3～0.5 寸。針感：局部脹痛。

20.風池（G20）

【取穴】風府穴兩旁，斜方肌和胸鎖乳突肌上端之間的凹陷處（圖 2-69）。

【主治】後頭痛，眩暈，神志失常，高血壓病，眼疾，落枕，項強痛。

【針法】方向：風池透風池。深度：1.5～2 寸。針感：局部麻脹。

21.肩井（G21）

【取穴】大椎穴與鎖骨肩峰端連線的中點處（圖 2-70）。

【主治】肩背痛，乳腺炎。

【針法】方向：平刺。深度：1～1.5 寸。針感：局部麻脹。

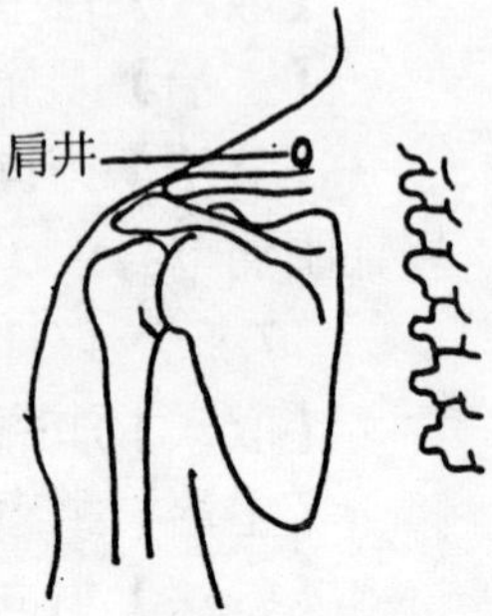

肩井

圖 2-70

22.淵腋（G22）

【取穴】腋中線直下與第 4 肋間隙之交點處（圖 2-71）。

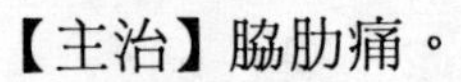

【主治】脇肋痛。

【針法】方向：平刺。深度：0.3～0.5 寸。針感：局部脹痛。

23.輒筋（G23）

【取穴】腋中線與第 4 肋間隙交點的前 1 寸處（圖 2-71）。

【主治】胸滿，脇痛。

【針法】方向：平刺，深度：0.3～0.5 寸。針感：局部脹痛。

24.日月（G24）

【取穴】乳中線與第 7 肋間隙相處（圖 2-72）。

【主治】胸脇痛，呃逆。

【針法】方向：平刺。深度：0.3～0.5 寸。針感：局部脹痛。

25.京門（G25）

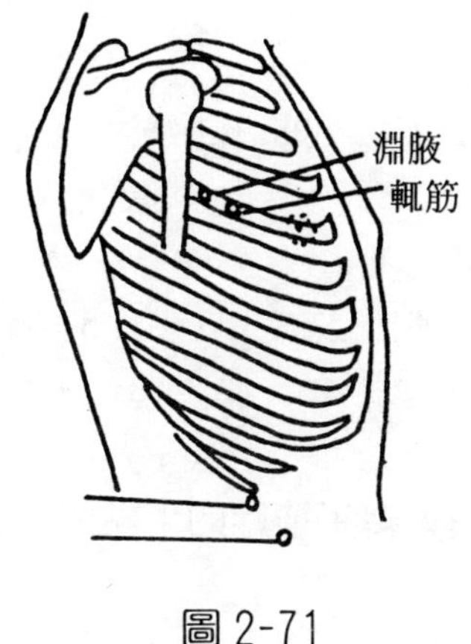

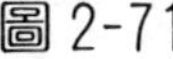

圖 2-71

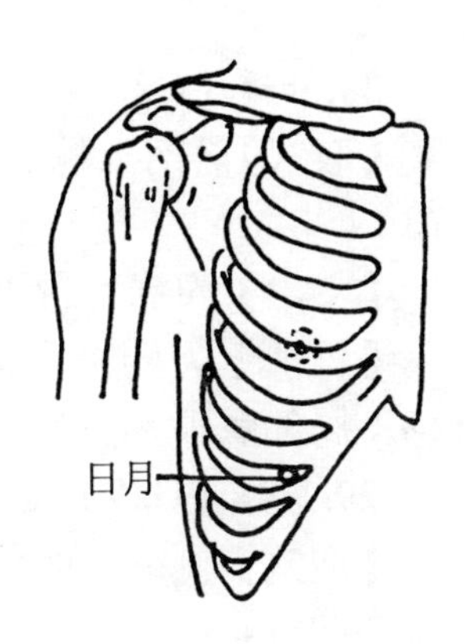

圖 2-72

【取穴】第 12 肋骨之尖端處（圖 2-71）。

【主治】腰脇痛。

【針法】方向：平刺。深度：0.3～0.5 寸。針感：局部麻脹。

26.帶脈（G26）

【取穴】側臥，章門穴直下，與臍横線交點處（圖 2-71）。

【主治】月經不調，赤白帶下。

【針法】方向：直刺。深度：0.5～0.8 寸。針感：局部麻脹。

27.五樞（G27）

【取穴】髂前上棘前方的腹側，與臍下 3 寸相平處（圖 2-73）。

【主治】腹痛，便秘，帶下。

【針法】方向：直刺。深度：0.5～1 寸。針感：局

部麻脹。

28.維道(G28)

【取穴】髂前上棘之內下緣，五樞穴前下 0.5 寸處(圖 2-73)。

【主治】腹痛，帶下，子宮脫垂。

【針法】方向：沿腹股溝斜刺。深度：1～1.5 寸。針感：局部麻脹。

29.居髎(G29)

【取穴】側臥，髂前上棘與大轉子連線的中點凹陷處(圖 2-73)。

【主治】側腰腹痛，髖關節痛。

【針法】方向：直刺。深度：1～1.5 寸。針感：局部麻脹。

30.環跳(G30)

【取穴】側臥，伸下腿，邁出上側腿，拇指指關節橫紋按在大轉子上，拇指指向脊柱，拇指尖所指處即是本穴

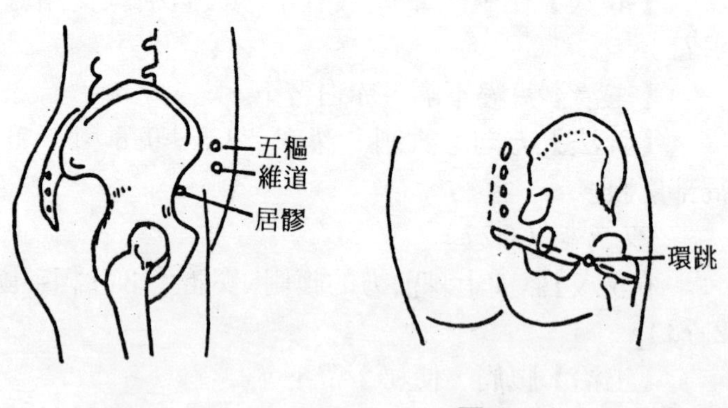

圖 2-73　　圖 2-74

（圖 2-74）。

【主治】腰痛，坐骨神經痛，下肢麻痺，下肢癱瘓。

【針法】方向：直刺。深度：1.5～2 寸。針感：觸電樣針感麻至足。

31.風市（G31）

【取穴】在髂前上棘與腓骨小頭的連線上，手臂伸直，中指尖到達處即是本穴（圖 2-75）。

【主治】下肢疼痛、下肢麻痺、癱瘓。

【針法】方向：直刺。深度：1～2 寸。針感：局部麻脹。

32.中瀆（G32）

【取穴】大腿外側，膕窩橫紋頭上 5 寸處（圖 2-75）。

【主治】下肢麻痺、疼痛。

【針法】方向：直刺。深度：1～1.5 寸。針感：局

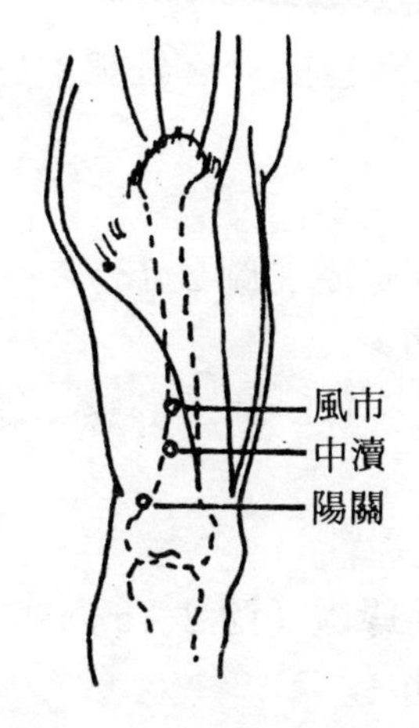

圖 2-75

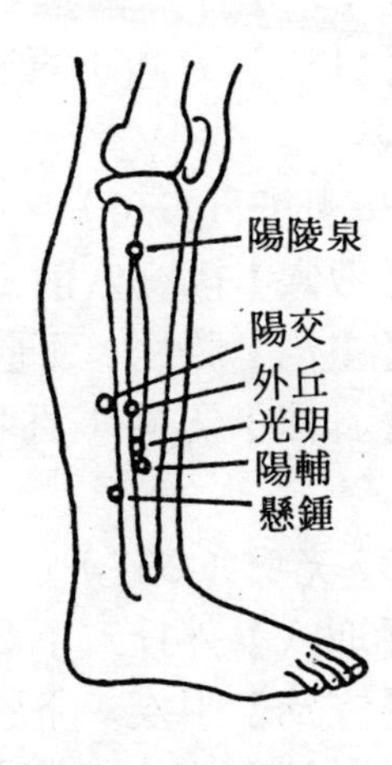

圖 2-76

部麻脹。

33.膝陽關（G33）

【取穴】陽陵泉上 3 寸，股骨外上髁的上方凹陷處（圖 2-75）。

【主治】膝關節痛。

【針法】方向：直刺。深度：1～1.5 寸。針感：局部脹痛。

34.陽陵泉（G34）

【取穴】腓骨小頭前下方凹陷處（圖 2-76）。

【主治】胸脇痛、下肢麻痺、疼痛。

【針法】方向：直刺。深度：1～1.5 寸。針感：局部麻脹。

35.陽交（G35）

【取穴】外踝尖上 7 寸，腓骨後緣凹陷處（圖 2-76）。

【主治】下肢麻痺，小腿外側痛。

【針法】方向：直刺。深度：1～1.5 寸。針感：局部麻脹。

36.外丘（G36）

【取穴】陽交穴前 1 寸，腓骨前緣處（圖 2-76）。

【主治】脇痛，下肢麻痺、疼痛。

【針法】方向：直刺。深度：1～1.5 寸。針感：局部麻脹。

37.光明（G37）

【取穴】外丘穴下 2 寸，腓骨前緣處（圖 2-76）。

【主治】眼疾，下肢麻痺、疼痛。

【針法】方向：直刺。深度：1～1.5 寸。針感：局

部麻脹。

38.陽輔（G38）

【取穴】外踝尖上 4 寸，腓骨前緣處（圖 2-76）。

【主治】下肢痲痺、疼痛。

【針法】方向：直刺。深度：1～1.5 寸。針感：局部麻脹。

39.懸鍾（G39）

【取穴】外踝高點直上 3 寸，腓骨後緣處（圖 2-76）。

【主治】落枕、胸脇痛、小腿痛、踝關節痛。

【針法】方向：直刺。深度：1～1.5 寸。針感：局部麻脹。

40.丘墟（G40）

【取穴】外踝前下方趾長伸肌腱外側凹陷中（圖 2-77）。

【主治】踝關節痛、偏頭痛。

【針法】方向：直刺。深度：0.5～0.8 寸。針感：局部麻脹。

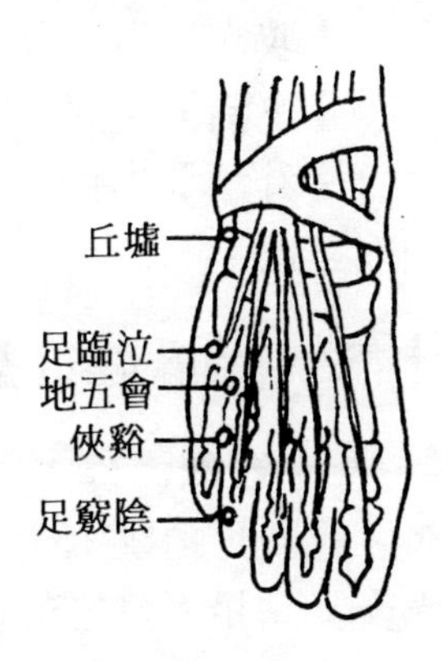

圖 2-77

41.足臨泣（G41）

【取穴】第 4、5 跖骨結合部的前方，小趾伸肌腱外側凹陷處（圖 2-77）。

【主治】目疾、乳腺炎。

【針法】方向：直刺。深度：0.3～0.5 寸。針感：局部麻脹。

42.地五會（G42）

【取穴】俠谿穴上 1 寸凹陷處（圖 2-77）。

【主治】目疾，乳腺炎。

【針法】方向：直刺。深度：0.3～0.5 寸。針感：局部麻脹。

43.俠溪（G43）

【取穴】足背，第 4、5 趾間縫紋端（圖 2-77)。

【主治】頭痛、胸脇痛。

【針法】方向：直刺。深度：0.3～0.5 寸。針感：局部麻脹。

44.足竅陰（G44）

【取穴】第 4 趾外側趾甲角旁 0.1 寸處（圖 2-77)。

【主治】頭痛、脇痛。

【針法】方向：直刺。深度：0.1～0.2 寸。針感：局部疼痛。

十二、足厥陰肝經（LIV)

㈠ 經脈循行

起於足拇趾上，沿足背經內踝前，上行至內踝上 8 寸處交叉到足太陰經的後方，上行膝關節內側，沿大腿內側入陰毛中，繞過陰部，上達小腹，至 11 肋端入腹，挾胃旁，屬於肝，聯絡膽。向上過橫膈，分布於脇肋，沿喉嚨後入鼻咽部，聯接於目系，向上出前額，上行與督脈會於頭頂部（圖 2-78)。

【分支 1】從目系下行於頰裡，環繞於口唇內。

【分支 2】從肝分出，通過橫膈，向上流注於肺，聯接於手太陰經。

㈡ 經穴（LiV1～LiV14）

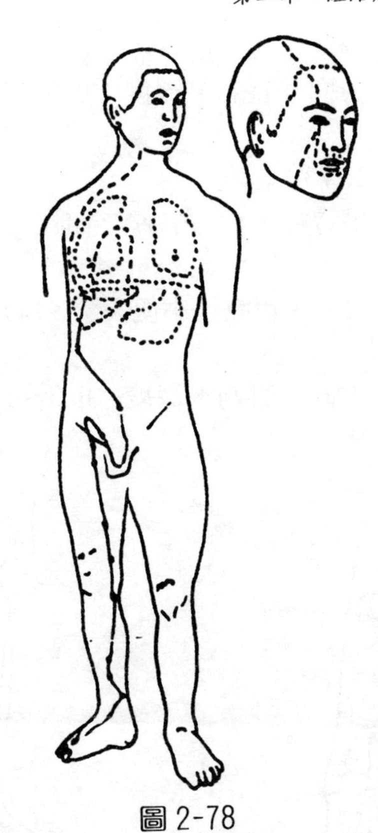

圖 2-78

1.大敦（LiV1）

【取穴】足拇趾外側距指甲角 0.1 寸處（圖 2-79）。

【主治】遺尿、月經不調。

【針法】方向：直刺。深度：0.3 寸～0.5 寸。針感：局部脹痛。

2.行間（LiV2）

【取穴】第 1、2 趾縫上端凹陷處（圖 2-79）。

【主治】頭痛、眩暈、小便不利、月經不調。

【針法】方向：直刺。深度：0.3～0.8 寸。針感：局部脹痛。

3.太衝（LiV3）

【取穴】足背第 1、2 跖骨結合部之前凹陷處（圖 2-79）。

【主治】失眠、目眩、小便失禁、神志失常、月經不調。

【針法】方向：直刺。深度：0.5～1 寸。針感：局部麻脹。

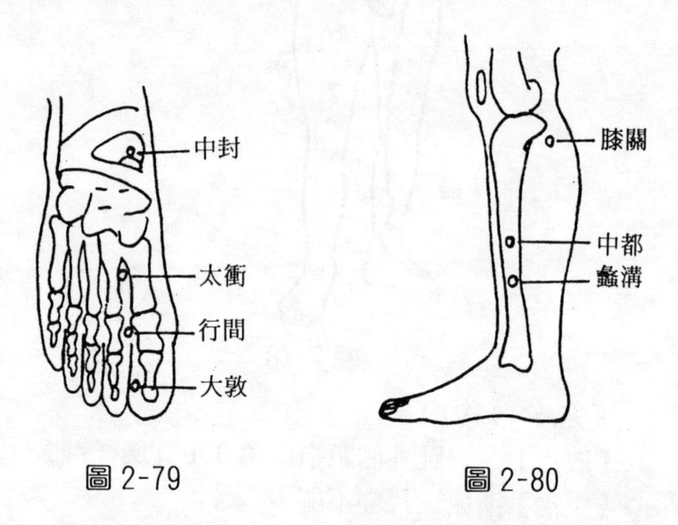

圖 2-79　　圖 2-80

4.中封（LiV4）

【取穴】內踝前 1 寸，脛骨前肌腱內側緣處（圖 2-79）。

【主治】小便不利，踝關節痛。

【針法】方向：直刺。深度：0.5～1 寸。針感：局部麻脹。

5.蠡溝（LiV5）

【取穴】內踝尖上 5 寸，脛骨內側面中央處(圖 2-80)。

【主治】月經不調，小便不利。

【針法】方向：直刺。0.5～1 寸。針感：局部麻脹。

6.中都（LiV6）

【取穴】蠡溝穴上 2 寸，脛骨內側面中央處(圖 2-80)。

【主治】腹痛、泄瀉。

【針法】方向：直刺。深度：0.5～1 寸。針感：局部麻脹。

7.膝關（LiV7）

【取穴】屈膝，脛骨內側髁下緣凹陷的後方 1 寸處(圖 2-80)。

【主治】膝痛、咽痛。

【針法】方向：直刺。深度：1～1.5 寸。針感：局部麻脹。

8.曲泉（LiV8）

【取穴】屈膝，在膝關節內側橫紋頭上方，脛骨內側髁之後（圖 2-81）。

【主治】腹痛、膝痛。

【針法】方向：直刺。深度：1～1.5 寸。針感：局部麻脹。

9.陰包（LiV9）

【取穴】屈膝，股骨內上髁上 4 寸，縫匠肌後緣處（2-81）。

【主治】月經不調，小便不利。

【針法】方向：直刺。深度：1～1.5 寸。針感：局

部麻脹。

10.足五里（LiV10）

【取穴】在氣衝穴下 3 寸，內收長肌的內側緣處（圖 2-82）。

【主治】小腹脹痛，小便不利。

【針法】方向：直刺。深度：1～2 寸。針感：局部麻脹。

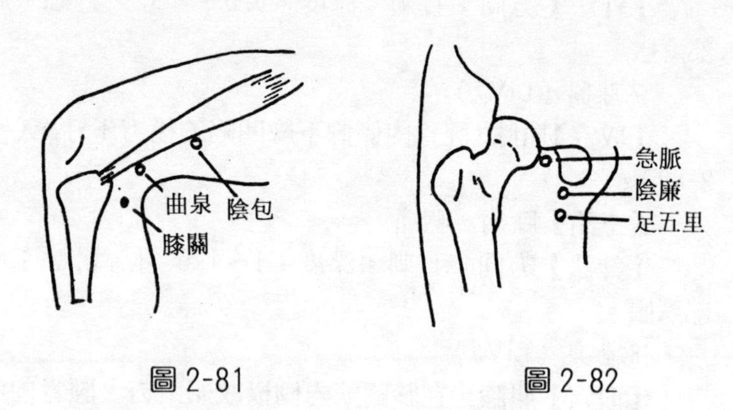

圖 2-81　　圖 2-82

11.陰廉（LiV11）

【取穴】足五里穴上 1 寸處（圖 2-82）。

【主治】小腹痛，小便不利，月經不調。

【針法】方向：直刺。深度：1～2 寸。針感：局部麻脹。

12.急脈（LiV12）

【取穴】仰臥，恥骨聯合下緣，旁開 2.5 寸處（圖 2-82）。

【主治】小腹痛、疝氣。

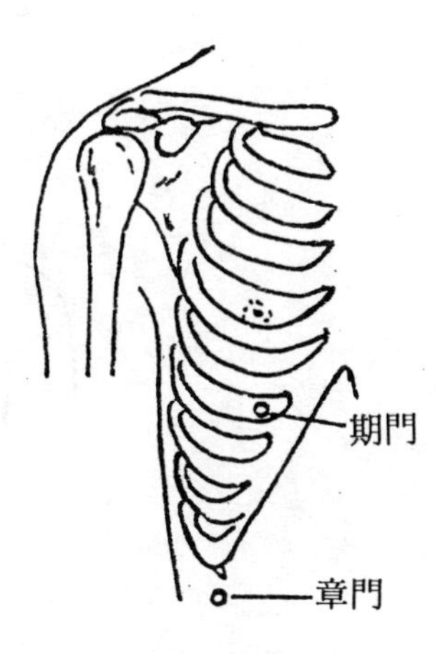

圖 2-83

【針法】方向：直刺。深度：0.5～1 寸。針感：局部麻脹。

13.章門（LiV13）

【取穴】側臥，在第 11 浮肋游離端下緣處（圖 2-83）。

【主治】腹脹、胸 痛。

【針法】方向：平刺。深度：0.5～0.8 寸。針感：局部麻脹。

14.期門（LiV14）

【取穴】仰臥，乳中線第 6 肋間隙處（圖 2-83）。

【主治】胸脇痛。

【針法】方向：直刺。深度：0.5～0.8 寸。針感：局部麻脹。

十三、任 脈（CV）

㈠ 經脈循行

起於小腹內，下出於會陰部，沿腹內經過關元穴，上行達咽喉，再上行環繞口唇，經過面部入眼眶下（圖 2-84）。

㈡ 經穴（CV1～CV24）

1.會陰（CV1）

【取穴】在前後二陰之正中處（圖 2-85）。

【主治】遺精、小便不利，月經不調。

【針法】方向：直刺。深度：0.5～1 寸。針感：局部麻脹。

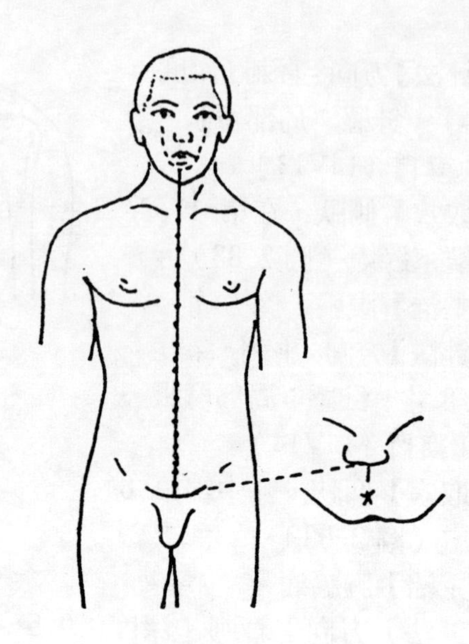

圖 2-84

2.曲骨（CV2）

【取穴】仰臥，臍下 5 寸處（圖 2-86）。

【主治】小便不利、陽萎、帶下。

【針法】方向：直刺。深度：1 ～1.5 寸。針感：麻脹感向尿道放散。

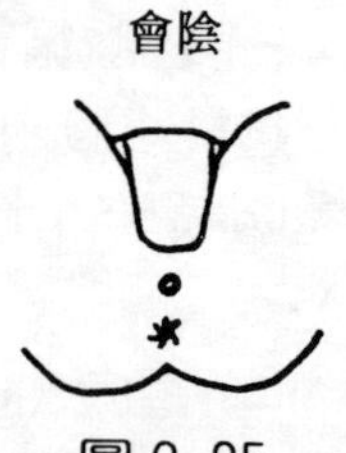

圖 2-85

3.中極（CV3）

【取穴】仰臥，曲骨穴上 1 寸處（圖 2-86）。

【主治】泌尿、生殖系統疾病。

【針法】方向：直刺。深度：0.5～1 寸。針感：麻脹感向尿道放散。

4.關元（CV4）

【取穴】仰臥，中極穴上 1 寸處（圖 2-86）。

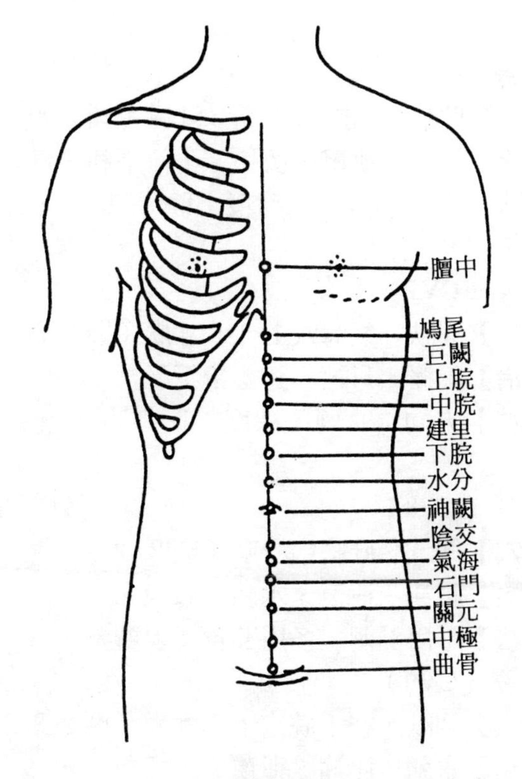

圖 2-86

【主治】泌尿、生殖系統疾病。

【針法】方向：直刺。深度：0.8～1.2 寸。針感：局部麻脹。

5.石門（CV5）

【取穴】仰臥，關元穴上 1 寸處（圖 2-86）。

【主治】腹痛、泄瀉、月經不調。

【針法】方向：直刺。深度：0.5～1 寸。針感：局部麻脹。

6.氣海（CV6）

【取穴】仰臥，石門穴上 0.5 寸處（圖 2-86）。

【主治】腹痛、泄瀉、便秘、小便不利、月經不調。

【針法】方向：直刺。深度：0.5～1 寸。針感：局部麻脹。

7.陰交（CV7）

【取穴】仰臥、氣海穴上 0.5 寸處（圖 2-86）。

【主治】腹痛、月經不調、帶下。

【針法】方向：直刺。深度：1～1.5 寸。針感：局部麻脹。

8.神闕（CV8）

【取穴】仰臥，肚臍中心處（圖 2-86）。

【主治】腹痛、泄瀉、水腫、虛脫。

【針法】不用針刺。多用艾灸或隔鹽灸。

9.水分（CV9）

【取穴】仰臥，在下脘穴下 1 寸處（圖 2-86）。

【主治】水腫、腹痛、泄瀉。

【針法】方向：直刺。深度：0.5～1 寸。針感：局部沉脹。

10.下脘（CV10）

【取穴】仰臥，臍與中脘穴連線之中點處（圖 2-86）。

【主治】腹痛、泄瀉、嘔吐。

【針法】方向：直刺。深度：1～1.5 寸。針感：局

部沉脹。

11.建里（CV11）

【取穴】仰臥、下脘穴上 1 寸處（圖 2-86）。

【主治】腹痛、嘔吐。

【針法】方向：直刺。深度：1～1.5 寸。針感：局部沉脹。

12.中脘（CV12）

【取穴】仰臥，劍突與臍連線之中點處（圖 2-86）

【主治】胃痛、嘔吐、腹脹、泄瀉。

【針法】方向：直刺。深度：0.8～1.2 寸。針感：局部沉脹。

13.上脘（CV13）

【取穴】仰臥，中脘穴上 1 寸處（圖 2-86）。

【主治】胃痛、嘔吐。

【針法】方向：直刺。深度：0.8～1.2 寸。針感：局部沉脹。

14.巨闕（CV14）

【取穴】仰臥，前正中線，鳩尾穴下 1 寸處（圖 2-86）。

【主治】胸痛、心悸。

【針法】方向：平刺。深度：1～1.5 寸。針感：局部沉脹。

15.鳩尾（CV15）

【取穴】仰臥，前正中線劍突下 0.5 寸處（圖 2-86）。

【主治】胸痛。

【針法】方向：平刺。深度：0.5～1 寸。針感：局部沉脹。

16.中庭（CV16）

【取穴】仰臥，前正中線平第5肋間隙，胸劍聯合的中點（圖2-87）。

【主治】胸痛，嘔吐。

【針法】方向：平刺。深度：0.5～1 寸。針感：局部脹痛。

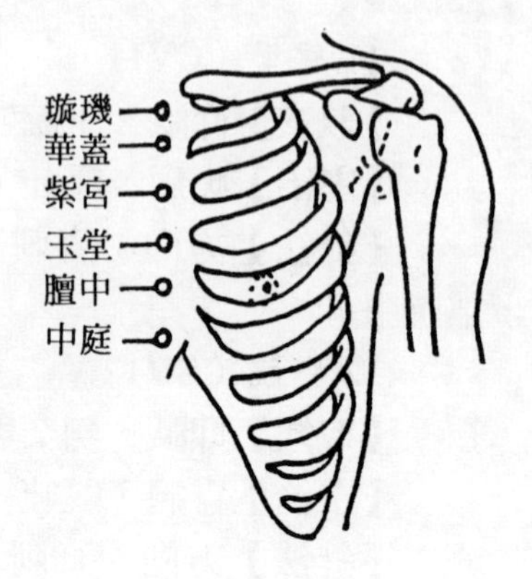

圖2-87

17.膻中（CV17）

【取穴】仰臥，兩乳頭連線之中點處（圖2-87）。

【主治】胸痛、咳喘、乳少、心悸。

【針法】方向：平刺。深度：1～1.5 寸。針感：局部脹痛。

18.玉堂（CV18）

【取穴】仰臥，膻中穴直上1.6寸處（圖2-87）。

【主治】胸痛。

【針法】方向：平刺。深度：1～1.5 寸。針感：局部脹痛。

19.紫宮（CV19）

【取穴】仰臥，玉堂穴直上1.6寸處（圖2-87）。

【主治】胸痛、哮喘。

【針法】方向：平刺。深度：1～1.5 寸。針感：局部脹痛。

20.華蓋（CV20）

【取穴】仰臥、紫宮穴直上 1.6 寸處（圖 2-87）。

【主治】胸痛、咳喘。

【針法】方向：平刺。深度：1～1.5 寸。針感：局部脹痛。

21.璇璣（CV21）

【取穴】仰臥，天突下 1 寸凹陷處（圖 2-87）。

【主治】咽痛、咳喘。

【針法】方向：平刺。深度：0.5～1 寸。針感：局部脹痛。

22.天突（CV22）

【取穴】坐位、胸骨上窩正中凹陷處（圖 2-88）。

【主治】咳嗽、失語、咽部異物感。

【針法】方向：從胸骨切跡上緣之內方，向下刺。深度：1～1.5 寸。針感：咽部堵塞感。

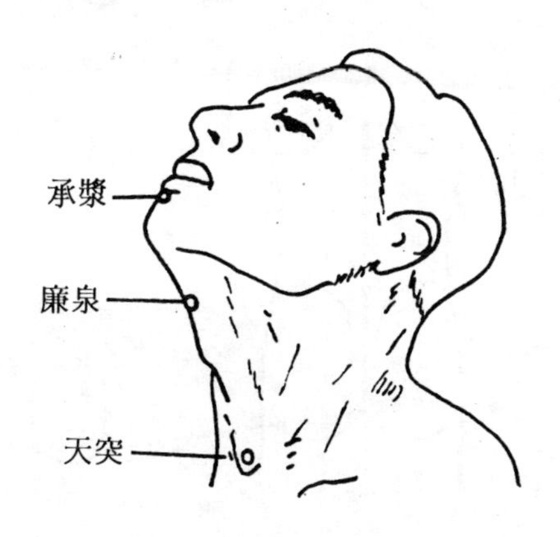

圖 2-88

23.廉泉（CV23）

【取穴】正坐仰頭，舌骨體上緣凹陷處（圖 2-88）。

【主治】舌強語澀、失語、吞咽困難。

【針法】方向：向舌根方向刺。深度：1～1.5 寸。針感：舌根部麻脹。

24.承漿（CV24）

【取穴】正坐，頦唇溝之中點處（圖 2-88）。

【主治】面癱、齒齦腫痛。

【針法】方向：平刺。深度：1～1.2 寸。針感：局部脹痛。

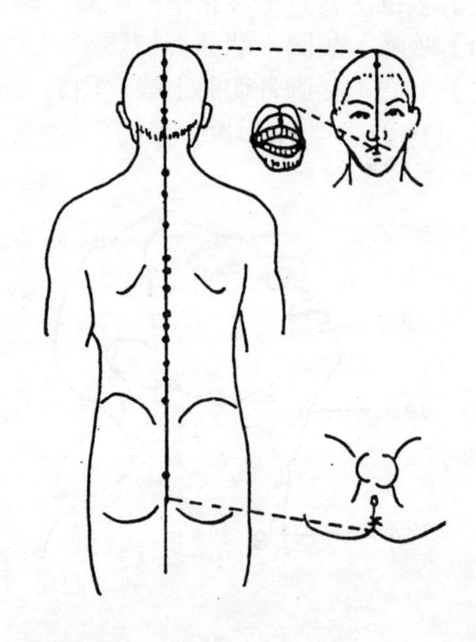

圖 2-89

十四、督脈（GV）

㈠經脈循行

起於小腹內，從會陰部向後行於脊柱的內部，上達風府入腦內，上行頭頂部，沿前額下行至鼻柱（圖 2-89）。

㈡ 經穴（GV1～GV28）

1.長強（GV1）

【取穴】在尾骨尖端與肛門之間的中點處（圖 2-90）。

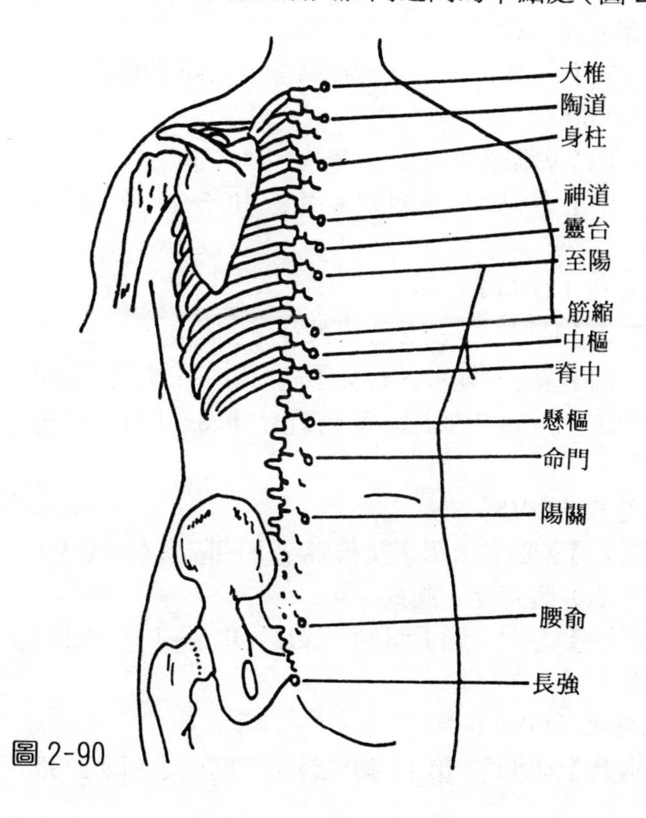

圖 2-90

【主治】脫肛、癲癇。

【針法】方向：緊靠尾骨前面向上斜刺。深度：0.8～1.2 寸。針感：局部脹痛。

2.腰俞（GV2）

【取穴】在第 4 骶椎下之骶管裂孔凹陷處（圖 2-90）。

【主治】腰骶疼痛，月經不調，脫肛。

【針法】方向：向上斜刺。深度：0.5～1 寸。針感：局部麻脹。

3.腰陽關（GV3）

【取穴】俯臥位，第 4 腰椎棘突下，約平髂嵴之高點處（圖 2-90）。

【主治】腰骶疼痛，下肢癱瘓。

【針法】方向：向上斜刺。深度：0.5～1 寸。針感：局部麻脹。

4.命門（GV4）

【取穴】俯臥位，第 2 腰椎棘突下凹陷處（圖 2-90）。

【主治】遺精、陽萎、月經不調、帶下、泄瀉、腰痛。

【針法】方向：向上斜刺。深度：0.5～1 寸。針感：局部麻脹。

5.懸樞（GV5）

【取穴】俯臥位，第 1 腰椎棘突下凹陷處（圖 2-90）。

【主治】腰背痛、腹痛。

【針法】方向：向上斜刺。深度：0.5～1 寸。針感：局部麻脹。

6.脊中（GV6）

【取穴】俯臥位，第 11 胸椎棘突下凹陷處（圖 2-90）。

【主治】腰痛，腹痛。

【針法】方向：向上斜刺。深度：0.5～1 寸。針感：局部麻脹。

7.中樞（GV7）

【取穴】俯臥位，第 10 胸椎棘突下凹陷處（圖 2-90）。

【主治】腰背痛，腹脹。

【針法】方向：向上斜刺。深度：0.5～1 寸。針感：局部麻脹。

8.筋縮（GV8）

【取穴】俯臥位，第 9 胸椎棘突下凹陷處（2-90）。

【主治】背痛，胃痛。

【針法】方向：向上斜刺。深度：0.5～1 寸。針感：局部麻脹。

9.至陽（GV9）

【取穴】俯臥位，第 7 胸椎棘突下凹陷處（圖 2-90）。

【主治】咳喘，胸背痛。

【針法】方向：向上斜刺。深度：0.5～1 寸。針感：局部麻脹。

10.靈台（GV10）

【取穴】俯臥位，第 6 胸椎棘突下凹陷處（圖 2-90）。

【主治】咳喘，脊背痛。

【針法】方向：向上斜刺。深度：0.5～1 寸。針感：局部麻脹。

11.神道（GV11）

【取穴】俯臥位，第 5 胸椎棘突下凹陷處（圖 2-90）。

【主治】心痛，肩背痛。

【針法】方向：向上斜刺。深度：0.5～1寸。針感：局部麻脹。

12.身柱（GV12）

【取穴】俯臥位，第3胸椎棘突下凹陷處（圖2-90）。

【主治】咳喘，肩背痛。

【針法】方向：向上斜刺。深度：0.5～1寸。針感：局部麻脹。

13.陶道（GV13）

【取穴】坐位，第1胸椎棘突下凹陷處（圖2-90）。

【主治】發熱，頭痛，瘧疾。

【針法】方向：向上斜刺。深度：0.5～1寸。針感：局部麻脹。

14.大椎（GV14）

【取穴】正坐低頭，第7頸椎棘突與第1胸椎棘突之間凹陷處（圖2-90）。

【主治】發熱，咳喘，癲癇，項背痛。

【針法】方向：向上斜刺。深度：0.5～1寸。針感：局部麻脹。

15.啞門（GV15）

【取穴】正坐低頭，第1、2頸椎之間凹陷處（圖2-91）。

【主治】癲、狂、癇，舌強不語，後頭痛，項強。

【針法】向下頜方向斜刺。深度：0.5～1寸。針感：觸電樣麻感傳向上肢或下肢。出現觸電樣針感時，應立即出針。禁深刺，以免出現針刺意外。

16.風府（GV16）

【取穴】正坐低頭，第 1 頸椎上緣處（圖 2-91）。

【主治】頭痛，失語，頸項強痛。

【針法】方向：向前下斜刺。深度：0.5～1 寸。針感：局部麻脹。

17.腦户（GV17）

【取穴】正坐，後髮際正中，直上 2.5 寸處（圖 2-91）。

【主治】頭痛，頭暈。

【針法】方向：平刺。深度：0.5～1 寸。針感：局部麻脹。

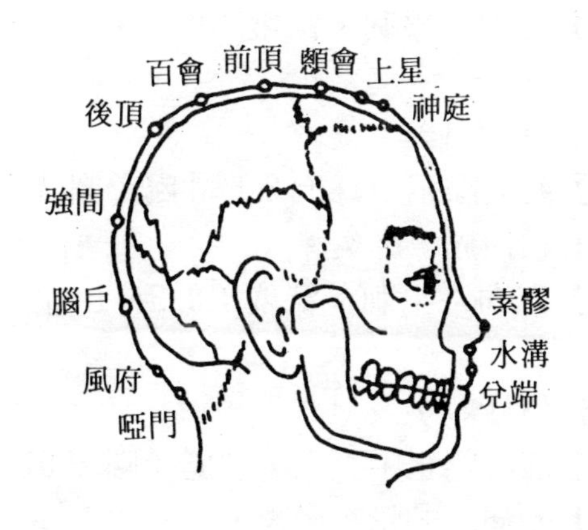

圖 2-91

18.強間（GV18）

【取穴】正坐，後頂與腦戶穴連線之中點處（圖 2-91）。

【主治】頭痛，目眩。

【針法】方向：平刺。深度：0.5～1 寸。針感：局部麻脹。

19.後頂（GV19）

【取穴】正坐，百會穴後 1.5 寸處（圖 2-91）。

【主治】癲、狂、癇，頭頂痛。

【針法】方向：平刺。深度：0.5～1 寸。針感：局部麻脹。

20.百會（GV20）

【取穴】正坐，兩耳尖連線與頭頂正中線之交點處（圖 2-91）。

【主治】頭痛，中風，癲狂，脫肛，失眠。

【針法】方向：平刺。深度：0.5～1 寸。針感：局部麻脹。

21.前頂（GV21）

【取穴】前髮際正中直上 3.5 寸處（圖 2-91）。

【主治】頭頂痛，鼻炎。

【針法】方向：平刺。深度：0.5～1 寸。針感：局部麻脹。

22.顖會（GV22）

【取穴】前髮際正中直上 2 寸處（圖 2-91）。

【主治】頭痛，頭暈，鼻炎。

【針法】方向：平刺。深度：0.5～1 寸。針感：局部麻脹。

23.上星（GV23）

【取穴】前髮際正中直上 1 寸處（圖 2-91）。

【主治】頭痛，目痛，鼻炎。

【針法】方向：平刺。深度：0.5～1 寸。針感：局部麻脹。

24.神庭（GV24）

【取穴】前髮際正中直上 0.5 寸處（圖 2-91）。

【主治】頭痛，目痛，鼻炎。

【針法】方向：平刺。深度：0.5～1 寸。針感：局部麻脹。

25.素髎（GV25）

【取穴】在鼻背下端之鼻尖處取穴（圖 2-91）。

【主治】昏迷，鼻炎，酒渣鼻。

【針法】方向：向上斜刺。深度：0.2～0.3 寸。或點刺放血。針感：局部脹痛。

26.水溝（GV26）

【取穴】正坐，在人中溝上 1/3 處（圖 2-91）。

【主治】昏迷，癲狂，小兒驚風，急性腰扭傷。

【針法】方向：向上斜刺。深度：0.3～0.5 寸。針感：局部脹痛。

27.兌端（GV27）

【取穴】上唇尖端，人中溝與口唇接連處（圖 2-91）。

【主治】癲狂，鼻炎。

【針法】方向：向上斜刺。深度：0.2～0.3 寸。針感：局部脹痛。

28.齦交（GV28）

【取穴】掀起上唇，唇系帶與齒齦相交處（圖 2-92）。

【主治】癲狂，齒齦炎。

【針法】方向：向上斜刺。深度：0.2～0.3 寸。針感：局部脹痛。

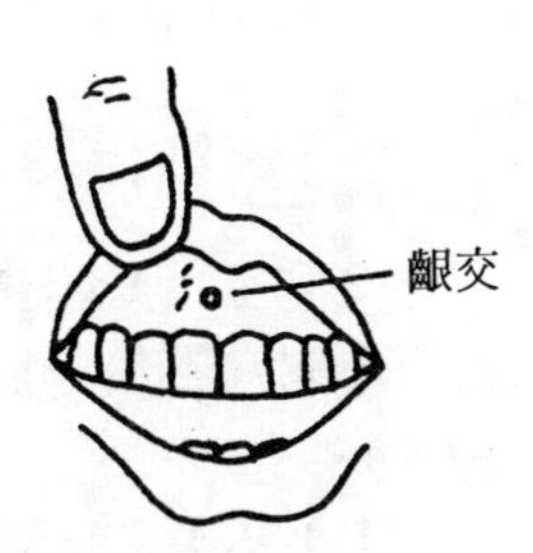

圖 2-92

第四節 經外奇穴

一、頭頸部奇穴（Ex-HN）

1.四神聰（Ex-HN）

【取穴】先取百會，於其前、後、左、右各旁開1寸取穴（圖2-93）。

【主治】頭頂痛，失眠，中風。

【針法】方向：平刺。深度：0.5～0.8 寸。針感：局部脹痛。

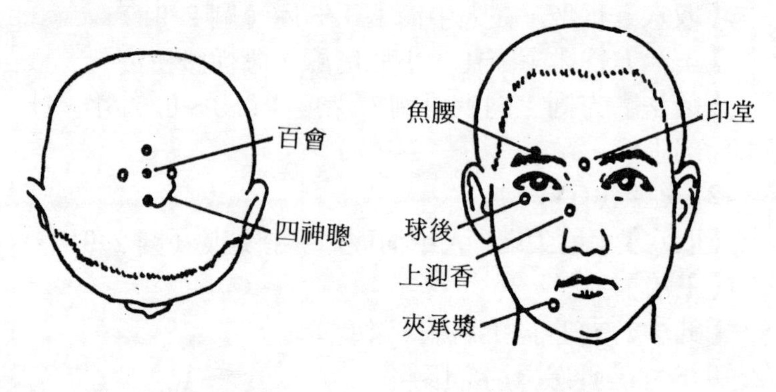

圖2-93　　圖2-94

2.印堂（Ex-HN）

【取穴】於兩眉頭連線的中點，對準鼻尖處取穴（圖2-94）。

【主治】前頭痛，頭暈，鼻炎。

【針法】方向：提捏局部皮膚，向下平刺。深度：0.3

～0.5 寸。針感：局部酸痛。

3.太陽（Ex-HN）

【取穴】眉梢與外眼角連線之中點外一寸處（圖 2-95）。

【主治】偏頭痛，目赤腫痛，面癱。

【針法】方向：直刺或斜刺。深度：0.3～0.5 寸。針感：局部脹痛。

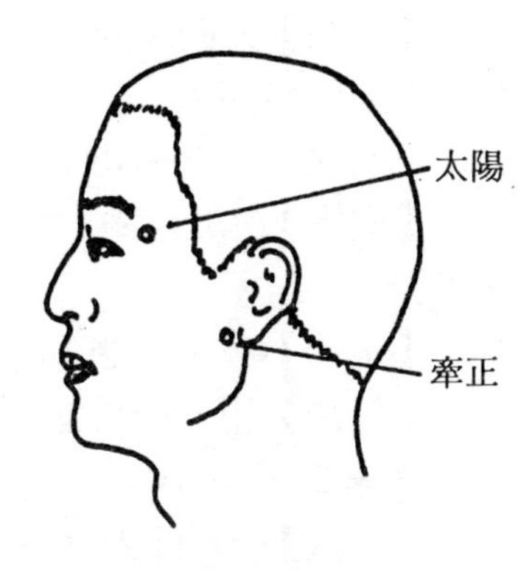

圖 2-95

4.魚腰（Ex-HN）

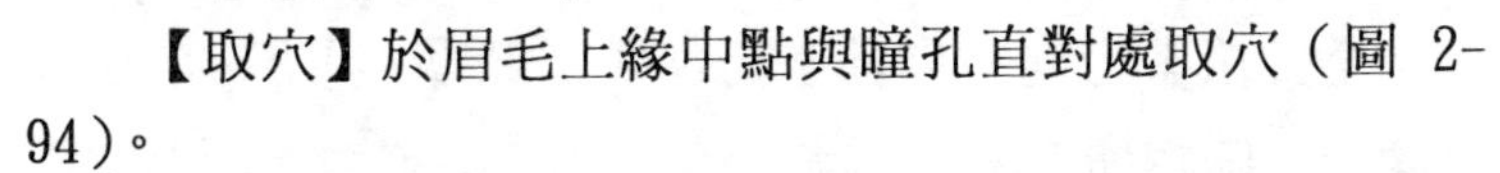
【取穴】於眉毛上緣中點與瞳孔直對處取穴（圖 2-94）。

【主治】目赤腫痛，眶上神經痛，面癱。

【針法】方向：平刺。深度：0.3～0.5 寸。針感：局部麻脹。

5.球後（Ex-HN）

【取穴】目平視，於眶下緣的外 1/4 折點處取穴（圖 2-94）。

【主治】視神經炎，視神經萎縮，近視。

【針法】方向：沿眶下緣從外下向內上方，向視神經孔方向刺。深度：0.5～1.5 寸。針感：眼球有酸脹或突出感。

6.上迎香（Ex-HN）

【取穴】於鼻翼軟體與鼻甲的交接處取穴（圖 2-94）。

【主治】鼻塞，迎風流淚。

【針法】方向：向內上方斜刺。深度：0.3～1.5 寸。針感：局部脹痛。

7.內迎香（Ex-HN）

【取穴】在鼻孔內，與上迎香相對的鼻粘膜上取穴（圖 2-96）。

【主治】鼻部疾患。

【針法】用三棱針點刺出血。

8.牽正（Ex-HN）

【取穴】於耳前方 0.5 寸，與耳垂中點相平處取穴（圖 2-95）。

【主治】面癱，下牙痛。

【針法】方向：向前下方斜刺。深度：0.5～1 寸。針感：局部脹痛。

9.夾承漿（Ex-HN）

【取穴】於承漿穴外約一寸凹陷處。即在下頜骨的頦孔處（圖 2-94）。

【主治】三叉神經痛，口歪，面肌痙攣。

【針法】方向：向前下方斜刺。深度：0.1～0.2 寸。針感：局部麻脹。

10.頰里（Ex-HN）

【取穴】張口，於口角向後 1 寸的口腔內頰粘膜上取穴（圖 2-96）。

【主治】面癱。

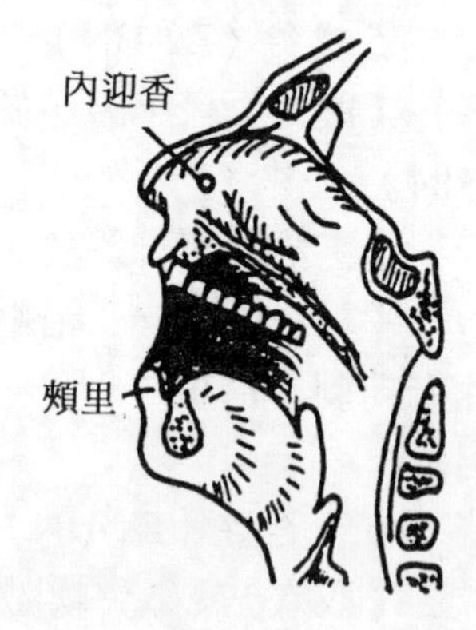

圖 2-96

【針法】方向：向後斜刺。深度：0.3～0.5 寸。針感：局部脹痛。

11.聚泉（Ex-HN）

【取穴】張口伸舌，醫者用消毒紗布牽住舌尖，於舌背正中縫之中點取穴（圖 2-97）。

【主治】舌強，中風不語。

【針法】方向：直刺，深度：0.1～0.2 寸。針感：局部疼痛。或用三棱針點刺出血。

12.金津、玉液（Ex-HN）

【取穴】張口，舌捲向後方，於舌下的舌系帶兩旁的靜脈上取穴，左為金津，右為玉液（圖 2-98）。

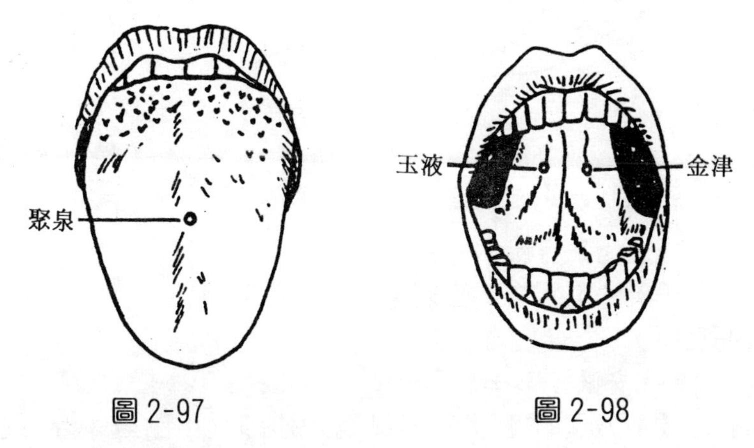

圖 2-97　　圖 2-98

【主治】舌強，中風失語。

【針法】點刺出血。

13.耳尖（Ex-HN）

【取穴】折耳向前，耳尖上端處（圖 2-99）。

【主治】目赤腫痛，麥粒腫。

【針法】方向：直刺。深度：0.1～0.2 寸。也可用三棱針點刺出血。針感：局部疼痛。

14.翳明（Ex-HN）

【取穴】乳突最高點直下與耳垂平行線的交點處（圖 2-100）。

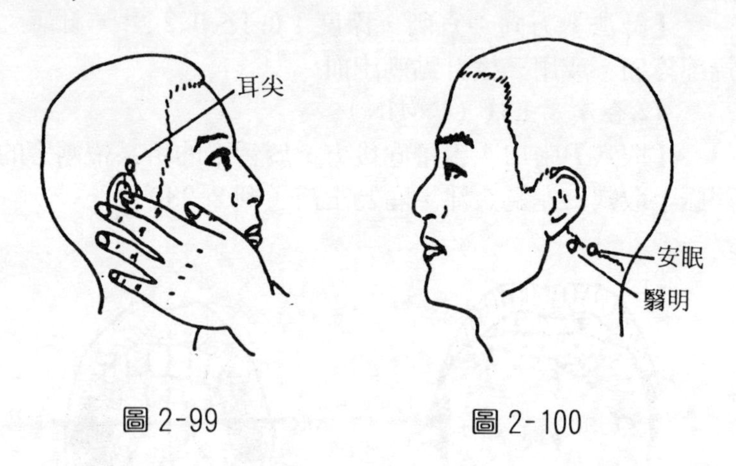

圖 2-99　　圖 2-100

【主治】目疾，失眠。

【針法】方向：直刺。深度：0.5～1 寸。針感：局部脹痛。

15.安眠（Ex-HN）

【取穴】在翳明穴與風池穴連線之中點處（圖 2-100）。

【主治】失眠，偏頭痛，耳聾。

【針法】方向：直刺。深度：0.5～1 寸。針感：局部脹痛。

16.上廉泉（Ex-HN）

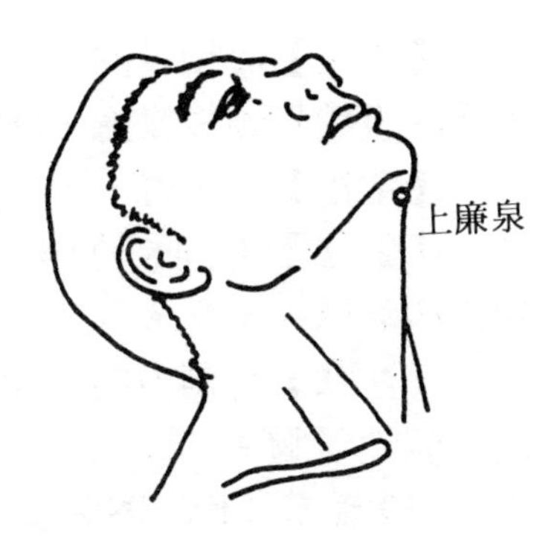

圖 2-101

【取穴】正坐仰靠，在下頜下緣與舌骨體之間的凹陷處取穴（圖 2-101）。

【主治】舌強，語言不清，流涎。

【針法】方向：向舌根方向斜刺。深度：0.5～1 寸。針感：舌根部麻脹。

17.新設（Ex-HN）

【取穴】於風池穴直下，後髮際下 1.5 寸處，約在第 4 頸椎橫突端取穴（圖 2-102）。

【主治】頸項強痛，後頭痛。

【針法】方向：直刺。深度：0.5～0.8 寸。針感：局部脹痛。

18.頸臂（Ex-HN）

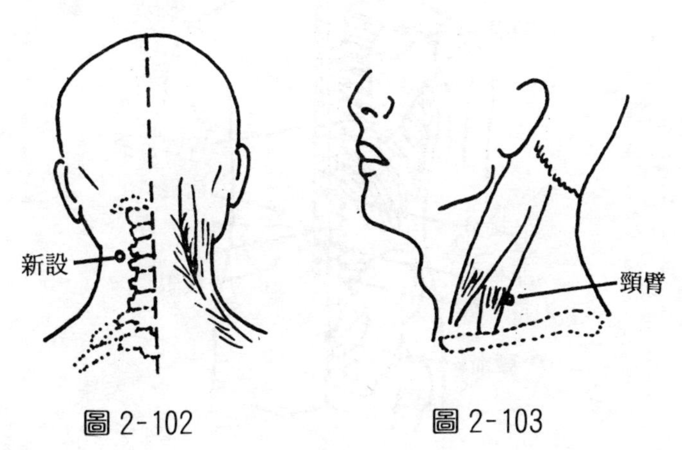

圖 2-102　　圖 2-103

【取穴】於鎖骨內 1/3 與外 2/3 交點外直上 1 寸，胸鎖乳突肌鎖骨頭後緣處（圖 2-103）。

【主治】肩、臂、手指麻木或疼痛。

【針法】方向：直刺。深度：0.3～0.5 寸。針感：觸電樣針感麻至手。

【注意】針刺方向不能斜向下，也不能深刺，以免出現外傷性氣胸。

19.百勞（Ex-HN）

【取穴】於大椎穴旁開 1 寸，再直上 2 寸處取穴（圖 2-104）。

【主治】落枕，咳喘。

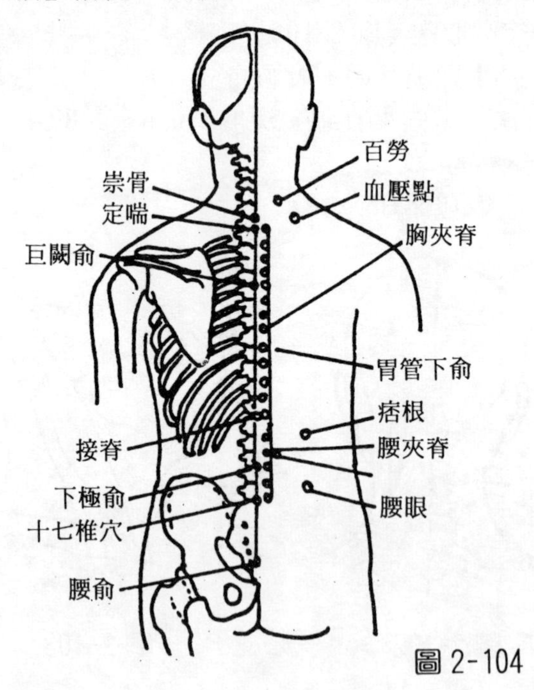

圖 2-104

【針法】方向：直刺。深度：0.5～0.8 寸。針感：局部脹痛。

20.崇骨（Ex-HN）

【取穴】頭微前傾，於後正中線第六頸椎棘突下凹陷處（圖 2-104）。

【主治】咳嗽，氣喘。

【針法】方向：向前上方斜刺。深度：0.5～1 寸。針感：局部脹痛。

二、胸腹部奇穴（Ex-cA）

21.胃上（Ex-cA）

【取穴】仰臥，於臍中旁開 4 寸，再向上 2 寸處取穴（圖 2-105）。

【主治】胃下垂，胃痛，腹脹。

【針法】方向：向臍中或天樞方向斜刺。深度：2～3 寸。針感：局部脹痛。

22.臍中四邊（Ex-cA）

【取穴】仰臥，於神闕穴上、下、左、右各 1 寸處取穴（圖 2-105）。

【主治】胃痛，泄瀉。

【針法】方向：直刺。深度：0.5～1 寸。針感：局部沉脹。

23.利尿（又名止瀉穴）（Ex-cA）

【取穴】仰臥，於神闕穴與恥骨聯合上緣連線的中點處取穴（圖 2-105）。

【主治】尿瀦留，小便不利，腹痛，腹瀉。

【針法】方向：直刺。深度：0.5～1 寸。針感：局部沉脹。

24.氣門（Ex-cA）

【取穴】仰臥，臍中旁開 3 寸，再向下 3 寸處（圖 2-105）。

【主治】尿瀦留，小便不利。

【針法】方向：向下斜刺。深度：0.5～1 寸。針感：局部沉脹。

25.提托（Ex-cA）

【取穴】仰臥，乳頭直下與關元穴平行線相交處（圖 2-106）。

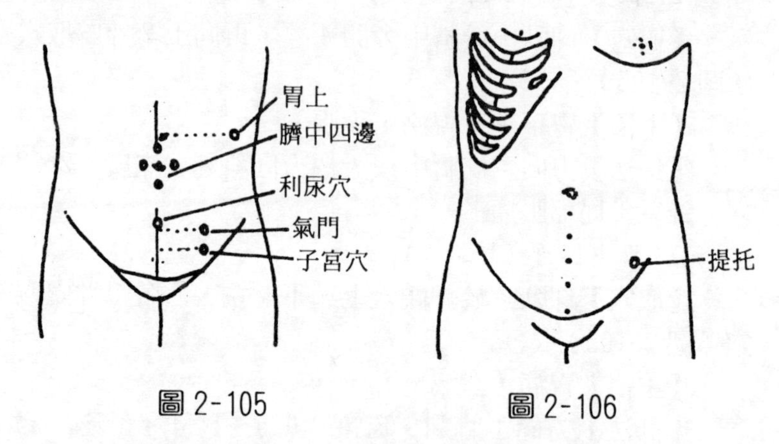

圖 2-105　圖 2-106

【主治】子宮脫垂，小腹痛，腎下垂。

【針法】方向：向前下斜刺。深度：0.5～1 寸。針感：局部沉脹。

26.子宮穴（Ex-cA）

【取穴】仰臥，中極穴兩旁，旁開 3 寸處（圖 2-105）。

【主治】子宮脫垂，月經不調。

【針法】方向：向前下斜刺。深度：0.5～1 寸。針感：局部沉脹。

三、背部奇穴（Ex-B）

27.定喘（Ex-B）

【取穴】第 7 頸椎棘突下中點旁開 0.5 寸處（圖 2-104）。

【主治】哮喘，肩背痛。

【針法】方向：直刺或斜向脊柱。深度：0.5～1 寸。針感：局部麻脹。

28.巨闕俞（Ex-B）

【取穴】於背部中線第 4 胸椎棘突下凹陷處（圖 2-104）。

【主治】心痛，胸脇痛。

【針法】方向：斜向上刺。深度：0.5～1 寸。針感：局部麻脹。

29.接脊（Ex-B）

【取穴】於背部中線，第12胸椎棘突下凹陷處（圖2-104）。

【主治】腹瀉，腹痛。

【針法】方向：向上斜刺。深度：0.5～1 寸。針感：局部麻脹。

30.下極俞（Ex-B）

【取穴】俯臥，於第 3 腰椎棘突下凹陷處取穴（圖 2-104）。

【主治】腰痛，腹痛。

【針法】方向：直刺。深度：0.5～1 寸。針感：局部麻脹。

31.十七椎穴（Ex-B）

【取穴】俯臥，先取與髂嵴相平的腰陽關穴，再向下一個腰椎的凹陷處取穴（圖 2-104）。

【主治】腰骶痛，腿痛。

【針法】方向：直刺。深度：0.5～1 寸。針感：局部麻脹。

32.腰俞（Ex-B）

【取穴】俯臥，在尾骨尖直上 2 寸處取穴（圖 2-104）。

【主治】癲癇，便秘。

【針法】方向：向上平刺。深度：1～1.5 寸。針感：局部脹痛。

33.胰俞（又名胃管下俞、膵腧）（Ex-B）

【取穴】俯臥，在第 8 胸椎棘突下，旁開 1.5 寸處取穴（圖 2-104）。

【主治】胃痛，胰線炎，胸　痛。

【針法】方向：向脊柱斜刺。深度：0.5～0.8 寸。針感：局部麻脹。

34.痞根（Ex-B）

【取穴】俯臥，於第 1 腰椎棘突下，旁開 3.5 寸處取穴（圖 2-104）。

【主治】肝脾腫大，腰痛。

【針法】方向：直刺。深度：0.5～1 寸。針感：局部沉脹。

35.腰眼（Ex-B）

【取穴】俯臥，於第 4 腰椎棘突下旁開 3.5～4 寸之凹陷處取穴（圖 2-104）。

【主治】腰痛，尿頻，婦科疾患。

【針法】方向：直刺。深度：0.5～1 寸。針感：局部痲脹。

36.夾脊（又名華佗夾背）（Ex-B）

【取穴】俯臥，自第 1 胸椎至第 5 腰椎棘突間兩側背中線左右旁開 0.5 寸處。左右共 34 穴（圖 2-104）。

【主治】上胸部穴位治療心肺疾患與上肢疾病。下胸部穴位治療胃腸疾患。腰部穴位治療腰、腹及下肢疾患。

【針法】方向：直刺。深度：0.3～0.5 寸。針感：局部痲脹。或用梅花針叩刺。

四、上肢奇穴（Ex-UE）

37.十宣（Ex-UE）

【取穴】十指微屈，於十指間端距指甲游離緣 0.1 寸處取穴（圖 2-107）。

【主治】昏迷，暈厥，指端痲木。

【針法】方向：直刺。深度：0.1～0.2 寸。或用三棱針點刺出血。針感：局部疼痛。

38.八邪（Ex-UE）

【取穴】於手背第 1～5 指間的縫紋端取穴。左右共 8 穴（圖 2-108）。

【主治】手背腫痛，手指痲木。

【針法】方向：向上斜刺。深度：0.5～0.8 寸。或點刺出血。針感：局部脹痛。

39.大骨空（Ex-UE）

【取穴】於拇指背側指骨關節橫紋中點取穴（圖 2-107）。

【主治】目痛，目翳，衄血。

【針法】局部艾灸。

40.小骨空（Ex-UE）

【取穴】於小指背側近端指骨關節橫紋中點取穴（圖 2-107）。

【主治】目赤腫痛，指關節痛。

【針法】局部艾灸。

41.中魁（Ex-UE）

【取穴】於中指背側近端指骨關節橫紋中點取穴（圖 2-107）。

【主治】呃逆，鼻衄。

【針法】局部艾灸。

42.威靈、精靈（又名腰痛點）（Ex-UE）

【取穴】伏掌，威靈在手背第 2、3 掌骨間中點，第二指伸肌腱橈側凹陷處；精靈在手背第 4、5 掌骨間中點，第四指伸肌腱尺側凹陷處（圖 2-108）。

【主治】急性腰扭傷，手背疼痛。

【針法】方向：直刺。深度：0.3～0.5 寸。針感：局部脹痛。

43.外勞宮（Ex-UE）

【取穴】伏掌，於手背第 2、3 掌骨間，指掌關節後 0.5 寸處（圖 2-108）。

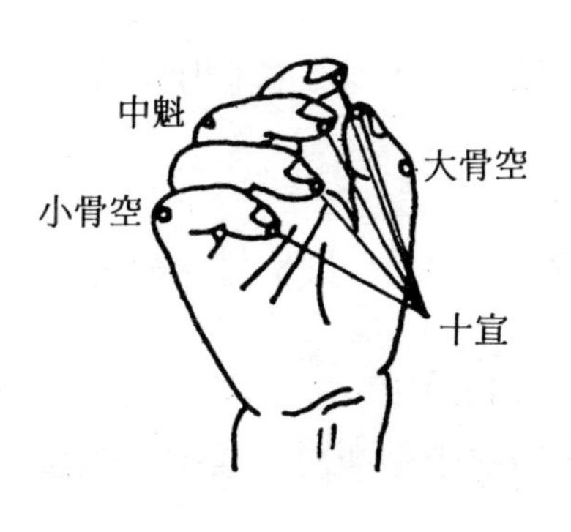

圖 2-107

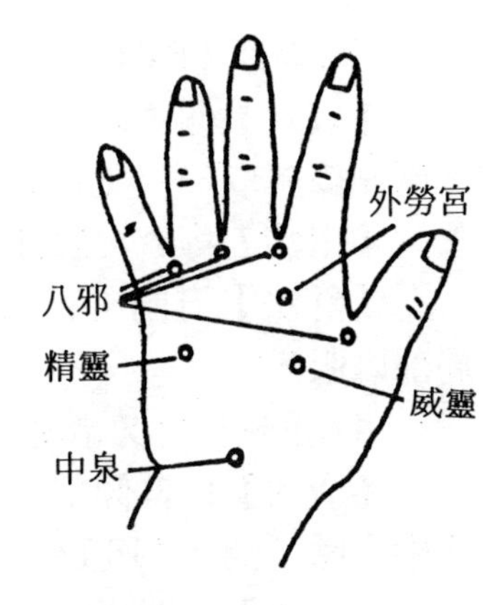

圖 2-108

【主治】落枕，手背紅腫，手指麻木。

【針法】方向：直刺。深度：0.5～0.8 寸。針感：局部脹痛。

44.中泉（Ex-UE）

【取穴】伏掌，於手腕背側陽谿穴與陽池穴連線的中點，指總伸肌腱橈側凹陷中（圖 2-108）。

【主治】胸　脹滿，腹脹腹痛。

【針法】方向：直刺。深度：0.3～0.5 寸。針感：局部脹痛。

45.四縫穴（Ex-UE）

【取穴】仰掌伸指，在第 2～5 指掌面，近端指關節橫紋中點處（圖 2-109）。

【主治】小兒疳積，小兒腹瀉，百日咳。

【針法】在四縫穴常規消毒後，點刺 0.1～0.2 寸，擠出少量黃白色透明樣粘液或出血。

46.二白（Ex-UE）

【取穴】伸臂仰掌，腕橫紋直上 4 寸，橈側腕屈肌腱之兩側緣各取一穴（圖 2-110）。

【主治】痔瘡，脫肛。

【針法】方向：直刺。深度：0.5～0.8 寸。針感：局部麻脹。

47.手逆注（又名臂中穴）（Ex-UE）

【取穴】伸臂仰掌，在腕橫紋中點與肘橫紋中點連線的中央處（圖 2-110）。

【主治】前臂疼痛，上肢麻痺，神志失常。

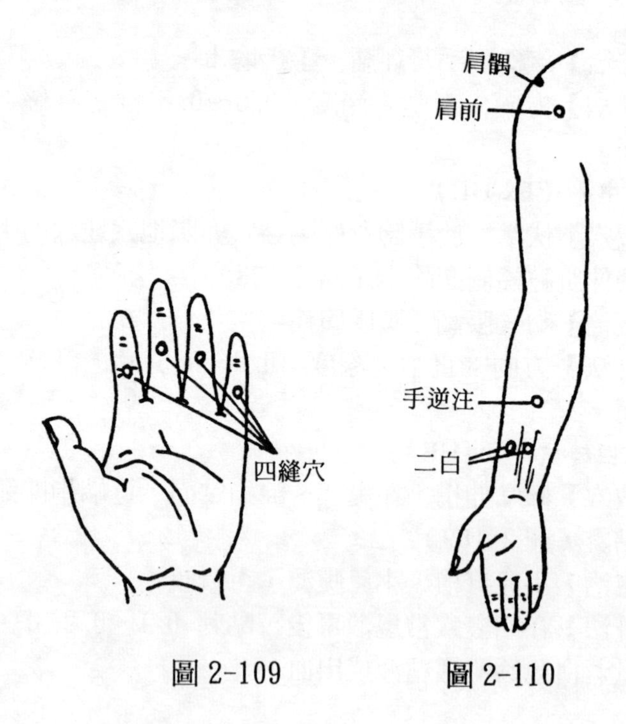

圖 2-109　　圖 2-110

【針法】方向：直刺。深度：0.5～1 寸。針感：局部麻脹。

48.肘尖（Ex-UE）

【取穴】屈肘約 90 度角，於尺骨鷹嘴突起之尖端取穴（圖 2-111）。

【主治】瘰　，癰疽。

【針法】局部艾灸。

49.奪命（Ex-UE）

【取穴】垂臂，於肩峰與肘橫紋橈側端連線的中點處（圖 2-112）。

【主治】暈厥，上臂酸痛。

【針法】方向：直刺。深度：0.5～1 寸。針感：局部麻脹。

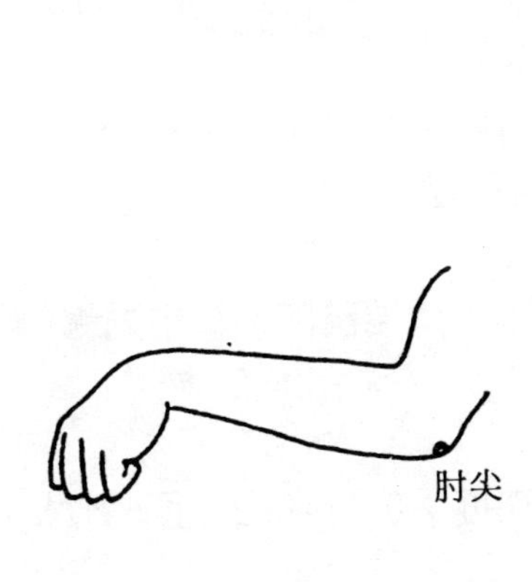

圖 2-111

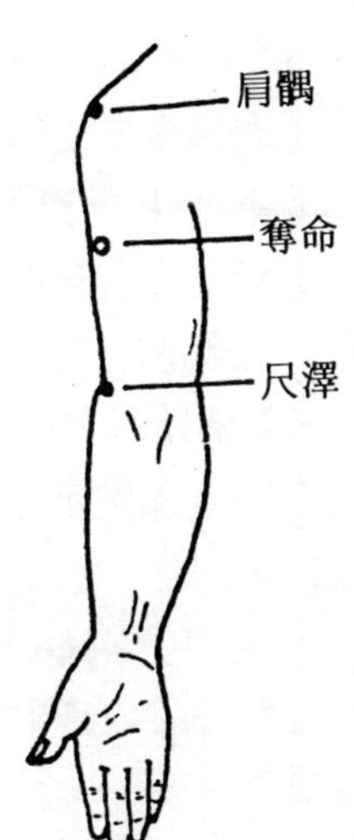

圖 2-112

50.肩前（又名肩內陵）(Ex-UE)

【取穴】垂臂，於腋前皺襞盡端與肩髃穴連線的中點處（圖 2-110）。

【主治】肩痛，上肢疼痛、癱瘓。

【針法】方向：直刺。深度：0.5～1 寸。針感：局部麻脹。

五、下肢奇穴 (Ex-LE)

51.氣端（Ex-LE）

【取穴】於足的十趾尖端取穴（圖 2-113）。

【主治】中風急救，足趾麻木。

【針法】方向：直刺。深度：0.1～0.2 寸。針感：局部疼痛。

52.八風（又名八衝）(Ex-LE)

【取穴】於足背的五趾各趾間的縫端處（圖 2-113）。

【主治】足趾腫痛，頭痛，牙痛。

【針法】方向：向前下斜刺。深度：0.5～0.8 寸。針感：局部脹痛。也可用三棱針點刺出血。

53.獨陰（Ex-LE）

【取穴】在足第 2 趾跖側面，遠端趾節橫紋中點處（圖 2-114）。

【主治】胸痛。

【針法】方向：直刺。深度：0.1～0.2 寸。針感：局部脹痛。

54.裡內庭（Ex-LE）

【取穴】於足底第 2、3 趾間，與內庭穴相對處取穴

（圖 2-114）。

【主治】足趾痛，小兒驚風。

【針法】方向：直刺。深度：0.3～0.5 寸。針感：局部脹痛。

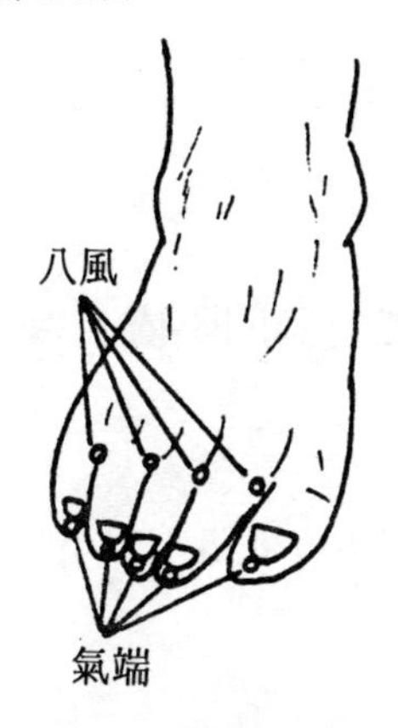

圖 2-113

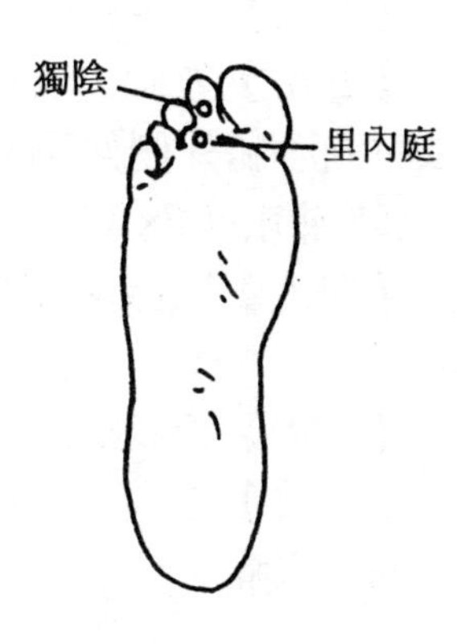

圖 2-114

55.闌尾穴（Ex-LE）

【取穴】於足三里與上巨虛兩穴之間的壓痛點取穴，一般約在足三里下 2 寸處（圖 2-115）。

【主治】急、慢性闌尾炎，胃痛。

【針法】方向：直刺。深度：0.5～1 寸。針感：局部麻脹。

56.膽囊穴（Ex-LE）

【取穴】於陽陵泉穴直下 1 寸左右的壓痛點處取穴（圖 2-115）。

【主治】急、慢性膽囊炎，膽絞痛。

【針法】方向：直刺。深度：1～1.5 寸。針感：局

部麻脹。

57.陵後（Ex-LE）

【取穴】在陽陵泉穴後方，腓骨小頭後下緣凹陷處（圖2-116）。

【主治】小腿外側痛，足下垂。

【針法】方向：直刺。深度：0.5～0.8 寸。針感：麻脹感向小腿外側傳導。

58.膝眼（Ex-LE）

【取穴】屈膝，髕骨下的髕韌帶兩側凹陷處（圖 2-115）。

【主治】膝關節痛。

【針法】方向：向膝中斜刺。深度：0.5～1 寸。針感：局部脹痛。

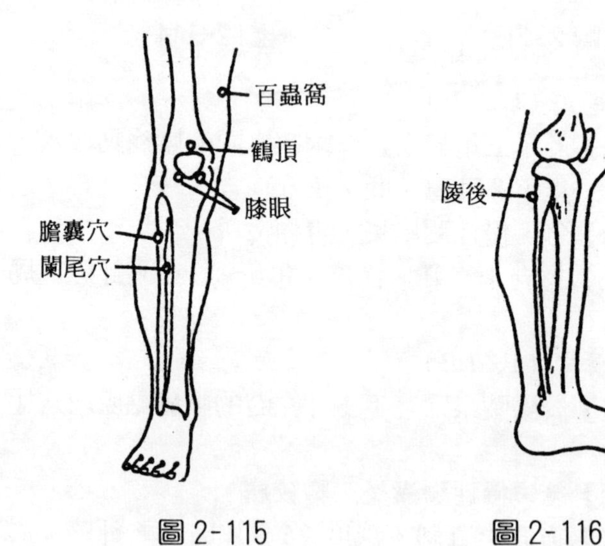

圖 2-115　　圖 2-116

59.鶴頂（Ex-LE）

【取穴】屈膝，於髕骨上緣中點上方之凹陷處取穴（圖 2-115）。

【主治】膝關節痛。

【針法】方向：直刺。深度：0.5～0.8 寸。針感：局部脹痛。

60.百蟲窩（Ex-LE）

【取穴】屈膝，於髕骨內上角上 3 寸處取穴（圖 2-115）。

【主治】皮膚瘙癢，蕁麻疹。

【針法】方向：直刺。深度：0.8～1.5 寸。針感：局部麻脹。

第三章 治療總論

第一節　取穴原則

臨床上對腧穴的選取和處方適當與否，與針刺療效是密切相關的。針灸取穴的原則是以循經取穴為主，配以局部取穴、對症取穴與按神經走行取穴。

一、循經取穴

循經取穴又稱遠道取穴，根據「經脈所過，主治所及」的原則，取其有經絡位於四肢的相應穴位，一般以肘膝以下的遠隔部位腧穴為主，如胸痛取內關、咯血取尺澤、腹痛取足三里、脇痛取陽陵泉、項強取後谿、眩暈取太衝等，在針灸歌賦中記載這種經驗很多，如「四總穴歌」:「肚腹三里留，腰背委中求，頭項尋列缺，面口合谷收。」

除了頭面、軀幹部位病症選取四肢穴位以外，一般病在上取之下，病在下取之上，病在左取之右，病在右取之左。取穴遠離病所，都可稱為遠道取穴。

二、局部取穴

局部取針，是指在病痛的局部和鄰近部位取穴。本法多用於四肢，五官疾病。如膝關節痛取犢鼻、陽陵泉；足痛取解谿、崑崙；頭痛取太陽、百會；牙痛取下關、頰車；

耳病取耳門、聽宮；鼻疾取迎香等。臨床常用的「以痛為腧」的阿是穴等亦屬於局部取穴的範圍。

三、對症取穴

對一些具有全身性症候的疾病，可根據其症候來選取穴位，即對症取穴。如八會穴：「骨會大杼，髓會絕骨，臟會章門，腑會中脘，氣會膻中，血會膈俞，筋會陽陵，脈會太淵。」就指出這些穴位都與某一方面的病症有密切關係。另外特定穴中均有一般的主治症，如五輸穴：「井主心下滿，滎主身熱，輸主體重節痛，經主喘咳、寒熱，合主逆氣而泄」等。

歷代醫家的臨床經驗說明，某些穴位對全身病症具有重要作用，如大椎、合谷退熱，關元、足三里補虛，豐隆化痰，曲池降壓，人中開竅等。所以，根據症候選用的有關穴位，均屬於對症取穴。

四、按神經走行取穴

這是中西醫結合的一種取穴法，結合局部的神經分布或神經節段來選取相應的穴位。如坐骨神經痛取環跳、陽陵泉，枕神經痛取風池，三叉神經Ⅰ支痛取魚腰，Ⅱ支痛取四白，Ⅲ支痛取下關等。

第二節　配穴原則

穴位的配伍一般可根據取穴原則來選取穴位。凡選取 2 個以上穴位時，就有主穴和配穴之分，主穴與配穴的配合使用，可以提高針灸效果。針灸的配穴法主要有以下幾種：

一、前後配穴法

前後配穴法主要有俞募配穴法，例如，胃脘痛在前面取胃的募穴中脘，在後面取胃的俞穴胃俞。在特定穴中，五臟六腑在背部皆有背俞穴，在胸腹部各有募穴。背俞穴與募穴可以配用，也可以單用。

二、表裡配穴法

陰經與陽經表裡相貫，表裡配用能增強穴位的協同作用。例如，胃痛可取胃經的足三里與脾經的公孫；咳嗽取肺經的太淵與太腸經的合谷。此外還有原絡配穴法，如肺經病變取肺經原穴太淵，配大腸經絡穴偏歷；大腸經病變取大腸經原穴合谷，配肺經絡穴列缺。同時還包括，表經病症取裡經穴，裡經病症取表經穴。

三、上下配穴法

上下配穴法中的「上」乃指上肢穴與腰部以上穴位；「下」乃指下肢穴與腰部以下穴位。上下配穴法臨床應用較多，例如，胃痛上取內關，下取足三里；後頭痛上取風池，下取崑崙等。

四、左右配穴法

穴位的分布一般具有左右對應的規律，臨床上常採用左右配穴法，例如，治療胃病可同時取雙側的胃俞與足三里；治療偏癱可取患側穴位，也可配用健側穴位。

此外，也可左右交叉取穴，即左病取右側穴位；右病取左側穴位。這在《內經》中稱作「巨刺」法，多用於四肢的急性扭傷。

五、遠近配穴法

遠近配穴法是各項配穴法的總概括，由於經絡的本部和標部相互呼應，在配穴上形成了遠近結合的配穴法。例如，胃脘痛近取中脘、胃俞、遠取內關、足三里、公孫等。

第三節　針灸處方

一、針灸處方的內容

針灸處方是根據病症，在辨證立法的基礎上，選擇適宜的穴位，加以配伍組合，並確定相應的刺灸方法，留針時間，次數等。

針灸處方的書寫格式，先列出穴名，按從頭到足的順序，或按主次順序排列。再註明單穴或雙穴，刺灸的方法和留針的時間及治療次數等。

處方中，目前常以下列符號表示刺灸方法：

T或＋為補法：⊥或－為瀉法；｜或±為平補平瀉法。

↓為三棱針放血；：：為皮膚針；0-為撳針。△為艾灸；×為艾條灸，↑為溫針；Q 為皮內針埋藏；O 為拔火罐；⊙穴位壓丸。

二、針灸處方用穴的多少

針灸處方用穴的多少，應根據疾病的具體情況而定。一般可分為「大」、「小」、「奇」、「偶」、「複」五種形式。

1.大方：指選用的腧穴較多，適用於臟腑經絡病變範圍較廣的病證。

2.小方：指選穴少，針對性強，適用於一般常見病證。

3.奇方：指選用一個穴位治療疾病。

4.偶方：指選取雙穴相配伍以治療疾病。

5.複方：指用兩組或兩組以上不同作用的腧穴以治療疾病，適用於有兩種以上同時存在的病證。

第四章 治療各論

第一節　神經科、內科病證

一、三叉神經痛（面痛）

三叉神經痛是指面部三叉神經分布區內出現的短暫的陣發性劇痛。本病最早稱為「頭風」，明代王肯堂在《證治準繩》中稱本病為「面痛」。

【診斷要點】

原發性三叉神經痛是指未發現病因，客觀檢查無陽性體徵者。原發性三叉神經痛主要依據病史及疼痛發作情況進行診斷。典型的三叉神經痛有以下幾個特點：

1.疼痛部位：三叉神經痛的疼痛部位，嚴格侷限在三叉神經分布區，Ⅰ支痛侷限在額眼區；Ⅱ支痛侷限在上頜區；Ⅲ支痛侷限在下頜區。一側的三叉神經痛，既不會超過頭正中線，也不會發生在後頭部。

2.發作性劇痛：疼痛常突然發作，劇痛似針刺、刀割、電擊或燒灼樣，常在睡眠中痛醒。有人因疼痛頻頻發作，幾天不能進食。

3.有扳機點（敏感點）：約有 65%左右的病人，在痛區有一個或幾個板機點，觸碰後會立即引起劇痛。

4.疼痛持續時間短：疼痛呈發作性，持續時間短，每次發作僅數秒至幾分鐘，一天發作數十次至數百次。發作後疼痛可自行緩解，間歇期如常人。

5.其它表現：疼痛發作時，患側可有面肌抽搐、流淚、流涕及流涎等。

【辨證】

三叉神經痛可分Ⅰ支（眼支）痛，Ⅱ支（上頜支）痛、Ⅲ支（下頜支）痛，Ⅱ、Ⅲ支痛，Ⅰ、Ⅱ、Ⅲ支痛，Ⅰ、Ⅲ支痛等。

根據中醫辨證，三叉神經痛主要分風熱外襲、肝胃實熱與陰虛火旺三種類型。風熱外襲型兼有外感症狀；肝胃實熱型兼有煩躁、易怒、口渴、便秘等症狀；陰虛火旺型兼有形體消瘦、虛煩不寐等症狀。

【治療】

因為原發性三叉神經痛的病因不明，所以雖有多種治療方法，但目前還沒有一種治療方法能夠根治。這裡介紹的方法，雖經專家鑒定針刺療效達國內先進水平，但也僅是保守療法中較好的一種。

治則：通絡止痛。

穴位：Ⅰ支痛針魚腰、頭維；Ⅱ支痛針四白、顴髎；Ⅲ支痛或Ⅱ、Ⅲ支痛針下關、夾承漿。

針法：魚腰穴用1.5寸毫針，斜向前下方刺入0.5寸左右，取得針感後留30分鐘。頭維穴常規刺入，留針30分鐘。

四白穴用1～1.5寸毫針，以45°度角斜向上方刺入0.5寸左右，待有觸電樣針感時，提插3～5次，然後留針30分鐘，顴髎穴常規刺入，留針30分鐘。

下關穴用 26 號 2 寸毫針，向對側刺入 1.5 寸左右，待有觸電樣針感時，提插 3～5 次，然後留針 30 分鐘。夾承漿穴用 1.5 寸毫針，30 度角向前下方刺入 0.5 寸左右，有脹痛感時留針 30 分鐘。

因三叉神經痛發作時多屬實證，我們多採用重刺激瀉法，僅對少數虛證病人採用補法。

方義：針刺上述諸穴，可疏通面部的經絡氣血，達到陰陽平衡，取得了通則不痛的效果。

【其他療法】

可用耳針療法。

取穴：面頰，神門，口，肝，膽，胃，腦幹。

方法：用王不留行籽穴位貼壓，每次貼壓一側耳穴，3 天後換壓另一側耳穴。每天自行按壓 3～4 次，每次每穴按壓 2 分鐘。

【臨床體會】

採用上法我們已治療 4000 餘例三叉神經痛病人，據 2100 例療效分析，痛止率為 54.9%，有效率為 98.1%。疼痛消失的平均治療次數為 28 次。

⑵本法的治療關鍵為針刺入四白、下關等穴位後，必須出現觸電樣針感，才能收效。

⑶針刺的止痛規律：針刺 1 個療程，疼痛有所減輕，而疼痛完全消失，需針刺 3 個療程左右。

⑷曾經做過酒精封閉、射頻或手術治療者，針刺治療收效較慢。

【病例介紹】

王××，男，64 歲，教師。

主訴：右面部陣發性劇痛10餘年。

病史：十餘年前右側面部出現刀割樣劇痛，一天發作六、七次，每次發作僅幾秒鐘。近1年刀割樣劇痛發作加劇，一天發作近百次，發作時自己不停地用手揉搓右側面部以緩解疼痛，到某醫院檢查，診斷「原發性三叉神經痛」服用苯妥英納，疼痛緩解，近2個月疼痛加劇，加倍服用苯妥英納後，頭暈加重，仍陣陣劇痛。於1987年12月5日來針灸治療。病人舌質淡紅，少苔，脈沉弦。

檢查：表情痛苦，右側面部污穢，右眉毛大部分已搓掉，右面頰皮膚粗糙。右面部無感覺和運動障礙。

診斷：三叉神經痛（右Ⅰ、Ⅱ支）（面痛）。

治療：針右眉中、右下關、右四白。取得觸電樣針感後，提插3～5次，留針30分鐘。

針4次後，疼痛較前減輕。針10次後，疼痛減輕一半。針20次後，疼痛基本消失。針24次後，疼痛完全消失。1年後隨訪，疼痛未再復發，右側眉毛已長齊，右面頰皮膚細嫩。

二、急性腦血管病（中風）

急性腦血管病包括短暫腦缺血發作、腦梗塞（腦血栓形成、腦栓塞）、腦出血、蛛網膜下腔出血等病，中醫統稱「中風」。中風在我國各類死因中占第二位，存活者多留有殘疾。

【診斷要點】

1.短暫腦缺血發作：指發作性局部腦功能短暫喪失，起病急聚，神志清醒，病程短，很快恢復正常，易反覆發作。

2.腦梗塞：是因腦動脈血栓形成、栓塞、損傷或炎症等導致局部腦組織急性缺血壞死。多數有高血壓、心臟病、糖尿病史。起病急，部分在睡眠中發病，有頭痛、偏癱、失語，梗塞部位不同，症狀不同。一般不出現意識障礙，多數腦脊液常規正常。

3.腦出血：多見於中老年高血壓病者。在清醒、活動時發病，突然昏迷伴腦局灶症狀，病情發展快。腦脊液血性。CT 掃描有助確診。

4.蛛網膜下腔出血：多見中青年，突發劇烈頭痛、意識障礙、精神改變、腦膜刺激徵陽性，腦脊液血性，壓力增高，頭顱 CT 掃描以幫助診斷。

【辨證】

中醫將本病分為中經絡、中臟腑兩大類，中經絡病情較輕，中臟腑病情較重。中臟腑又分為閉證與脫證。

1.中經絡：偏癱，舌強語澀，口角歪斜，舌苔白膩，脈弦滑。

2.中臟腑：突然昏迷，不省人事，偏癱，舌強語澀，口角歪斜。

⑴閉證：牙關緊閉，兩手緊握，面赤氣粗，喉中痰鳴，二便不通，舌苔厚膩，脈弦滑。

⑵脫證：張口撒手，四肢逆冷，或汗出如珠，二便失禁，脈細弱。

【治療】

1.中經絡（短暫腦缺血發作、腦血栓形成、腦栓塞）。

治則：疏通經絡，活血祛風。

穴位：風池，百會。上肢癱配肩髃、曲池、外關、合谷；下肢癱配環跳、足三里、懸鍾、太衝；舌強語澀配廉泉、金津、玉液。

針法：多用瀉法，取得針感後，提插捻轉1分鐘，留針30分鐘。

方義：針風池、百會以疏泄風邪，因陽經為多氣多血之經，刺之可疏通經氣、活血祛風，所以，上肢癱與下肢癱多選取陽經穴位。

2.中臟腑

(1)閉證

治則：開竅、泄熱、熄風。

穴位：人中，十二井，百會，湧泉。

針法：十二井穴點刺放血，餘穴刺入後，提插 3～4次，留針30分鐘。

方義：針人中、百會以開竅醒腦；針十二井穴以清陽泄熱；針湧泉以引熱下行、平熄內風。

(2)脫證

治則：回陽固脫。

穴位：氣海，關元，神闕。

針法：艾條溫和灸氣海、關元、神闕等穴，每穴灸10分鐘。

方義：氣溫、關元、神闕等穴為恢復元氣、治療虛脫的主要穴位，灸之以回陽固脫。

【其他療法】

1.頭針療法

取穴：偏癱對側的運動區、感覺區、足遠感區。舌強語澀配語言區。

方法：首先定準刺激區的位置，然後常規消毒，進行治療。頭針刺法為：用 28 號 2 寸毫針，快速刺入頭皮下 1～1.5 寸，用手指快速捻轉針柄，每分鐘要求捻轉 200 次以上，捻轉 2 分鐘，留針 10 分鐘，再捻轉 2 分鐘，留針 10 分鐘後出針（亦可用脈衝電針機，持續刺激 20 分鐘後出針）。出針後，用乾棉球壓按針孔片刻，以防出血。

2.眼針療法

取穴：上焦，下焦。高血壓配肝；失語配心。

方法：常規消毒後，用 29～30 號的 0.5 寸毫針，以 15 度角刺入，達到皮內為止，不可深入皮下，不施任何手法，留針 5～15 分鐘。出針後，用乾棉球按壓片刻，以防出血。

3.耳針療法

取穴：皮質下，腦點，肝，神門，三焦，癱瘓相應部位。

方法：局部嚴格消毒，選用消毒的毫針刺入耳穴，留針 30～60 分鐘。左右耳交替針刺。每日針刺一側耳穴。

【臨床體會】

⑴針灸治療中風療效明顯，近年來大量臨床資料證實，中風急性期緩解後，即可進行針灸治療。

⑵目前認為，對缺血性中風病人，針刺治療愈早，治療效果愈好。

⑶治療中風偏癱，以體針加頭針或體針加眼針的綜合療法，較單一針刺方法為佳。為加強療效，應配合患側肢體的功能鍛鍊。

【病例介紹】

周××，男，43歲，農民。

主訴：右側上下肢不能活動20天。

病史：20天前早晨起床時出現講話不清，右側上下肢不能活動。立即送縣醫院住院治療，經CT檢查，診斷為「腦梗塞」。住院靜點低分子右旋糖酐溶液與蝮蛇抗栓酶，治療20天出院，出院後於1993年8月19日來我院針灸治療。

檢查：神志清，講話吐字不清，右上肢稍能活動，前臂不能抬，不能上舉，肌力Ⅲ級。右下肢不能站立，右下肢在床上可以屈伸，但不能抬起，肌力Ⅱ級。

診斷：腦血栓形成後遺症（右上、下肢癱）。

治療：針風池、廉泉，右曲池、臂中、合谷，右環跳、足三里、懸鍾。取得針感後，留針30分鐘。同時針頭針運動區與足運感區。每日1次。

針10次後，講話吐字較前清楚。針20次後，右前臂已能上抬，右下肢扶床可站立10多分鐘。針40次後，右上肢能上抬，但不持久，右下肢可扶床走動。針50次後，講話正常，右上肢能活動，但手摸不到頭。右下肢已能獨立行走。

三、面神經炎

本病係莖乳突孔內急性非化膿性的面神經炎，引起周圍性面神經麻痺，又叫周圍性面癱。病因未明確，部分患者在頭面部感受風寒後患病，絕大多數為單側性。

【診斷要點】

起病突然，多在清晨起床時發現一側面部呆板、麻木，病人於洗漱或進食中，發現麻木側的面部表情肌癱瘓。少數病人在起病前有同側耳區或面部的疼痛，甚至出現味覺障礙。

病人不能作皺眉、露齒、鼓腮等動作，患側面額皺紋消失，眼裂擴大，口角向健側歪斜，鼓腮漏氣，咀嚼存食，鼻唇溝平坦。

【辨證】

面癱分中樞性面癱和周圍性面癱兩種。中樞性面癱多合併有偏癱，主要因腦部疾患而引起的面下部表情肌癱瘓。本節介紹的是周圍性面癱，中醫稱「面癱」、「口眼歪斜」。主要因外感風寒侵襲面部經絡，以致經氣阻滯，氣血不調，經筋失養，而致面癱。

【治療】

治則：祛風通絡，通調氣血。

穴位：風池，陽白，攢竹，四白，地倉，合谷。

隨證配穴：鼻唇溝變淺配迎香；人中溝歪配人中，耳後疼痛配翳風。

針法：採用平補平瀉手法，對正虛邪戀者多採用補法。可同時配合艾灸或理療。也可採用透穴法治療「面癱」，如：陽白透魚腰，太陽透率谷，四白透承泣，顴髎透人中，地倉透頰車等。

方義：針風池、翳風以祛風止痛；針陽白、攢竹、四白、地倉等穴以疏調經氣。

【其他療法】

1.耳針療法

取穴：面頰區，肝，口，眼，神門。

方法：用王不留行籽穴位貼壓，每次貼壓一側耳穴，3 天後貼壓另一側耳穴，每日自行按壓 3～4 次，每次每穴按壓 2 分鐘。

2.頭針療法

取穴：面癱對側運動區的 2/5 段與感覺區的下 2/5 段。

方法：毫針刺入後，快速撚轉 1 分鐘，留針 30 分鐘，每隔 10 分鐘快速撚針 1 分鐘。

【臨床體會】

(1)針灸治療周圍性面癱療效較好，綜合近年報導，有效率達 90%以上，治癒率也達 50%左右。

(2)周圍性面癱應及早進行針灸治療，但早期的針刺手法宜輕，不宜使用過強的電刺激。

【病例介紹】

張××，男，23 歲，工人。

主訴：右眼閉合不上，嘴左歪 4 天。

病史：4 天前右側面部有麻木感，於嗽口時發現右口角漏水，右眼閉合不上並迎風流淚，嘴歪，吃飯時右頰部塞飯粒。於 1992 年 5 月 5 日來針灸治療。

檢查：病人舌淡苔白，脈沉緩。右額紋消失，右側不能皺眉，右眼閉合不嚴，眼裂為 0.3cm，右鼻唇溝變淺，右口角鼓腮漏氣，嘴左歪。

診斷：右側周圍性面癱。

治療：針右陽白、太陽、四白、地倉、翳風。留針 30 分鐘。治療 4 次後，右眼已能閉合，但閉合無力。針 10 次後，右額紋出現，嘴仍稍歪。針 16 次後，嘴已不歪，「面瘓」已癒。

四、眩　暈

眩指眼花，暈指頭暈。若伴有耳蝸症狀，如耳聾與耳鳴，則為眩暈綜合徵。其主要表現為感覺自身或四周物體旋轉，並失去平衡而有傾倒感。

【診斷要點】

1.外周性眩暈：突然發生，眩暈因體位變動而加重，持續較短，伴耳鳴重聽和水平型眼球震顫，有短期自癒和發作傾向。

2.中樞性眩暈：發作較緩慢，持續較長，呈進行性，無耳鳴重聽，伴水平、垂直、旋轉或對角型眼球震顫和其他中樞系統損害表現。

【辨證】

1.氣血不足：多兼有四肢乏力，面色蒼白，心悸失眠，舌質淡，脈細。

2.肝陽上亢：兼有腰酸腿軟，面赤，耳鳴，舌質紅，脈弦。

3.痰濕內停：兼有胸脘滿悶，噁心嘔吐，食慾不振，舌苔膩，脈滑。

【治療】

1.氣血不足型

治則：健脾益腎。

穴位：脾俞，腎俞，關元，足三里。

針法：針刺用補法，留針 30 分鐘。

方義：針脾俞、腎俞以培補元氣；針足三里以健脾胃、生精血；針關元以使氣血盛，眩暈遂止。

2.肝陽上亢型

治則：益陰潛陽。

穴位：風池，肝俞，腎俞，行間，太谿。

針法：用平補平瀉手法，留針 30 分鐘。

方義：針風池以疏泄浮陽；針肝俞、腎俞以調補肝腎；針行間以平肝熄風；針太谿以補益腎水，而治其本。

3.痰濕內停型

治則：健脾、除濕、化痰。

穴位；脾俞，中脘，豐隆，內關。

針法：用平補平瀉手法，留針 30 分鐘。

方義：針脾俞、中脘、豐隆，以健脾除濕，降氣化痰；針內關以清心火，而和胃止嘔。

【附】梅尼埃病

本病舊稱美尼爾病，又稱內耳性眩暈，占眩暈的首位。以眩暈發作，同時伴有耳鳴、聽力減退為主要特徵，並具有發作性和復發性。

【治療】

1.體針療法

取穴：印堂，內關，聽宮，安眠，太谿。

針法：平補平瀉手法，取得針感後，留針 30 分鐘。

方義：針印堂以疏風祛熱、清寧神志；針內關以寧心安神、和胃止嘔；針聽宮以通竅聰耳；針安眠以鎮驚安神；針太谿以補益腎陰。

2.耳針療法

取穴：內耳，暈點，肝，腎，神明，三焦，交感。

方法：用王不留行籽穴位貼壓，每次貼壓一側耳穴，3 天後換壓另一側耳穴，每天自行按壓 3～4 次，每次每穴按壓 2 分鐘。

【病例介紹】

楊××，男，38 歲，幹部。

主訴：眩暈耳鳴 2 個月，加重 2 天。

病史：2 個月前無誘因突然出現眩暈，自覺天旋地轉，不敢睜眼，右耳耳鳴。到某醫院診斷「梅尼埃症」，服用「暈海寧」、「安定」等治療 1 週，眩暈好轉。2 天前又出現頭暈目眩，噁心嘔吐，不能服藥，於 1984 年 5 月 12 日來我院針灸治療。

檢查：面色蒼白，舌質淡紅，少苔，脈弦數。電測聽檢查：右耳平均 40dB；左耳平均 15dB。

診斷：內耳性眩暈。

治療：針印堂、內關、風池、右聽宮。採用平補平瀉手法，取得針感後，留針 30 分鐘。

針 3 次後，頭暈目眩減輕。針 6 次後，眩暈耳鳴明顯減輕，噁心嘔吐消失。針 12 次後，眩暈已癒，仍時有耳鳴。

五、神經衰弱

神經衰弱是指由於中樞神經功能紊亂引起的興奮與抑制失調的一種神經官能症。多見於中青年及腦力勞動者。本病屬中醫學的「不寐」、「驚悸」、「健忘」的範疇。

【診斷要點】

患者常感腦力和體力不足，易疲勞，工作效率低，但無器質性病變存在。

入睡困難，白天想睡、多夢易醒，記憶力差，頭暈，頭痛，急躁易怒。

常伴有其他系統功能紊亂症狀，如心悸、胸悶、耳鳴、眼花、食欲不振、腹脹、大便乾結、陽萎、遺精、月經不調等症。

【辨證】

1.陰虛陽亢：頭暈，耳鳴，眼花，急躁易怒，口乾咽燥，月經不調，舌紅少苔，脈弦。

2.心脾兩虛：心悸健忘，失眠多夢，食少納呆，腹脹便溏，舌質淡紅，苔薄白，脈細。

3.心腎陰虛：失眠，多夢，怔忡，心悸，遺精腰酸，月經不調，舌質淡紅，脈細數。

4.腎陽不足：精神萎靡，面色皖白，身寒肢冷，少寐易醒，腰膝酸軟，滑精早泄，陽萎，苔薄白，脈沉細無力。

【治療】

治則：疏肝理氣，健脾寧心，滋養肝腎。

主穴：神門，三陰交，風池，內關。

配穴：陰虛陽亢配肝俞、太衝；心脾兩虛配心俞、脾俞；心腎陰虛配腎俞、太谿；腎陽不足配八髎、關元。

針法：針刺手法不宜過強，多採用補法或平補平瀉手法。

方義：針神門以調心寧神；針三陰交以協調足三陰之經氣；針風池以清頭熄風；針內關以理氣寬胸；配肝俞、太衝以疏肝理氣；配心俞、脾俞以調補心脾、益氣養血；配腎俞、太谿以補腎安神；配關元，八髎以溫補腎陽。

【其他療法】

1.耳針療法

取穴：神門，心，肝，腎，脾，內分泌。

方法：用王不留行籽穴位貼壓，每次貼壓一側耳穴，3 天後換壓另一側耳穴，每天自行按壓 3～4 次，每次每穴按壓 2 分鐘。

2.頭針療法

取穴：運動區，感覺區，暈聽區。

方法：毫針刺入後，快速捻轉 1 分鐘，留針 10 分鐘，再捻轉 1 分鐘，留針 10 分鐘，反覆捻針 3 次，共留針 30 分鐘。

【臨床體會】

⑴針灸對本病有很好的療效，在針灸同時配合精神心理指導，有利於本病的防治。

⑵病人應避免精神過度緊張，保持勞逸適度，堅持鍛鍊身體。

【病例介紹】

胡××，女 16 歲，學生。

主訴：失眠 3 個月。

病史：3 個月前因考試成績不理想受到家長批評以後，出現失眠、心煩、胸悶，常常夜間醒來不能再入睡，上課時注意力不能集中，經常頭昏、頭沉。服用安眠藥治療 1 個多月，症狀未見明顯減輕，於 1987 年 2 月 25 日經人介紹前來針灸治療。病人舌質淡紅，舌尖赤，苔薄白，脈沉細。

診斷：神經衰弱（失眠）。

治療：針百會、安眠（雙）、內關（雙），取得針感後，留針 30 分鐘。

針 5 次後，頭暈、心煩、胸悶好轉。針 10 次後，睡眠好轉，夜間已能睡 4～5 小時。針 20 次後，睡眠明顯好，頭暈、頭沉、心煩等症狀消失。針 30 次，失眠已癒。

六、偏頭痛

偏頭痛是一類有家族發病傾向的慢性周期性發作疾病。可分為原發性和繼發性兩種。原發性包括典型和非典型的偏頭痛，繼發性多因損傷、炎症、腫瘤、高血壓等病因所致。本節指原發性，屬中醫學的「頭痛」範疇。

【診斷要點】

有周期性反覆發作的頭痛史，間歇期一切正常，體檢正常，可能有偏頭痛家族史。女病人頭痛發作常與月經周期有關。

本病的典型症狀為半側頭部呈搏動性疼痛、鈍痛或脹痛，頭痛劇烈時常有噁心、嘔吐、眼花等症狀。每次發作約數小時，有的達 1～2 天。

非典型發作時，頭痛呈彌漫性或深在性，一側或兩側出現鈍痛、跳痛。

【辨證】

1.肝陽頭痛：一側或兩側頭痛，頭痛劇烈，兼有眩暈、煩燥、口苦、胸悶等症。舌質紅，少苔，脈弦。

2.痰濕頭痛：頭部重感，一側或兩側呈持續性脹痛或鈍痛，伴有噁心、嘔吐、胸悶、腹脹等症。舌苔白膩、脈滑。

3.瘀血頭痛：頭痛劇烈，痛有定處，多呈刺痛和脹痛，舌質紫暗或有瘀斑，脈細澀。

【治療】

治則：平肝潛陽，化濕祛痰，活血化瘀。

主穴：風池，百會，懸顱，合谷，三陰交。

配穴：肝陽頭痛配太衝、肝俞；痰濕頭痛配豐隆、外關；瘀血頭痛配太陽穴點刺放血。

針法：用瀉法或平補平瀉手法。

方義：針風池以疏風散邪、清利頭目；針百會以清陽止痛；針懸顱以清少陽邪熱；針合谷以疏通氣血；針三陰交以健脾化濕。配太衝、肝俞以平肝潛陽、活血祛瘀；配豐隆、外關以祛濕化痰、理氣活血；太陽穴點刺放血以調和氣血、祛瘀生新。

【其他療法】

1.耳針療法

取穴：皮質下，腦幹，額，肝，腎，枕。

針法：常規消毒，耳針直刺入穴位後，強刺激手法，捻轉 1～2 分鐘，留針 30 分鐘。

2.頭針療法

取穴：感覺區。

前頭痛選雙側 2/5 感覺區；偏頭痛選對側的下 2/5 感覺區；後頭痛選雙側的上 1/5 感覺區。

針法：用 28 號 1.5 寸毫針，在選定的穴區快速沿皮刺入，快速捻針 1 分鐘，留針 10 分鐘，再捻針 1 分鐘，留針 10 分鐘，共捻針 3 次，留針 30 分鐘。

3.水針療法

取穴：風池，天柱，太陽，頭維，攢竹。

方法：選用維生素B_1及B_{12}注射液，每次選 1～2 對穴位，用 5 號針頭刺入 5 分左右，稍退針即可推藥，每穴注射藥液 0.5 毫升，使局部有酸脹感。

【臨床體會】

針灸對本病的療效較好，發病早期進行針灸治療，效果更佳。

【病例介紹】

崔××，女，32 歲，工人。

主訴：偏頭痛 1 年餘。

病史：1 年前出現偏頭痛，右側較左側重，發作時呈持續性脹痛，疼重時出現胸悶噁心、煩燥易怒。約 1～2 個月發作 1 次，2～3 天方能緩解。服中藥治療 1 個多月，未見明顯療效。於 1986 年 3 月 7 日來我院針灸治療。病人舌質紅，少苔，脈弦數。

檢查：血壓 18.2/11.2kPa（140/84mmHg），眼科檢查未見異常，五官科檢查也未見異常。腦血流圖檢查：右側血流阻力增加。

診斷：偏頭痛。

治療：針太陽透率谷、風池透風池，外關，太衝。取得針感後，留針 30 分鐘。

治療 8 次後，頭痛減輕，治療 15 次後，頭痛減輕大半。治療 16 次時，因逛商店右側頭痛加重。治療 30 次後，疼痛完全消失。半年後隨訪，頭痛未見復發。

七、枕神經痛（太陽經頭痛）

枕神經痛是指後枕部疼痛為主要症狀的疾病。病因不明的「特發性枕神經痛」較為多見。本病屬中醫的「太陽經頭痛」範疇。

【診斷要點】

疼痛突然出現於頭後部或枕下部，並向頭部擴散，以單側多見。

疼痛為持續性或間斷性發作，呈針刺樣痛或跳痛，疼重時病人常保持頭部不動。

病人枕部或枕頂部頭皮可有觸覺過敏，有侷限性壓痛點。

【辨證】

因頭痛部位枕部，下連於頂，所以枕神經痛屬太陽經頭痛。

頭痛主要分外感頭痛與內傷頭痛。枕神經痛時時發作，痛連頭項，遇寒加劇，屬外感性頭痛。

【治療】

治則：疏風散寒，通絡止痛。

穴位：風池，合谷，大椎，阿是穴。

針法：用瀉法或平補平瀉手法。

方義：針風池、合谷以疏風散寒、通絡止痛；針大椎以通陽活絡、寧神止痛；配以阿是穴，以通調氣血、增強止痛作用。

【其他療法】

1.耳針療法

取穴：枕，皮質下，腎，腦幹

方法：局部消毒後，用毫針刺入耳穴，留針 30 分鐘。也可用王不留行籽穴位貼壓雙側耳穴，每天自行按壓 3～4 次，每次每穴按壓 2 分鐘。

2.頭針療法

取穴：感覺區上 1/5 與血管舒縮區上 1/2。

方法：局部常規消毒後，選用 28 號 2 寸毫針，沿刺激區快速刺入，快速捻針 1 分鐘，留針 10 分鐘，再捻針 1 分鐘，留針 10 分鐘，反覆 3 次，共捻針 3 次，留針 30 分鐘。

【臨床體會】

針刺治療枕神經痛，收效顯著，多數可在一個療程內治癒。

【病例介紹】

張××，男，63 歲，離休幹部。

主訴：左側枕後陣發性劇痛 3 天。

病史：3 天前感冒後，左側枕部出現陣陣劇痛，似針刺樣，約 1～2 分鐘發作 1 次，疼重時左側枕部不敢碰枕頭，夜間經常痛醒，曾口服去痛片、肌注強痛定，均不能止痛，於 1991 年 11 月 5 日前來針灸治療。病人舌質紅，少苔，脈弦緊。

檢查：病人痛苦狀，頭向左歪，左側風池穴稍上有明顯壓痛。

診斷：左枕神經痛。

治療：針左風池、外關、阿是穴。取得針感後，提插捻轉 2 分鐘，留針 30 分鐘。

針 1 次後，疼痛明顯減輕。針 4 次後，左側枕後疼痛完全消失。

八、肋間神經痛（脇肋痛）

肋間神經痛是指一個或幾個肋間沿肋間神經分布區發生的疼痛，並有發作性加劇特徵。本病原發性較少見，繼發性與外傷、異物壓迫、感染與帶狀疱疹等有關。本病屬中醫「脇肋痛」範疇。

【診斷要點】

本病表現為一個或幾個肋間神經分布區的經常性疼痛，時而發作加劇，並有壓痛點。

原發性肋間神經痛較少見，繼發性應明確其原發疾病，如胸膜炎、肺炎、肋骨骨折以及帶狀疱疹等，均可引起肋間神經痛。

【辨證】

肝氣鬱結、脈絡不利：脇痛多為脹痛或刺痛，痛無定處，胸悶不舒，腹部脹滿，舌淡苔薄，脈弦。

瘀血阻絡、經氣阻塞：脇肋疼痛如刺，痛處固定，持續疼痛並陣發性加重，舌質紫紅，或有瘀斑，脈細澀。

【治療】

治則：疏肝理氣，活血行瘀，通經止痛。

穴位：夾脊穴（取疼痛相應的肋間神經根部），太衝，三陰交，支溝，陽陵泉。

針法：夾脊穴向脊柱方向斜刺 1.5 寸，取得針感後留針 30 分鐘。餘穴用平補平瀉手法。

方義：根據以痛為腧的原則，取夾脊穴以疏調局部的經絡氣血;取太衝以疏肝理氣;取三陰交以活血通絡行瘀;取支溝、陽陵泉以疏通少陽經絡之氣血,達到通則不痛的目的。

【其他療法】

1.耳針療法

取穴:胸,神門,交感,枕,肺。

方法:用王不留行籽穴位貼壓,每次貼壓一側耳穴,3 天後換壓另一側耳穴,每天自行按壓 3～4 次,每次每穴按壓 2 分鐘。

2.穴位注射療法

取穴:夾脊穴(取相應節段)。

方法:用 2%普魯卡因溶液,或維生素 B_1、B_{12} 注射液,常規操作,每穴注入 0.5ml,隔日穴注 1 次。

【臨床體會】

針刺治療肋間神經痛療效較好;對於繼發性肋間神經痛,在針刺治療的同時,應積極對原發病進行治療。

【病例介紹】

徐××,男,54 歲,工人。

主訴:右側胸肋部陣陣疼痛 3 天。

病史:3 天前曾摔倒,以後右側胸肋部出現陣陣劇痛,時輕時重,疼痛呈帶狀向右側背部放散,每天約發作 5～6 次,長則幾十分鐘,短則幾分鐘。曾到醫院檢查,胸部 X 光片未見異常。用藥外敷 3 天未見效,於 1986 年 12 月 4 日來我院針灸治療。病人舌質紅,少苔,脈弦細。

診斷:右肋間神經痛(原發性)。

治療:針右內關、支溝、陽陵泉。取得針感後,留針

30 分鐘。

針 5 次後，右胸痛減輕。針 10 次後，疼痛減輕大半。針 16 次後，右側胸肋疼痛完全消失。

九、坐骨神經痛（痺痛）

本病是指在坐骨神經通路及其分布區內的疼痛。主要表現為腰部、臀部、大腿後側、小腿後外側的放射性或持續性刺痛。屬祖國醫學的「痺證」範疇。

【診斷要點】

本病有原發性與繼發性之分。原發性多與風濕、感染、受寒等因素有關，繼發性是由其鄰近組織病變壓迫坐骨神經所致，如腰椎間盤脫出症、椎間關節與骶髂關節病變、腰骶部軟組織損傷等因素有關。亦可根據病變部位的不同，分為根性和乾性坐骨神經痛。臨床以單側痛為多見，起病急驟。疼痛多由臀部或髖部向下放散至足部，呈燒灼樣或刀割樣疼痛，有發作性加劇，夜間更甚。咳嗽、彎腰等使腹壓增加的因素均可使疼痛加劇。根據疼痛的部位和疼痛的放射方向、具有加劇疼痛的因素、減痛姿勢、壓痛點及牽引痛、跟腱反射改變等可診斷本病。為明確病因，必須系統全面地檢查。

【辨證】

1.寒濕留滯：腰腿劇痛，循經走竄，屈伸不便，喜暖畏寒，疼痛遇寒加劇，苔白膩，脈沉緩。

2.瘀血阻滯：腰部有外傷史，痛如針刺、刀割，經久不癒，入夜痛重。舌質紫暗、脈澀。

3.正氣不足：腰腿痛遷延不癒，反覆發作，勞累後痛重，喜揉喜按，面色少華，脈沉細。

【治療】

治則：活血祛瘀，散寒除濕，通絡止痛。

主穴：秩邊，環跳，殷門，陽陵泉，懸鍾。

配穴：寒濕者配三陰交；瘀血者配血海；正氣不足者配腎俞、太谿。

針法：針秩邊、環跳應有觸電樣針感，餘穴用平補平瀉手法。

方義：主穴均有祛風散寒、活血祛瘀、通絡止痛的作用。配三陰交以溫補下元、祛寒除濕；配血海以和血通絡；配腎俞、太谿以益腎強腰。

【其他療法】

1.耳針療法

取穴：坐骨神經，臀，腎上腺，神門，腰椎，骶椎。

方法：用王不留行籽耳穴貼壓，每次貼壓一側耳穴，3 天後換壓另一側耳穴，每天自行按壓 3～4 次，每次每穴按壓 2 分鐘。

2.水針療法

取穴：腰 4、腰 5，夾脊，環跳，殷門，陽陵泉，懸鍾。

方法：將維生素B_1注射液與 2%普魯卡因溶液等量混合，每次選 2～4 個穴位，每穴注射藥液 2ml，每週注射 2 次。

【臨床體會】

針刺治療原發性坐骨神經痛療效較好；對繼發性坐骨神經痛，在針刺治療同時應積極治療原發疾病。

【病例介紹】

王××，男，31 歲，司機。

主訴：左腿放散性疼痛 2 個月。

病史：2 個月前開車時雙腿被寒風吹透，以後左腿出現刺痛，彎腰或抬腿時疼痛加劇，近 1 週疼重加重，有時呈持續性鈍痛，夜間疼痛加劇，曾做腰部X光片檢查，未發現異常改變，理療 20 天未見明顯好轉，於 1989 年 12 月 20 日來我院針灸治療。

檢查：腰部活動受限，僅能前彎 60 度，後仰不受限。左腿直腿抬高試驗陽性，左側臀點、膕點壓痛陽性。腰椎正側位X光片，未見異常改變。病人舌質淡紅，苔白膩，脈沉緩。

診斷：左坐骨神經痛（原發性）。

治療：針左環跳、殷門、懸鍾。取得針感後，提插捻轉 1 分鐘，留針 30 分鐘。

針 10 次後，左腿疼痛減輕一半，腰能前彎 90 度，針 20 次後，左腿疼痛完全消失，腰能前彎 90 度以上。

十、股外側皮神經炎（皮痺）

股外側皮神經炎，又名感覺異常性股痛。主要為大腿前外側的下方部位出現蟻走、麻刺樣感覺，亦有出現疼痛者。本病屬中醫學的「皮痺」和「著痺」範疇。

【診斷】

大腿前外側部位出現感覺異常，局部皮膚呈灼熱、刺痛、蟻走或麻木等感覺，觸覺、痛覺減退，長久站立症狀加重。

【辨證】

1.氣血兩虛：自覺大腿外側皮膚感覺麻木。或有蟻走感，痛溫覺及觸覺遲鈍或缺失，舌質淡，苔薄，脈細弱。

2.風濕痺阻：股部有受寒史，病程短，股外側皮膚灼熱、刺痛，舌質脈象無明顯變化。

3.血瘀寒凝：大腿前外側出現蟻走感、麻木感，且局部疼痛，感覺遲鈍，舌質暗，苔薄白，脈弦。

【治療】

治則：祛風散寒，益氣養血，活血化瘀。

穴位：脾關，伏兔，風市，中瀆。

針法：採用瀉法或平補平瀉手法。

方義：針髀關、伏兔以補益氣血、通經活絡；針風市、中瀆以祛風通絡、溫經散寒。

【其他療法】

皮膚針加火罐療法

⑴先用色筆把感覺異常的部位標定下來，然後，用皮膚針從感覺異常的外圈，螺旋狀向中心叩打，叩刺至皮膚潮紅為度。

⑵皮膚針叩刺後，在感覺異常區加拔火罐，拔 8～10 分鐘，隔日 1 次。

【臨床體會】

臨床上我們採用皮膚針加火罐療法，較單純針刺治療，經對照觀察，收效顯著。

【病例介紹】

王××，男，33 歲，工人。

主訴：右大腿前外側麻刺樣感覺 2 個月。

病史：2 個月前發現右大腿前外側有麻刺樣感覺，站久或坐久時麻刺樣感覺加重。用「神燈」理療 1 個月，未見明顯療效，於 1991 年 5 月 16 日來我院針灸治療。

檢查：右大腿前外側中部有一個 12cm×9cm 大小的感覺遲鈍區，皮膚未見異常。病人舌質淡，苔白，脈細弱。

診斷：右股外側皮神經炎。

治療：針髀關、伏兔、風市。取得針感後，留針 20 分鐘。並對感覺遲鈍區同時用梅花針叩刺。

針 8 次後，麻刺感減輕。針 15 次後，右大腿前外側的麻刺感大部分消失。檢查感覺遲純區較前縮小 1/3。針 30 次後，自覺症狀完全消失，檢查感覺遲鈍區，較前縮小 2/3。

十一、腦震盪後遺症

在腦外傷後 6 個月，仍然有頭昏眼花、心悸耳鳴、失眠多夢、記憶力差等症狀，而神經系統檢查無陽性體徵著，稱為腦震蕩後遺症。

【診斷要點】

腦震盪是指頭部外傷後，發生一過性意識障礙，清醒後有近事遺忘、頭痛頭暈、噁心嘔吐等症狀，體檢時無神經系統陽性體徵，腦脊液檢查正常。

腦外傷後 6 個月，如果仍有頭痛頭昏，耳鳴眼花，失眠健忘等症狀，又無器質性病變則可診斷為腦震盪後遺症。

【辨證】

本病臨床上主要分虛證與實證。

1.實證：頭痛如刺，頭暈，心煩，噁心，嘔吐。舌質暗紫，脈弦澀。

2.虛證：頭痛眩暈，失眠多夢，心悸耳鳴，腰膝酸軟，舌質淡，苔薄，脈弦細。

【治療】

治則：平肝潛陽，補腎益精，化瘀通絡。

穴位：風池，百會，太陽，內關。

配穴：實證配太衝；虛證配太谿。

針法：實證用瀉法；虛證用補法。

方義：針風池、百會、太陽以通經活絡、化瘀止痛；針內關以理氣、寬胸、止嘔。配太衝以平肝、潛陽、鎮痛；配太谿補腎滋陰。

【其他療法】

耳針療法

取穴：腦，皮質下，交感，心，神門。

方法：用王不留行籽穴位貼壓，每次貼壓一側耳穴，3 天後換壓另一側耳穴，每天自行按壓 3～4 次，每次每穴按壓 2 分鐘。

【臨床體會】

本病針刺治療，療效較好。在治療同時，應消除患者緊張心理，囑患者參加適當的體育活動。

【病例介紹】

霍××，男，30 歲，警察。

主訴：頭痛、眩暈、失眠 3 個月。

病史：半年前在執行公務時跌傷後頭部，曾一度昏迷 10 多分鐘，醒後感到頭痛、眩暈，到醫院檢查，後頭部頭皮有血腫，頭顱 X 光片未見骨折，收住院治療 1 個月，血腫消退。近三個月因工作勞累，陣陣頭痛，同時感頭昏、眼花，記憶力減退，失眠多夢，用藥治療 1 個多月未見效，於 1992 年 10 月 13 日來我院針灸治療。病人舌質淡，苔薄白，脈沉細。

檢查：神經系統檢查未見陽性體徵，腦電圖為大致正常腦電圖，頭顱 CT 檢查未見異常。

診斷：腦震盪後遺症。

治療：針風池、百會、印堂、太陽、足三里。取得針感後，留針 30 分鐘。

針 10 次後，頭痛減輕。針 20 次後，頭痛減輕大半，眩暈、失眠好轉。針 36 次後，頭痛消失，稍有頭暈。半年後隨訪，一直堅持上班，頭痛未犯，時有頭暈。

十二、發作性睡病（多寐）

發作性睡病，是一種以陣發性難以自我控制的睡眠為主要症狀的疾病。本病屬中醫的「多寐」、「嗜臥」範疇。

【診斷要點】

本病的主要症狀為白天出現難以克制的睡眠發作，每天發作少則 1～2 次，多則 10 餘次，睡眠數分鐘至數小時，發作後精神振作幾個小時。

有的病人伴有猝倒症，在大笑時突然肌張力低下，站立不住而倒地，但意識清楚，片刻即復原。有的病人伴有頭暈、困倦、記憶力減退等症狀。

【辨證】

本病主要因脾虛濕盛與心脾陽虛所致。

1.脾虛濕盛：多寐喜臥，頭身困重，倦怠乏力，味淡食減，苔白膩，脈濡緩。

2.心脾陽虛：喜寐嗜臥，神疲肢冷，頭暈心悸，舌淡苔薄，脈細。

【治療】

治則：健脾化濕，宣發心陽，益氣醒神。

主穴：百會，神庭，心俞。

配穴：脾虛濕盛配脾俞、三陰交，心脾陽虛配內關、神門。

針法：平補平瀉針法。

方義：針百會、神庭以扶陽、益氣、醒神；針脾俞、三陰交以健脾袪濕；針心俞、內關、神門以宣發心陽、通達氣血。

【其他療法】

耳針療法

取穴：心，腎，腦，枕，皮質下。

方法：用王不留行籽穴位貼壓，每次貼壓一側耳穴，3 天後換壓另一側耳穴，每天自行按壓 3～4 次，每次每穴按壓 2 分鐘。或者在出現困倦時進行按壓。

【臨床體會】

針刺治療發作性睡病有一定療效。

【病例介紹】

白××，女，37 歲，工人。

主訴：白天出現不能克制的入睡 1 年餘。

病史：1 年前因勞累過度，白天出現不可克制入睡，初期每日或隔日發作 1 次，近 3 個多月，每月發作 2～3

次，每次發作自己不能克制，約睡 10 餘分鐘自己醒來，有時吃飯時睡眠發作，飯碗掉到地上摔碎；有時騎自行車發作，自行車摔倒方醒。曾服用「咖啡因」治療 2 個多月未見好轉，於 1980 年 10 月 14 日來我院針灸治療。病人舌質淡，苔薄白，脈沉細。

檢查：血壓正常，心肺檢查未見異常。檢查心電圖、腦電圖、腦血流圖，均屬正常範圍。

診斷：發作性睡病。

治療：針百會、印堂、內關、神門。取得針感後，留針 30 分鐘。

針 10 次後，雖發作次數未減少，但入睡時間較前減少。針 20 次後，發作次數由每日 2～3 次減為 1～2 次。針 30 次後，有睏意時自己可以克制住，基本治癒。半年後隨訪，偶有發作。

十三、尿瀦留（癃閉）

尿瀦留是指各原因引起的排尿困難，尿液貯於膀胱，致小腹脹滿作痛，中醫俗稱癃閉。尿瀦留有阻塞性和非阻塞性之分。針刺治療對神經性、功能性等非阻塞性尿瀦留的療效較好。

【辨證】

根據尿瀦留病因，中醫主要分為三型：

1.腎陽不足：小便滴瀝不暢，排出無力，面色皖光，腰酸膝冷，舌質淡，脈沉細。

2.膀胱濕熱：尿少或尿閉，熱赤，小腹脹滿，口渴不欲飲，舌質紅，苔黃，脈數。

3.經氣受損：小便不暢或欲解不下，小腹脹滿作痛，脈細數。

【治療】

治則：調氣利尿，溫補腎陽，清熱利水。

主穴：中極，三陰穴。

配穴：腎陽不足配腎俞、氣海；膀胱熾熱配陰陵泉、膀胱俞；經氣受損配承扶。

針法：下腹部穴位宜平刺，如氣海透關元，中極透曲骨等。採用平補平瀉手法。

方義：針中極、三陰交以通調下焦，而利小便。配腎俞、氣海以補腎氣、理三焦、通尿閉；配陰陵泉、膀胱俞以疏調下焦而利濕熱。

【其他療法】

耳針療法

取穴：腎，膀胱，交感，皮質下。

方法：用針刺法或籽壓法，針刺法留針 30 分鐘。穴位貼壓法，雙耳同時貼壓，每日按壓 4～6 次，每次每穴按壓 2 分鐘。

【臨床體會】

針刺治療，對功能性尿瀦留療效較好。

【病例介紹】

王××，女，26 歲 ，技術員。

主訴：產後不能排尿 2 天。

病史：2 天前足月順產一男嬰，因產程較長，產後不能排尿，婦產科給予留置導尿 2 天，今日拔除導尿管，膀胱充盈，不能排尿，於 1993 年 10 月 14 日請求針灸治療。

診斷：產後尿瀦留。

治療：針關元、水道、三陰交。取得針感後，留針 30 分鐘。每日針 1 次。

治療 1 次後，已能排尿，但排尿無力。治療 2 次後，已能正常排尿。

十四、癔病（臓躁）

癔病又稱歇斯底里，是一種較常見的神經官能症，多發於青年，女性多於男性，其發作多由精神因素引起。屬中醫「臓躁」證範疇。

【診斷要點】

發病與精神因素有密切關係，如情志不遂、惱怒憂思、突然驚恐、過度欣喜等，均可導致發病。本病發作突然，症狀表現多種多樣，但同一病人多次發作的症狀基本相似。

1.精神症狀：或大哭大笑，大喊大叫，手舞足蹈；或昏厥倒地，全身僵直，雙目緊閉，但意識並未消失。

2.運動症狀：常突然發生癱瘓，以單癱與截癱為多，肌張力正常，腱反射正常，無病理反射徵。

3.感覺症狀：常突然失明或突然音啞、咽部梗塞等症狀出現，但眼科或五官科檢查無異常發現。

【辨證】

1.風痰阻滯：突然昏倒，兩手發緊，但意識未喪失；或突然下肢癱瘓，但肌張力正常，無病理反射，苔膩，脈滑。

2.肝鬱氣滯：或感喉中有物阻塞，咽不下，吐不出；

或突然失語，只能用手勢或書寫表達自己的意思；或突然失明，但能避開障礙物，舌苔薄，脈弦細。

3.血虛肝急：突然發病，或哭笑無常，不能自主；或手舞足蹈，以唱代說。苔少，脈細數。

【治療】

治則：疏肝理氣解鬱，滌痰開竅安神。

穴位：膻中，內關，太衝，合谷，豐隆，百會，人中。

針法：針刺用瀉法。

方義：針膻中、內關以寬胸理氣；針太衝、合谷以疏肝熄風、和血通絡；針豐隆以化痰濁；針百會、人中以開竅安神。

【其他療法】

1.耳針療法

取穴：皮質下，神門，心，肝，腎。

方法：用王不留行籽穴位貼壓，每次貼壓一側耳穴，三天後換壓另一側耳穴，每天自行按壓 3～4 次，每次每穴按壓 2 分鐘。

2.頭針療法

取穴：感覺區、運動區，根據症狀選穴。

方法：毫針刺入後，快速撚轉 1 分鐘，留針 30 分鐘，每隔 10 分鐘撚轉 1 分鐘。

【臨床體會】

(1)癔病發作時，用暗示法常可緩解症狀。

(2)針灸對本病有顯著療效。

【病例介紹】

王××，女，23 歲，工人。

主訴：四肢抽搐半天。

病史：因去年未考上大學，一直悶悶不樂，寡言少語。今晨提出還要復習考大學，父母不同意，上午突然倒地，閉目不語，四肢抽搐，持續50分鐘，家人送病人到我院，內科與神經科未查出陽性體徵，心電圖、腦電圖檢查未見異常，於1991年5月10日起行針灸治療。病人舌質紅，脈沈弦。

診斷：癔病性抽搐。

治療：針人中、內關、安眠穴。取得針感後，留針30分鐘。

針1次後，抽搐停止。針2次後，自覺症狀消失，治癒。半年後隨訪，一直未再抽搐。

十五、心絞痛（胸痺）

心絞病是冠狀動脈供血不足，心肌急劇的短暫缺血缺氧引起的發作性胸骨後疼痛。本病屬中醫的「胸痺」、「真心痛」範疇。

【診斷要點】

1.臨床表現：典型心絞痛為突然發作，胸骨體上、中段後的壓榨性、窒息性疼痛，可放射至左肩、左上肢前內側，疼痛歷時1～15分鐘，疼劇時頭出冷汗，含硝酸甘油片可緩解疼痛，常在勞累、受寒、飽食、情緒激動時誘發。不典型心絞痛，疼痛多位於胸骨下段、左心前區或上腹部，放射至左肩或右前胸。

2.發作時的心電圖檢查：可見以尺波為主的導聯中，ST段下降，T波低平或倒置。

【辨證】

1.心血瘀阻：胸部刺痛，固定不移，心悸不寧，舌質紫暗，脈沈澀。

2.痰濁壅塞：胸悶胸痛，或痛引肩背，氣短喘促，形體肥胖，苔濁膩，脈滑。

3.陰寒凝滯：胸背疼痛，胸悶氣短，面色蒼白，四肢厥冷，苔白，脈沈細。

【治療】

治則：活血化瘀，豁痰開結，通陽散寒。

主穴：心俞，厥陰俞，膻中，內關。

配穴：心血瘀阻配血海、三陰交；痰濁壅塞配足三里、豐隆；陰寒凝滯配氣海、關元。

針法：實證用瀉法，虛證用補法。

方義：針厥陰俞、膻中以宣通胸陽；針心俞以行氣寬胸，並除心煩；針內關以通調經氣、宣痺止痛。配足三里、豐隆以化痰開結；配氣海、關元以升陽補氣、振奮心陽。

【其他療法】

1.耳針療法

取穴：心，交感，胸，神門，皮質下，腎上腺。

方法：用王不留籽穴位貼壓，每次貼壓一側耳穴，三天後換壓另一側耳穴，每天自行按壓 3～4 次，每次每穴按壓 2 分鐘。

2.頭針療法

取穴：胸腔區、血管舒縮區。

方法：用 28 號 1.5 寸毫針，在選定的穴區快速刺入皮下，快速捻針 1 分鐘，留針 10 分鐘，再捻針 1 分鐘，共捻針 3 次，留針 30 分鐘。

【臨床體會】

針刺對緩解心絞痛有一定療效。

【病例介紹】

劉××，女，42 歲，職工。

主訴：左前胸陣陣悶痛 2 天。

病史：既往患冠心病，昨日生氣後，左前胸出現陣陣悶痛，有時有壓迫感，昨日含用硝酸甘油片以後，胸痛緩解。今日上午又出現胸痛，用藥後頭痛、胸痛未緩解，於 1980 年 6 月 15 日來針灸治療。病人舌質淡，苔白，脈沈細。

檢查：血壓正常，心電圖檢查：ST 段低平，T 波倒置。

診斷：心絞痛。

治療：針內關、膻中、氣海，平補平瀉手法，留針 60 分鐘。

針 3 次後，胸痛減輕。針 10 次後，偶有胸痛。針 14 次後，胸痛基本消失。心電圖檢查：同治療前。

十六、陣發性心動過速（驚悸）

本病現稱異位性心動過速，以心動過速的突然發作與突然終止為特徵。發作短者僅幾秒，長者幾天，心律基本規則。分為室上性與室性心動過速。室上性較多見於無器質性心臟病者；室性絕大數見於器質性心臟病患者，尤以缺血性心臟病人多見。本病屬中醫學「驚悸」、「怔忡」等範疇。

【診斷要點】

1.臨床表現：多數病人突發突停，主要症狀為心悸、胸悶或氣促，甚至胸痛，發作時間長短不一。長期持續發作的病人，可發生充血性心力衰竭。體檢除有心臟病體徵外，心率多在 160～200/min，室上性心律多規則，而室性心律多不規則。心尖部第一心音強弱不等。

2.心電圖檢查：可幫助觸診，並可揭示是室上性或室性。

【辨證】

1.虛證：心悸，胸悶，氣短，面色無華，倦怠乏力，形寒肢冷等，舌質淡紅，脈細數。

2.實證：心悸，胸悶，煩燥不安，少寐多夢，口苦等。舌質紅，苔黃，脈滑數。

【治療】

治則：益氣補血，寧心安神，行氣活血。

主穴：神門、內關、心俞、巨闕。

配穴：虛證配足三里、膻中；實證配三陰交、太衝。

針法：虛證用補法，實證用瀉法。

方義：針神門、內關以寧心安神、行氣活血；針心俞、巨闕以疏調心經經氣。配足三里、膻中以補益氣血、活血通絡；配三陰交、太衝以健脾化痰、理氣通絡。

【其他療法】

耳針療法

取穴：心，神門，交感，肝。

方法：用王不留行籽穴位貼壓，每次貼壓一側耳穴，三天後換壓另一側耳穴，每日自按壓 3～4 次，每次每穴按壓 2 分鐘。

【臨床體會】

(1)針刺治療陣發性心動過速，有一定療效。

(2)當心動過速發作時，令病人平臥，用三寸毫針自膻中穴進針，皮下刺至鳩尾穴，撚轉 30 分鐘。對緩解症狀，收效明顯。

【病例介紹】

李××，女，46 歲，醫生。

主訴：心悸、心慌一週餘。

病史：半年前曾因心動過速住院治療 20 天，治癒後復發一次。一週前因勞累又出現心悸、心慌、胸悶、頭暈等症狀，門診服藥治療一週，症狀未見明顯好轉，於 1982 年 10 月 14 日前來針灸治療。舌質淡紅，苔白，脈細數。

檢查：血壓 19.5／11.2kPa，心率 140／min，心律齊。心電圖檢查：室上性心動過速。

治療：針雙內關，膻中透鳩尾，取得針感後，留針 30 分鐘。

針 1 次後，心悸、心慌減輕，心率由 140／min，降至 106／min。針 3 次後，心率 90／min，自覺症狀明顯減輕。針 10 次後，自覺症狀消失，心率 86／min。

十七、慢性胃炎（胃脘痛）

慢性胃炎分為慢性淺表性胃炎、慢性萎縮性胃炎、慢性糜爛性胃炎和慢性肥厚性胃炎。本病屬中醫學「胃脘痛」範疇。

【診斷要點】

無特異性症狀。可有消化不良表現，如餐後飽脹、噯氣、噁心、食慾減退等，一般多在進食後發作上腹部燒灼痛或鈍痛，部分患者有腹瀉、貧血、胃出血。胃鏡檢查和胃粘膜活檢可確診本病。

【辨證】

1.肝氣犯胃型：胃脘脹痛，痛引脇助，噯氣泛酸，舌苔薄膩，脈弦。

2.脾胃虛寒：胃脘隱痛，喜按喜暖，納呆便溏，倦怠乏力，舌質淡，脈沉遲。

3.胃陰不足：胃脘隱痛，有灼熱感，渴不多飲，舌質紅，少苔，脈細數。

【治療】

治則：舒肝理氣，溫中散寒，益胃養陰。

主穴：中脘，足三里，內關。

配穴：肝氣犯胃配肝俞、太衝；脾胃虛寒配脾俞、公孫；胃陰不足配胃俞、三陰交。

針法：實證用瀉法，虛證用補法。

方義：針中脘、足三里、內關以通調經氣、和胃止痛。配肝俞、太衝以疏肝理氣；配脾俞、公孫以健運脾胃、溫中散寒：配胃俞與三陰交以扶助脾胃、益陰養胃。

【其他療法】

1.耳針療法

取穴：胃，脾，肝，交感，內分泌。

方法：用王不留行籽穴位貼壓，每次貼壓一側耳穴，三天後換壓另一側耳穴，每日自行按壓 3～4 次，每次每穴按壓 2 分鐘。

2.灸法：適用於脾胃虛寒型。

取穴：脾俞，胃俞，中脘，足三里。

方法：用艾條溫和灸，每穴灸5～10分鐘。

【臨床體會】

針刺治療本病有一定療效，但療程較長，一般需 3～4個療程。

【病例介紹】

蘇××，女，30歲，工人。

主訴：上腹部鈍痛1年。

病史：近1年來因飲食不規律出現上腹部鈍痛，時輕時重，飯後疼痛加重，有時呈燒灼樣痛，常噯氣，進食減少。服用「胃復安」等藥治療二個月未見明顯療效，於1988年7月22日來我院針灸治療。患者面色晄白，舌質紅，少苔，脈細數。

纖維胃鏡檢查及胃粘膜活組織檢查符合單純性慢性淺表性胃炎。

診斷：慢性胃炎。

治療：針足三里、中脘、內關。取得針感後，留針30分鐘。針5次後，上腹部疼痛減輕，飯量增加。針10次後，飯量由每餐1兩增至3兩，飯後疼痛明顯減輕。針20次後，上腹部鈍痛消失。為鞏固療效，又針10次。二個月後纖維胃鏡複查示胃粘膜正常。

十八、胃腸神經官能症

本綜合徵是神經功能紊亂在胃腸道的表現，又稱胃腸道功能紊亂。以胃腸運動與分泌功能紊亂為主症，而無器質性病變，屬中醫學「腹痛」、「泄瀉」範疇。

【診斷要點】

本症起病緩慢，臨床表現以胃腸道症狀為主，同時伴有神經官能症的其他症狀。

1.胃神經官能症：以胃部症狀為主，常有反酸，噯氣，厭食，噁心，嘔吐，食後飽脹、上腹痛等症狀。

2.腸神經官能症：以腸道症狀為主，常有腹脹、腹痛、腸鳴、腹瀉、便秘等症狀。

同時還可伴有頭痛、失眠、多夢、健忘等症。精神因素在本症的發生和發展中起重要的作用。在診斷本症之前必須排除器質性疾病。

【辨證】

1.肝氣鬱結：精神抑鬱，胃脘飽脹，噯氣反酸，嘔吐納呆，腸鳴，腹瀉或便秘。苔薄，脈弦。

2.脾胃不和：胃脘不適或脹滿，噯氣反酸，大便溏瀉或秘結，苔厚膩，脈滑實。

3.脾胃氣虛：胃脘脹滿，時有嘔吐，面色晄白，四肢乏力。舌質淡，脈細弱。

【治療】

治則：疏肝理氣，調和脾胃。

主穴：中脘，足三里，內關。

配穴：肝氣鬱結配肝俞、太衝；脾胃不和配天樞、陰陵泉；脾胃氣虛配公孫、三陰交；頭痛、失眠、健忘配心俞、神門。

針法：實證用瀉法，虛證用補法。

方義：針中脘、足三里以健脾和胃、行氣導滯；針內關以開胸理氣。配肝俞、太衝以疏肝理氣；配天樞、陰陵泉以調理脾胃；配公孫、三陰交以滋陰養血、健脾益胃；配心俞、神門以調心寧神。

【其他療法】

1.耳針療法

取穴：胃，肝，太陽，交感，神門，枕，皮質下。

方法：用王不留行籽穴位貼壓，每次貼壓一側耳穴，三天後換壓另一側耳穴，每日自行按壓 3～4 次，每次每穴按壓 2 分鐘。

2.灸法（適用于脾胃氣虛）

取穴：中脘，氣海，足三里，胃俞。

方法：艾條溫和灸，每次每穴灸 5～10 分鐘。

【臨床體會】

針灸治療本病療效較好，但宜配合適當的心理治療。

【病例介紹】

趙××，女，27 歲，工人。

主訴：腹痛腹瀉 1 年餘。

病史：1 年前，吵架後一天未吃飯，以後經常上腹疼痛，打嗝，吐酸水。有時出現腹瀉，一天便 4～5 次，稀便，無膿血與粘液，曾口服「維生素 B_6」、「治胃靈」等藥治療二個月未見好轉，又服用一個多月中藥，也未見明顯療效，於 1989 年 5 月 15 日來我院針灸治療。病人舌質紅，苔薄白，脈弦。

檢查：上消化道鋇透檢查：未見異常改變。便尿常規化驗：未見異常。

診斷：胃腸神經官能症。

治療：針中脘、雙內關、雙足三里、雙太衝。取得針感後，留針 30 分鐘。

針 5 次後，上腹部疼痛減輕，仍腹瀉。針 14 次後，腹瀉次數減少，2～3 次/日。針 22 次後，上腹疼痛明顯減輕，打嗝、吐酸水已癒。針 30 次後，腹痛已癒，便已成型，1～2 次/日。

十九、胃下垂

本病是臨床上常見的慢性病。主要是由胃壁張力低下，附著於胃四週的韌帶及腹肌鬆弛無力，腹壓減低等原因所致。患者的臨床表現主要為消化系統症狀。屬中醫學的「胃脘痛」、「痞滿」等證範疇。

【診斷】

1.消化系統症狀：如飯後腹脹、下墜感、腹瀉、腹痛、便秘等。同時伴周身乏力、消瘦。

2.上消化道鋇餐透視檢查：胃小彎低於髂嵴聯線，或胃大彎在髂嵴聯線下大於 6 公分者。

常同時伴有肝、腎等臟器下垂。

【辨證】

1.中氣下陷：食少納呆，飯後腹脹，面色少華，四肢乏力等。舌淡苔白，脈細弱。

2.脾胃虛寒：神疲乏力，飯後腹脹、下墜感，肢冷便溏，腹痛喜溫。苔薄白，脈沉細。

【治療】

治則：提升中氣，補脾健胃。

主穴：巨闕，育俞，足三里。

配穴：中氣下陷配三陰交；脾胃虛寒配腎俞。

針法：選用 26 號 7 寸長針，自巨闕穴進針，針尖刺入皮下後，針體沿皮下刺至左側肓俞穴後，手持針柄與皮膚呈 45 度角，慢慢上提 20 分鐘，然後出針，出針後休息 10 分鐘。餘穴刺入後留針 30 分鐘。

方義：巨闕位於任脈，肓俞屬腎經，通過針刺並用升提手法，可達通經活絡、補脾健胃、升補中氣的目的。針足三里、三陰交以補脾健胃；針腎俞以溫養脾腎、腐熟水穀。

【其他療法】

1.灸法

取穴：中脘，氣溫，關元，脾俞，足三里。

方法：艾條溫和灸，每穴灸 5～10 分鐘。

2.耳針療法

取穴：胃，交感，皮質下，肝，神門。

方法：用王不留行籽穴位貼壓，每次貼壓一側耳穴，三天後換壓另一側耳穴，每日自行按壓 3～4 次，每次每穴按壓 2 分鐘。

【臨床體會】

⑴採用長針治療胃下垂，療效較好。胃下垂的程度愈輕，針刺療效愈好。據我們治療的 315 例療效分析，一度胃下垂的治癒率為 78.9%，而三度胃下垂的治癒率僅為 12.4%。

⑵囑病人在針刺治療同時，加強腹肌鍛鍊，並持之以恆，有助於鞏固和提高療效。

【病例介紹】

蘆××，男，21 歲，戰士。

主訴：飯後腹脹、下墜感半年。

病史：因飲食不規律，半年前出現飯後腹脹，經常返酸，上腹部經常出現陣陣隱痛。近二個月飯後下墜感明顯，不敢多吃，每頓飯只能吃 100g，無飢餓感，日漸消瘦，周身無力，於 1985 年 11 月 4 日來我院針灸治療。病人面色少華，舌質淡，苔薄白，脈細弱。

檢查：體重 54kg，上腹部凹陷，肝脾未捫及。上消化道鋇透檢查：胃下極在髂嵴聯線下 9cm。

診斷：胃下垂（Ⅱ度）。

治療：針雙足三里，長針巨闕透肓俞。足三里取得針感後，留針 30 分鐘。長針自巨闕皮下刺至左側肓俞穴後。提針 20 分鐘。

針 10 次後，上腹部隱痛消失，飯量增至每餐 150g。針 20 次後，飯後腹脹與下墜感消失，體重較治療前增加 5kg，上消化道鋇餐透視：胃下極在兩髂嵴聯線下 3cm。

二十、便　秘

便秘是指大便秘結不通，排便時間延長，或雖有便意而排便困難而言。多因植物神經功能紊亂，腸道蠕動減弱，使糞便在腸腔內滯留時間過長，水分過量吸收，形成糞便乾結，產生便秘。本證在中醫學有虛實證之分，以實證多見。

【臨床表現】

大便乾硬，排出困難，腹脹噯氣，納差腹痛，頭暈乏力。左下腹可捫及膨大充盈的腸管。

【辨證】

1.實證：大便燥結難下，糞質硬，腹脹痞滿，身熱，煩渴，口臭，舌苔黃，脈滑。

2.虛證：大便艱澀不易排出，面色皖白，頭暈心悸，或喜熱畏寒，舌苔白，脈沉細。

【治療】

治則：潤腸通便。

主穴：大腸俞，天樞，上巨虛，支溝。

配穴：實證配曲池、豐隆；虛證配足三里、三陰交。

針法：實證用瀉法，虛證用補法。

方義：便秘為大腸傳導功能失調，針大腸俞、天樞、上巨虛以加強疏通大腸腑氣之作用；針支溝以宣通三焦氣機，通調腑氣。配曲池、豐隆以清腸之熱；配足三里、三陰交以補中益氣通便。

【其他療法】

1.耳針療法

取穴：直腸下段，大腸，皮質下，交感。

方法：用王不留行籽穴位貼壓，每次貼壓一側耳穴，三天後換壓另一側耳穴，每日自行按壓 3～4 次，每次每穴按壓 2 分鐘。

2.灸法

取穴：神闕，關元，氣海，天樞，腎俞。

方法：艾條溫和灸，每穴艾灸 5 分鐘。

3.針撥法

取穴：腰陽關（第四腰椎棘突下）。

方法：選用 22 號粗毫針，快速刺入皮下，在腰陽關穴下撥筋膜 20 次左右，隔日 1 次，5 次為一療程。

【臨床體會】

⑴針灸治療習慣性便秘療效較好，而對虛證便秘，則灸法收效明顯。

⑵讓病人養成定時排便的良好習慣。

【病例介紹】

鄒××，女，36 歲，幹部

主訴：大便乾燥、排便困難半年餘。

病史：半年前因高熱出現大便乾結，約三～四天排便 1 次，排便困難時常糞便帶血。某醫院外科診斷「習慣性便秘合併肛裂」，服用「牛黃解毒片」與「果導」片治療二個月基本治癒。近二個月無誘因又出現大便乾燥，排便困難，四天左右排便一次，每次排便都需用開塞露。於 1990 年 3 月 15 日來針灸治療。病人舌質淡紅，苔薄白，脈沉細。

診斷：習慣性便秘。

治療：針天樞、足三里，留針 30 分鐘。同時同 22 號毫針，針撥腰陽關，隔日 1 次。針 4 次左右，二天排便 1 次。針 6 次後無排便困難。針 10 次後，二天排軟便 1 次，便秘治癒。

二十一、腹　瀉

腹瀉又稱泄瀉，是指大便次數增多，便質稀薄甚至水樣便、便中夾帶粘液或膿血而無裡急後重者。本症分為急性腹瀉和慢性腹瀉。

【診斷要點】

1.急性腹瀉：發病急，病程短，便次與數量較多。

2.慢性腹瀉：病程長，反覆發作，或由急性遷延而致，便次較急性腹瀉少。

【辨證】

1.急性腹瀉：以濕盛陽熱為主，屬實證。證見大便熱臭，腹痛，肛門灼熱，或身熱口苦，苔黃膩，脈滑數。少數偏於寒濕，證見糞質清稀，水穀混雜，腸鳴腹痛，苔白，脈遲。

2.慢性腹瀉：以脾虛為主，多屬虛證。證見面色萎黃，神疲肢軟，不思飲食，大便溏薄，苔白，脈緩無力。少數偏於腎虛，證見黎明腹痛欲便，或腹鳴而不痛。

【治療】

1.急性腹瀉

治則：疏調腸胃氣機。

穴位：中脘，天樞，足三里，陰陵泉。

針法：採用平補平瀉手法。

方義：針中脘、天樞以調整胃腸之運化與傳導功能；針足三里以通降胃腑氣機；針陰陵泉以使脾氣得運、水精四布、小便通利、大便轉實。

2.慢性腹瀉

治則：健脾胃、溫腎陽。

穴位：脾俞，中脘，關元，天樞，足三里。

針法：針刺採用補法。

方義：針脾俞以健脾益氣；針中脘、天樞、足三里以振奮脾陽、健運脾胃；灸關元以溫腎陽，而腐熟水穀。

【其他療法】

1.耳穴療法

取穴：大腸，小腸，胃，脾，肝，腎，交感。

方法：用王不留行籽穴位貼壓，每次貼壓一側耳穴，三天後換壓另一側耳穴，每日自行按壓 3～4 次，每次每穴按壓 2 分鐘。

2.艾灸療法

取穴：腹瀉穴（此穴為新穴，具體位置：足外踝最高點直下，赤白肉際交界處。）

方法：艾條溫和灸，左右兩次，每次各灸 15 分鐘，每日艾灸 2 次。

【臨床體會】

針刺加灸治療腹瀉，具有良好的療效。

【病例介紹】

單××，女，39 歲，職員。

主訴：腹瀉 1 月餘。

病史：1 個月前腹部受涼後出現腹瀉，每日大便 4～5 次，自己服用黃連素治療二天後，腹瀉好轉，每日大便 1～2 次。近四天又出現腹瀉，每日大便 3～4 次，有時便後帶有粘液，服用黃連素治療四天未見好轉。於 1989 年 12 月 22 日來我院針灸治療。病人舌質淡紅，苔薄白，脈沉細。

檢查：便常規：粘液(+)，白細胞每高倍鏡下 4～6 個。

診斷：慢性腹瀉。

治療：針天樞、足三里，取得針感後，留針 30 分鐘。同時用艾條灸雙天樞，每穴灸 10 分鐘。

治療四次後，腹瀉明顯減輕，每日大便二次。治療 10 次後，每日大便 1～2 次，仍為稀便。治療 15 次後，每日大便 1 次，便已成型。便常規化驗屬正常範圍。

二十二、感　冒

感冒分普通感冒和流行性感冒（流感）。中醫將普通感冒稱為「傷風」、流感稱為「時行感冒」。本病是一種由病毒感染上呼吸道，引起的急性呼吸道傳染病。

【診斷要點】

本病起病急，有發熱、惡寒、頭痛、乏力、全身酸痛、鼻塞流涕、咽痛咳嗽等症狀，病程短，有自限性，病程後期可出現肺部或肺外併發症。

【辨證】

本證以風寒與風熱兩型多見。

1.風寒型：惡寒，發熱，頭痛，無汗，鼻塞流涕，肢節酸痛，苔薄白，脈浮緊。

2.風熱型：發熱，惡風，汗出，頭脹，咽部疼痛，苔薄黃，脈浮數。

【治療】

1.風寒感冒

治則：疏風解表。

穴位：風池，列缺，合谷。頭痛配太陽；鼻塞配迎香。

針法：採用平補平瀉法。

方義：針風池以疏風解表；針列缺以宣肺止咳；針合谷以祛風解表。

2.風熱感冒

治則：疏風解熱。

穴位：大椎，風池，曲池，合谷。

針法：針刺用瀉法。

方義：針大椎以表散陽邪而解熱；針風池、曲池、合谷以疏風解熱。

【其他療法】

1.耳針療法

取穴：肺，氣管，內鼻，脾，三焦，耳尖。

方法：耳尖穴點刺放血，餘穴用王不留行籽穴位貼壓，雙側耳穴同時貼壓，每日自行按壓 3～4 次，每次每穴按壓 2 分鐘。

2.火罐療法

取穴：大椎，肺俞。

方法：先用梅花針叩刺大椎、肺俞穴，叩刺至皮膚潮紅後，在大椎與肺俞（雙）拔火罐，每次拔 5～10 分鐘。

【臨床體會】

⑴針刺治療感冒，可獲滿意療效。

⑵採用梅花針加火罐療法，對風寒、風熱感冒均有療效。

【病例介紹】

楊××，男，62 歲，退休職工。

主訴：發熱、頭痛、流涕 2 天。

病史：二天前出現發熱、頭痛、鼻塞、流涕，自己服用速效感冒片治療一天，熱退後仍前頭痛，周身乏力，肢節酸痛，於 1991 年 5 月 24 日前來針灸治療。

檢查：病人舌質淡紅，苔白，脈緊。血象屬正常範圍，胸透未見異常。

診斷：風寒感冒。

治療：針大椎、合谷，取得針感後，留針 30 分鐘。起針後大椎穴加拔火罐。治療 1 次後，鼻塞流涕已癒。治療三次後，頭部已不痛，感冒治癒。

二十三、單純性甲狀腺腫（癭病）

單純性甲狀腺腫又稱膠性甲狀腺腫，是由於碘攝入不足或代謝障礙所致的甲狀腺代償性增生肥大，一般不伴有甲狀腺功能失常。分為地方性與散在性兩種，以地方性多見。本病屬中醫學「癭病」範疇。

【診斷要點】

地方性甲狀腺腫多見於山區、高原地區及缺碘飲食者。散在性甲狀腺腫多見於女性，常在青春期、妊娠期、哺乳期及絕經期發生或加重。

本病早期常無自覺症狀，腺體輕度腫大，呈彌漫性，質軟無壓痛。重度腫大可引起壓迫症狀。病情久者可出現結節。

實驗室檢查，基礎代謝率（BMR）、血漿蛋白結合碘（PBI）和甲狀腺素（T_4）基本正常，三碘甲狀腺原氨酸（T_3）可略高。

【辨證】

1.氣鬱痰阻：頸前部呈彌漫性腫大，質軟不痛，乳脹，脇痛，苔薄白，脈弦。

2.痰結血瘀：頸前部出現腫塊，按之較硬或有結節，胸悶，心悸，苔白膩，脈弦澀。

【治療】

治則：理氣化痰，消痰散結，活血軟堅。

穴位：阿是穴（腺腫局部），天突，中渚，多關，足三里，陰陵泉。

針法：腺腫局部用圍刺法，各針的針體呈 45 度角斜刺入腫塊中心基底部，留針 30 分鐘。餘穴的針法以瀉法為主。

方義：阿是穴為局部取穴，針之有疏通局部經氣、消腫散結之作用；針天突、中渚、外關以疏肝理氣、通利三焦；針足三里、陰陵泉以健脾運濕、化痰消腫。

【其他療法】

1.耳針療法

取穴：內分泌，甲狀腺，咽喉，腎。

方法：用王不留行籽穴位貼壓，每次貼壓一側耳穴，三天後換壓另一側耳穴，每日自行按壓 3～4 次，每次每穴按壓 2 分鐘。

2.穴位注射療法

取穴：天突，甲狀腺腺腫局部。

方法：用 2%碘化鉀溶液，局部常規消毒後，視腺腫大小，向腺體內注 1～3ml；天突穴注入 0.5ml。每週注射 2 次，6 次為一療程。

【臨床體會】

⑴針灸對單純性甲狀腺腫有一定療效，同時應配合內服碘劑藥物。

⑵針刺時勿傷氣管、血管，出針後應按壓針孔 1～2 分鐘，以防出血。

【病例介紹】

劉××，女，50 歲，工人。

主訴：右頸部腫物二個月。

病史：二個月前，洗臉時發現右側頸部有一腫物，質軟，壓之不痛。不愛出汗，無心悸等症狀。到醫院診為「甲狀腺腺瘤」，動員手術治療，病人怕開刀，於 1990 年 7 月 18 日來院針灸治療。病人舌質淡紅，苔薄白，脈弦。

檢查：右側頸部有一個 2.5cm×2.5cm×1cm 大小之腫物，質軟，表面光滑，活動良。核素檢查：T_3 略高，T_4 正常。

診斷：甲狀腺腺瘤。

治療：用 1.5 寸毫針在腺瘤的左右兩側各刺入 2 針，針體 45 度角刺入腺瘤中心，留針 60 分鐘。針 10 次後，腺瘤較前縮小。針 30 次後，腺瘤明顯縮小，大小為 1cm×1cm×0.5cm。針 40 次後，腺瘤基本消失。

二十四、糖尿病（消渴）

糖尿病是由於胰島素分泌絕對或相對不足，所引起的一組常見的代謝內分泌病。其特徵為高血糖、糖尿、葡萄糖耐量減低及胰島素釋放試驗異常。本病分為原發性與繼發性兩類，屬於中醫學的「消渴」範疇。

【診斷要點】

1.臨床表現：多飲、多食、多尿（「三多」），消瘦或體重下降（「一少」），為本病的典型症狀。久病者，常伴發心血管、腎、眼、神經等病變。重症者，可發生酮症酸中毒、昏迷和合併化膿性感染等。少數患者無明顯自覺性，經檢驗才發現本病。病史中有精神因素及家族遺傳傾向。要注意鑒別原發性與繼發性。

2.實驗室檢查：尿糖反覆陽性，空腹血糖≥7.8mmol/L（140mg/dl），任何時候血糖≥311.1mmol/L（200mg/dl）。

【辨證】

根據「三多」症狀的主次，分為上、中、下三消。以口渴多飲者為上消，屬肺；多食善飢者為中消，屬胃；多尿者為下消，屬腎。

1.上消：煩渴多飲，口乾舌燥，小便頻多，苔薄黃，脈洪數。多又稱「肺消」。見於輕型。

2.中消：多食易飢，煩熱多汗，形體消瘦，尿多混黃，苔黃，脈滑數。又稱「胃消」。多見於中型。

3.下消：小便頻數、量多混濁，渴而多飲，全身搔癢，舌紅，苔薄黃，脈細數。又稱「腎消」。多見於重型。

【治療】

1.上消

治則：清瀉肺火，生津止渴。

穴位：肺俞，魚際，廉泉，合谷。

針法：平補平瀉針法。

方義：針肺俞、合谷以清上消之熱而潤肺；針魚際以清瀉肺熱；針廉泉以生津止渴。

2.中消

治則：清瀉胃火，調中養陰。

穴位：曲池，內關，足三里，脾俞。

針法：平補平瀉針法。

方義：針曲池以清熱利濕、調和營血；配內關、足三里、脾俞，共奏調中，清瀉胃熱之功效。

3.下消

治則：補腎益陰。

穴位：腎俞，復溜，太谿，三陰交。

針法：針刺用補法。

方義：針腎俞、復溜、太谿以補腎、滋陰、清熱；針三陰交以舒肝益腎。腎氣得復，則膀胱氣化功能自然恢復。

【其他療法】

1.耳針療法

取穴：胰，內分泌，肺，胃，腎，三焦，飢點，渴點，膀胱。

方法：用王不留行籽穴位貼壓，每次貼壓一側耳穴，三天後換壓另一側耳穴，每天自行按壓 3～4 次，每次按壓 2 分鐘。

2.梅花針療法

取穴：脊柱兩側的華佗夾脊穴與背俞穴。

方法：在脊椎兩側距背正中線左右旁開 0.5 寸的華佗夾脊穴與旁開 1.5 寸的背俞穴，從上至下用梅花針進行叩刺，叩至皮膚潮紅為度，每日 1 次，或隔日 1 次，10 次為一療程。

【臨床體會】

(1)針刺治療糖尿病，對病程短者及輕中者，療效較好；而對重型與胰島素依賴型，療效較差。

(2)糖尿病患者抵抗力較差，易於引起感染，針刺時必須注意嚴格消毒。

【病例介紹】

王××，男，42 歲，幹部。

主訴：多飲、多尿、多食、消瘦五個月。

病史：近五個月來，經常感口渴，每天要喝三暖壺水，尿多，尿色不清，呈混黃色，飯量較前增多，體重較減輕 1.5kg。未經治療，於 1991 年 3 月 25 日來針灸治療口渴。病人舌紅少苔，脈細數。

檢查，尿糖（+++），空腹血糖 7.6mmol/L。

診斷：糖尿病。

治療：針中脘、足三里、三陰交、太谿、腎俞。取得針感後，留針 30 分鐘。

針 10 次後，多飲、多尿、多食減輕。尿糖（++）。針 20 次後，自覺症狀大部分消失，尿糖(+)，空腹血糖 5.8mmol/L。針 30 次後，自覺症狀消失，尿糖(-)，空腹血糖 5.0mmol/L。

二十五、支氣管哮喘（哮證）

支氣管哮喘是一種常見的、反覆發作的肺部變態反應性疾病，有一定的遺傳傾向。本病屬於中醫的「哮證」、「喘證」範疇。

【診斷要點】

患者常有哮喘反覆發作史，以及接觸某種過敏物質或因精神因素而誘發哮喘。典型發作時有呼吸困難、哮鳴、端坐呼吸、冷汗淋漓等症狀。嚴重時有紫紺，可合併心力衰竭。間歇期常無症狀。應用支氣管解痙藥可使症狀緩解。

體檢：聽診可聞及兩肺滿布哮鳴音與乾性囉音，以呼氣期為明顯。

【辨證】

1.發作期：氣鬱痰壅，阻塞氣道，表現為實證。臨床上又分為風寒外襲與痰熱二型。

2.間歇期：反覆發作，損耗肺陰，久則累及脾腎，表現為虛證。虛證又分為肺氣不足與腎虛二型。

【治療】

1.實證

治則：疏風散寒，清熱化痰，降氣平喘。

主穴：肺俞，列缺，尺濁，膻中。

配穴：風寒配合谷；痰熱配豐隆；喘甚配定喘。

針法：多採用瀉法或平補平瀉手法。

方義：針肺俞以通利肺氣；針列缺、尺澤以瀉肺熱；針膻中以順氣化痰。配合谷以疏風散寒；配豐隆以順氣化痰；配定喘以降氣平喘。

2.虛證

治則：補益肺、脾、腎。

穴位：肺俞，氣海，腎俞，足三里，太淵，太谿，豐隆。

針法：針刺用補法。

方義：針肺俞、腎俞以補益肺腎，固表納氣；針太淵、太谿以充肺腎真元之氣；針氣海以理氣定喘；針足三里以補脾充肺，配合豐隆以增強健脾補肺。

【其他療法】

1.耳針療法

取穴：氣管，肺，喘點，神門，交感，腎上腺，內分泌，咽喉。

方法：用王不留行籽穴位貼壓，每次貼壓一側耳穴，三天後換壓另一側耳穴，每日自行按壓 3～4 次，每次每穴按壓 2 分鐘。

2.灸法

取穴：大椎，定喘，肺俞，膻中。

方法：艾條溫和灸，每穴艾灸 5 分鐘。

3.火罐療法

取穴：定喘，肺俞，大椎。

方法：先用梅花針叩刺大椎、定喘（雙）、肺俞（雙）。然後在大椎、定喘、肺俞穴處加拔火罐，拔 5～8 分鐘。

【臨床體會】

⑴針灸治療支氣管哮喘，療效明顯。

⑵過敏性哮喘者，應查明過敏原，進行脫敏治療。

【病例介紹】

龐××，女，30 歲，農民。

主訴：呼吸困難、哮喘反覆發作半年餘。

病史：半年前感冒後，突然感到胸悶氣短，呼吸困難，呼吸時胸內發出嘶嘶的哮鳴音，多在睡眠中突然發作。曾到市醫院診斷「哮喘」，口服「氨茶鹼」、靜點「慶大毒素」與「氫考」，治療五天，症狀緩解。以後反覆發作二次，一週前又出現哮喘，胸悶氣短，喉間有哮鳴音，自己服用「安茶鹼」未見效，於 1987 年 7 月 16 日來我院針灸治療。病人舌質淡紅，苔薄白，脈浮緊。

檢查：肺部聽診兩肺滿佈哮鳴音。胸透：兩肺透明度稍強。血常規正常。其他無異常。

診斷：哮喘。

治療：針太淵、合谷、足三里、太谿，取得針感後，留針 30 分鐘。大椎拔火罐 10 分鐘。

治療 2 次後，喘促減輕。治療 5 次後，喘促明顯減輕。12 次後，已基本不喘。為鞏固療效共治療 20 次。

二十六、腎盂腎炎（淋證）

腎盂腎炎是指腎臟與腎盂的炎症，多由細菌感染所致。臨床上有急性與慢性之分。本病屬中醫的「淋證」範疇。

【診斷要點】

1.急性腎盂腎炎：以育齡婦女多見。起病急驟，病程在六個月以內。全身感染症狀：寒戰高熱，乏力身痛，腹痛，噁心嘔吐等。泌尿系病狀有尿頻，尿急，尿痛，腰痛，腎區壓痛與叩擊痛，尿液混濁，尿培養陽性。

2.慢性腎盂腎炎：有反覆發作病史，病程在六個月以上。全身症狀較急性期輕。泌尿系症狀也不典型。可導致慢性腎功能不全。尿細菌培養陽性。

【辨證】

1.下焦濕熱：外感濕熱下注膀胱，氣化失調，清濁不分而致尿頻、尿急、尿痛，苔黃膩，脈濡數。多見於急性腎盂腎炎。

2.陰虛濕熱：濕熱久留，耗津傷液，正傷邪惡而致尿頻、腰部酸痛、尿道灼痛、口乾便秘、頭暈耳鳴，時止時發，舌紅，脈細數。多見於慢性腎盂腎炎急性發作。

3.脾腎陽虛：納差便溏，腹脹，尿少，眼瞼及下肢浮腫，面色皖白，舌淡苔白，脈沉細無力。多見於慢性腎盂腎炎。

【治療】

治則：疏調膀胱氣機，清熱利尿，補益腎水。

主穴：膀胱俞，腎俞，中極，陰陵泉，太谿。

配穴：尿液混濁配三陰交；腎氣不足配關元、氣海。

針法：實證用瀉法，虛證用補法。

方義：針膀胱俞、腎俞、中極以疏利膀胱氣機、利濕止痛；針陰陵泉以利濕通淋；針太谿以補益腎水。配三陰交以除濕利尿；灸關元、氣海以補氣培元、而利氣化。

【其他療法】

1.耳針療法

取穴：腎、膀胱，交感，枕，腎上線。

方法：用王不留行籽穴位貼壓，每次貼壓一側耳穴，三天後換壓另一側耳穴，每日自行按壓 3～4 次，每次每穴按壓 2 分鐘。

2.灸法

取穴：腎俞，膀胱俞，次髎，關元，氣海。

方法：艾條溫和灸，每穴灸 5～10 分鐘。

【臨床體會】

針灸能明顯緩解急性腎盂腎炎的尿路刺激症狀，而對慢性腎盂腎炎則針刺療效較差，以灸法為適宜。

【病例介紹】

王××，女，29 歲，職工。

主訴：尿頻、尿急、尿痛四個月，加重一個月。

病史：四個月前著涼後，出現尿頻、尿急、尿痛，同時有寒戰、發熱、腰酸等症狀，到醫院檢查，診斷「急性腎盂腎炎」收住院治療一個月，治癒出院。一個月前因搬家勞累，又出現發熱、尿頻、尿急、尿痛、腰酸等症狀，自己服藥治療半個月未見明顯療效，於 1981 年 3 月 21 日來我院針灸治療。病人面色皖光，舌質紅，少苔，脈濡數。

檢查：腎區叩打痛陽性，壓痛陽性。尿常規：白細胞（+++）。

診斷：急性腎盂腎炎。

治療：針關元、腎俞、陰陵泉、三陰交。取得針感後，留針 30 分鐘。

針 5 次後，尿頻，尿痛好轉。針 10 次後，尿頻、尿急、尿痛明顯好轉，仍有腰痛，尿常規：白細胞（++）。針 15 次後，尿常規：白細胞（+）。針 25 次後，自覺症狀消失，尿常規：白細胞 4～5 個/30HP。

二十七、呃　逆

呃逆俗稱「打嗝」，又稱膈肌痙攣。發病突然，因胃氣上衝，喉間呃呃連聲，聲短而頻，不能自制。常因飲食過急、過食生冷或過飽，過服寒涼或溫燥藥物、精神因素、或突然吸入空氣等原因所致。中醫稱呃逆為「噦證」。

【辨證】

1.食積氣滯：脘腹脹滿，呃聲洪亮，舌苔黃膩，脈滑數。

2.肝鬱氣滯：胸脇脹痛，煩悶不舒，舌苔薄膩，脈弦。

3.感受寒邪：呃聲沉緩有力，舌苔白，脈遲。

【治療】

治則：和胃平逆。

主穴：足三里，中脘，內關，膈俞，天突。

配穴：食積配內庭；氣滯配太衝；寒邪配上脘。

針法：實證用瀉法，虛證用補法。

方義：針足三里、中脘、內關以開胸利氣；針膈俞、天突以平逆降氣。配內庭以和胃消滯；配太衝以平肝解鬱；配上脘以溫中散寒。

【其他療法】

1.耳針療法

取穴：神門，膈，皮質下，交感，脾、胃。

方法：用王不留行籽穴位貼壓，每次貼壓一側耳穴，三天後換壓另一側耳穴，每日自行按壓 3～4 次，每次每穴按壓 2 分鐘。

2.指壓療法

取穴：攢竹穴

方法：術者將兩手拇指按壓在患者的雙側攢竹穴上，其餘四指併攏緊貼在兩耳尖上的率谷穴。指壓由輕到重，持續約 3～5 分鐘。

【附】 頑固性呃逆

頑固性呃逆是指呃逆性連續發性、持續時間長、用一般療法難以治癒者。重症病人若突然出現頑固性呃逆，常預示疾病危重。一般認為頑固性呃逆是由於膈神經受刺激而引起的，選用一般穴位，往往收效甚微。我們選取了能刺激到膈神經的扶突穴，治療頑固性呃逆，取得了顯著療效。

穴位：扶突，內關。

針法：選用 28 號 1.5 寸毫針，由穴位處水平方向向頸椎直刺 0.5～1 寸，待有觸電樣針感向肩或上肢傳導時，立即出針，不留針。內關穴常規方法針刺，留針 30 分鐘。

注意：扶突穴不得斜向下方針刺，因為在鎖骨的內側，胸膜頂高出鎖骨 2～3cm，若針刺方向不當，易刺破胸膜，造成外傷性氣胸。

【臨床體會】

我們採用上法共治療頑固性呃逆 187 例，治癒率為 80.2%，最多在一個療程（10 次）內治癒。

【病例介紹】

宋××，男，50 歲，幹部

主訴：呃逆連續反覆發作二天。

病史：因肝硬化上消化道大出血住院二週，昨日上午出現呃逆，呃呃連聲，幾秒鐘發作一次，連續發作，晝夜不停，嚴重影響進食與休息。科裡給予口服鎮靜藥，肌注苯巴比妥，靜點奴夫卡因，均未見效，於 1990 年 1 月 5 日請求針灸治療。病人面色蒼白，病乏無力，舌質淡，少苔，脈沉細。

診斷：頑固性呃逆。

治療：針扶突（雙）、內關。內關穴取得針感後，留針 30 分鐘。

治療 2 次後，發作間隔延長。治療 5 次後，呃逆次數明顯減少。治療 7 次後，呃逆完全停止。二個月後隨訪，呃逆未復發。

第二節 外科、男科、皮膚科病證

一、落枕

落枕是指一側項背部肌肉痙攣，頸部酸痛、項僵，頸部活動受限的一種病證。中醫稱為「失枕」。

【診斷要點】

突然發病，多在早晨起床後，頸項部一側肌肉緊張、強硬，頭部轉動不利，動則疼痛加劇，尤以向患側扭轉疼痛更為明顯，甚則牽引至肩部疼痛，頭向患側偏斜，呈強迫體位。

痙攣的肌肉常有明顯壓痛，如胸鎖乳突肌、斜方肌及肩胛提肌等肌肉有壓痛點。

【辨證】

由於感受風寒或頸部一側肌群損傷、勞損，致使頸項局部經絡氣血凝滯，經絡受限，而產生拘急疼痛。

【治療】

治則：舒筋活血，散風通絡。

穴位：大椎，風池，落枕穴（外勞宮）。

針法：平補平瀉法。先針落枕穴，取得針感後，留針30 分鐘，留針期間令患者活動頸部。如果頸部疼痛未完全緩解，再針大椎、風池，取得針感後，留針 30 分鐘。

方義：落枕穴為治療落枕的經驗效穴；大椎為督脈穴，主一身之陽氣；風池為膽經穴，可袪風散寒。合之有舒筋活絡、散風通絡之功效。

【其他療法】

1.灸法

取穴：天柱，阿是穴。

方法：艾條溫和灸，每穴艾灸 10～15 分鐘，灸至局部皮膚潮紅為度。

2.點穴療法

取穴：天宗，肩井，痛點。

方法：用右手拇指點按痛點，點按 3～5 分鐘，再用拇指撥天宗穴 3～5 分鐘，邊撥天宗穴，邊令患者活動頸部，最後用雙手提拿兩側肩井穴，提拿 5～6 次。

3.耳針療法

取穴：頸，頸椎，肩，肝，膽。

方法：用王不留行籽穴位貼壓雙側耳穴，每日自行按壓 3～5 次，每次每穴按壓 2 分鐘。

【臨床體會】

針灸治療落枕收效顯著，常可即刻止痛。

【病例介紹】

彭××，男，44 歲，幹部。

主訴：頸部牽扯樣疼痛半天。

病史：早晨起床後，發覺右側頸部有牽扯樣疼痛，頭不敢回轉，於 1986 年 6 月 20 日來針灸治療。

檢查：頭前俯受限，後仰不受限，頭不能向左側轉動，旋轉活動明顯受限。右側頸部肌肉緊張。

診斷：落枕。

治療：針右風池、外關。提插撚轉 1 分鐘後，留針 30 分鐘。

針 1 次後，疼痛減輕大半。針 2 次後，疼痛消失，頸部活動自如。

二、急性乳腺炎（乳癰）

急性乳腺炎是乳腺組織因乳汁瘀積或乳頭裂傷，繼發細菌感染所致。常發生於產後哺乳期，多發於產後 3～4 週的初產婦。本病相當於中醫的「乳癰」。

【診斷要點】

患側乳房腫脹疼痛，或有搏動性痛。局部皮膚發紅、發熱，發炎部位變硬，有明顯壓痛，伴有畏寒、發熱等全身症狀。

白細胞及中性粒細胞計數明顯升高，局部穿刺可抽出膿液。

【辨證】

本病多屬實證，與肝氣不舒、胃熱鬱結有關。

【治療】

治則：清熱解毒，通鬱散結。

穴位：足三里，梁丘，乳根，內關，期門。

針法：針刺用瀉法，留針 30 分鐘。

方義：針足三里、梁丘、乳根，以降胃火、消瘀結；針內關以寧心安神、理氣鎮痛；針期門以舒肝解鬱。

【其他療法】

1.耳針療法

取穴：乳腺，內分泌，腎上腺，胸。

方法：用王不留行籽穴位貼壓雙側耳穴，每日自行按壓 3～4 次，每次每穴按壓 2 分鐘。

2.灸法

取穴：肩井，乳根。

方法：艾條溫和灸患側肩井、乳根，每次每穴灸 10～15 分鐘，每日灸 1～2 次。

【臨床體會】

急性乳腺炎初起時（未成膿期），採用針灸治療有較好的療效。若乳腺炎已成膿，當外科處理。

【病例介紹】

王××，女，26 歲，護士。

主訴：左側乳房脹痛、發硬二天。

病史：二天前，在給小兒哺乳時睡著，左側乳房受壓，以後出現左乳房腫脹、疼痛、發紅、變硬。於 1980 年 11 月 20 日來針灸治療。

檢查：體溫 37.8℃，左側乳房外側紅腫、發熱，有 3cm×5cm×2cm 大小之硬結，有明顯壓痛。

診斷：急性乳腺炎（乳癰）。

治療：針左內關、足三里、乳根。提插捻轉 1 分鐘後，留針 30 分鐘。針 1 次後，疼痛減輕。針 3 次後，疼痛基本消失，硬結變軟。針 4 次後，治癒。

三、肩關節周圍炎（漏肩風）

肩關節周圍炎（簡稱肩周炎），是關節囊和關節周圍組織的一種退化性炎症。以中老年人多見，又有「五十肩」之稱。本病屬中醫學的「肩痺」、「漏肩風」範疇。

【診斷要點】

起病緩慢，多繼發於肱二頭肌腱鞘炎或上肢創傷。初為輕度肩痛，逐漸加重，夜間痛重，稍事活動反能減輕，進而肩部活動受限，以上臂外展、上舉、內旋運動受限明顯。日久三角肌萎縮，X線檢查可顯示肩部骨質疏鬆。

本病的特點是早期以疼痛為主，晚期以功能受限為主。

【辨證】

1.邪阻經絡，氣血凝滯：中老年人，肝腎精血虧虛，風寒濕邪侵襲脈絡，氣血受損，經脈失養，氣血凝滯，肩部呈彌漫性刺痛，活動受限，此型為早期，以疼痛為主。

2.邪客日久，筋脈失養：肩痛日久不解，活動後稍減輕。上臂外展、上舉、內旋等均受限，重者不能摸褲帶、不能穿衣、摸背、梳頭。此型為晚期，以功能障礙為主。

【治療】

治則：疏通經絡，散風止痛。

穴位：肩髃，肩髎，肩貞，曲池，陽陵泉。

針法：瀉法或平補平瀉手法，留針 30 分鐘。

方義：根據經絡循行部位選穴，取大腸經的肩髃、曲池、配小腸經的肩貞與三焦經之肩髎及膽經的陽陵泉，以疏通肩部的經絡氣血，經氣流暢，衛外有權，則風、寒、濕三邪無所依附，而痺痛得解。

【其他療法】

1.耳針療法

取穴：肩，肩關節，鎖骨，壓痛點。

方法：用王不留行籽穴位貼壓，每次貼壓一側耳穴，三天後換壓另一側耳穴，每日自行按壓 3～4 次，每次每穴按壓 2 分鐘。

2.灸法

取穴：天宗，肩髃，曲池，外關。

方法：艾條溫和灸，每次每穴艾灸 10～15 分鐘，灸至局部皮膚潮紅為度，每日 1 次，10 次為一療程。

3.運動針法

取穴：條口透承山。

方法：在同側或對側的條口穴，用 2.5 寸毫針向承山穴方向刺入 2 寸左右。邊提插、捻轉，邊讓患者活動患側的肩部，提插捻轉 2～3 分鐘後，留針 30 分鐘，留針期間令病人不斷地做肩部活動。

4.自我鍛鍊法

肩周炎在治療同時配合自我鍛鍊，每日鍛鍊 2～3 次，可以明顯增強療效。主要有四個步驟：

⑴手指爬牆：面牆而立，兩手上舉，用手指做爬牆運動，在每次手指的最高點做記號，以增強信心。

⑵摸對側耳朵：患側手臂過頭頂，手指摸對側耳朵，反覆摸 6 次。

⑶摸對側背部：患側手臂對背部，摸對側的肩胛骨，反覆摸 6 次。

⑷搖肩：彎腰，患側上肢伸直，順時針方向畫圈 12 次，再逆時針方向畫圈 12 次，畫圈範圍越大越好。

【臨床體會】

肩周炎早期，針灸療效較好。

【病例介紹】

沈××，女，49 歲，工人。

主訴：左肩疼痛半個月。

病史：半個月前受涼後，左肩出現疼痛，逐漸加重，陣陣刺痛，夜間為重，白天活動後反而減輕。於 1990 年 5 月 15 日來針灸治療。

檢查：左肩不紅不腫，左手上舉不受限，左手向後摸不到腰帶，肱二頭肌短頭處與崗上肌處壓痛明顯。

診斷：左肩周炎（肩痺）。

治療：針左肩髃、肩髎、曲池，提插捻轉 1 分鐘後，留針 30 分鐘。

針 5 次後，疼痛減輕。針 10 次後，左手向後可摸到腰帶，但摸不到背部。針 18 次後，左肩疼痛消失，活動自如。

四、扭傷（傷筋）

扭傷主要是指四肢關節或軀體部的軟組織損傷。臨床上最常見的有：腰扭傷（閃腰）、腕扭傷、踝扭傷等。屬中醫學「傷筋」範疇。

【診斷要點】

扭傷多發生於腰部、腕部與踝部等處，多有不同程度的外力損傷史，如扭、摔、過度屈伸、負重等。

主要表現為局部腫脹、疼痛、壓痛、關節活動障礙等。X線拍片檢查可排除骨折和脫位。

【辨證】

本病初期多為實證，以瘀血內阻為主；後期因久病正氣受損，可出現虛實挾雜之證。

【治療】

治則：舒筋活絡，活血祛瘀，消腫止痛。

穴位：以局部取穴為主。腰扭傷：腰陽關，腎俞，環跳，委中；腕扭傷：外關，陽池，陽谿；踝扭傷：解谿、懸鍾、商丘、崑崙。

針法：用瀉法，留針 30 分鐘。也可針刺後加灸。

方義：於損傷局部取穴，以達行氣血、通經絡之目的，促使功能恢復正常。傷勢較重的，可採用局部近刺與循經遠刺相結合的方法。

【其他療法】

1.耳針療法

取穴：扭傷部位，皮質下，神門，腎上腺。

方法：用王不留行籽穴位貼壓雙側耳穴，每日自行按壓 3～4 次，每次每穴按壓 2 分鐘。

2.灸法

取穴：腰扭傷：腰陽關，腎俞，壓痛點；腕扭傷：外關，陽池；踝扭傷：懸鍾，崑崙，解谿。

方法：艾條溫和灸，每次每穴灸 3～10 分鐘，灸至局部皮膚潮紅為度，每日灸 1 次。

【臨床體會】

⑴針灸治療急性扭傷療效較好。扭傷如果超過 24 小時，局部腫脹明顯者，可針後加灸。

⑵為了加強療效，急性扭傷的病人，可在針刺遠端穴位的同時，不斷地主動活動扭傷部位。

【病例介紹】

湯××，男，30 歲，幹部。

主訴：腰痛不敢活動半天。

病史：今日上午抬箱子時不慎將腰扭傷，右側腰痛不敢活動，外敷傷濕止痛膏未見好轉，於 1986 年 9 月 17 日前來針灸治療。

檢查：腰不能前彎，後仰不受限，右側腰大肌僵硬，壓痛明顯，右直腿抬高試驗（+）。

診斷：急性腰扭傷。

治療：針右腎俞、環跳，取得針感後，提插捻轉 1 分鐘，留針 30 分鐘。針後拔火罐。

治療 1 次後，腰部立即能活動，僅前彎稍受限。治療 2 次後，腰痛消失，活動自如。

五、慢性腰肌勞損

慢性腰肌勞損主要是指腰骶部肌肉、筋膜、韌帶等軟組織的慢性損傷。屬中醫學的「腰痛」範疇。

【診斷要點】

長期腰部不適或腰痛史，呈反覆發作。在久坐、持久彎腰或受寒勞累、陰雨時腰痛加重，休息後減輕。腰部活動功能多無障礙，部分病人彎腰俯仰活動輕度受限，一側或兩側的腰段骶棘肌有壓痛。X 線攝片排除骨性改變。

【辨證】

外傷或露臥貪涼、寒濕侵襲致使氣血受損、氣滯血瘀、經脈瘀阻、氣血不暢而引致腰痛，活動受限。

【治療】

治則：舒筋活血，溫經通絡。

穴位：腎俞、八髎，秩邊，委中。

針法：平補平瀉法，留針 30 分鐘。

方義：腰為腎之府，針腎俞以補益腎氣；秩邊、委中屬膀胱經，為治療腰痛之要穴，合八髎以疏利膀胱經氣、清除絡中瘀滯，則勞損自癒。

【其他療法】

1.耳針療法

取穴：腰骶椎區，神門，腎，皮質下。

方法：用王不留行籽穴位貼壓，每次貼壓一側耳穴，三天後換壓另一側耳穴，每日自行按壓 3～4 次，每次每穴按壓 2 分鐘。

2.灸法

取穴：腎俞，秩邊，阿是穴。

方法：艾條溫和灸，每穴艾灸 5～10 分鐘，灸至皮膚潮紅為度，每日 1 次，10 次為一療程。

【臨床體會】

針灸治療慢性腰肌勞損有一定療效。為加強治療效果，可採取針後加灸，或針後加火罐治療。

【病例介紹】

李××，男，50 歲，幹部。

主訴：右側腰痛反覆發作一年餘。

病史：一年前抬重物時腰部扭傷，到市醫院骨科檢查，診斷「腰肌勞損」、經按摩、理療等治療一個月，腰已不痛。半年前勞累後又出現腰痛，理療半個月好轉。二週前又出現右側腰痛，時輕時重，理療半個月未見好轉，於 1985 年 5 月 26 日前來針灸治療。

檢查：腰部活動不受限，右側腰肌僵硬，壓痛廣泛，無固定壓痛點。腰椎 X 光片未見異常改變。

診斷：慢性腰肌勞損。

治療：針腎俞、環跳，取得針感後，留針 30 分鐘。針後加灸。治療 10 次後，腰痛減輕一半。治療 20 次後，右側腰痛基本消失。

六、腱鞘囊腫

腱鞘囊腫是由於保護肌腱的滑囊因外傷或勞損而發生的囊腫，部位多在腕關節背側和足背部。

【診斷要點】

在腕關節背面或足背面出現的圓形、表面光滑、張力較大的囊腫樣包塊，伴有關節酸痛、乏力。檢查時可見局部隆起，觸之有囊性波動感，囊腫不與皮膚粘連，可移動。較大的囊腫呈軟骨樣硬度，觸之不可移動。

【治療】

治則：通經止痛。

方法：囊腫局部皮膚先用碘酒消毒，乾燥後再由 75%酒精脫碘，然後用高壓滅菌的 20 號毫針或三棱針，從囊腫最高點刺入，刺破囊腫加以擠壓，擠出膠狀粘液；或用三棱針刺基底部的四周，對稱刺入四針，然後加以擠壓，擠出膠狀粘液後，加壓包紮 3～4 天。

【臨床體會】

我們採用上法治療 104 例，86 例 1 次治癒，18 例復發，再次治療後治癒。

【病例介紹】

王××，女，14 歲，學生。

主訴：右腕背囊性腫物一週。

病史：一週前跌倒，以後右側腕背部出現一個蠶豆大之腫物，近二天腫塊長至小核桃大，於 1987 年 9 月 21 日家長領來針灸治療。

檢查：右腕背橈側有 2cm×4cm 大小之圓形腫物，軟囊狀，與皮膚無粘連，可推動。

診斷：腱鞘囊腫（右腕背）。

治療：囊腫局部做常規消毒，然後用高壓消毒的三棱針，從囊腫基底部的側壁快速刺入囊腕，然後向四周深刺，勿穿透對側皮膚，快速出針後，醫者用力擠壓囊腔，擠淨粘液，按壓 10 分鐘後，再加壓包紮。

治療 1 次後治癒。一個月後隨訪，未再復發。

七、慢性膽囊炎膽石症（脇痛）

慢性膽囊炎係膽囊慢性炎症性病變，因大多為慢性膽石性膽囊炎，少數無合併膽石，故本文稱為慢性膽囊炎膽石症。屬中醫「脇痛」範疇。

【診斷要點】

反覆發作，右季肋部劍突下隱痛、脹痛，並向右側肩胛下區放射。多在進油膩食物或飽餐後發作腹痛，呈持續性。若膽石嵌頓，則產生膽絞痛，可伴有噁心、嘔吐、噯氣打呃、消化不良等症狀。部分患者無自覺症狀。膽囊區可有壓痛，墨菲徵陽性。可捫及腫大之膽囊。十二指腸引流可發現膽汁內有膽固醇、膽紅素鈣結晶，鏡檢可見較多膿細胞，培養可有致病菌，有的提示膽囊收縮功能不良或膽囊管梗阻。

B 型超聲波檢查可協助診斷，尤其對膽石的診斷正確可靠。必要時行 ERCP（逆行胰膽管造影術）檢查或手術探查及病理檢查確診。

【辨證】

1.肝鬱氣滯：脇肋脹痛或絞痛，疼痛放散至肩背，口苦咽乾，或伴有黃疸、便秘、舌苔黃，脈眩。

2.溫熱內蘊：脇肋脹痛，脘腹脹滿，噁心不欲食，疲倦乏力，目黃，苔黃膩，脈滑數。

【治療】

1.肝鬱氣滯

治則：疏瀉肝膽，排石止痛。

穴位：肝俞，膽俞，陽陵泉，太衝。

針法：針刺用瀉法，取得針感後，留針30分鐘。

方義：針肝俞、膽俞，以疏瀉肝膽；針陽陵泉以瀉膽經實熱；針太衝以疏肝解鬱。

2.濕熱內蘊

治則：清熱利濕，化瘀排石。

穴位：陽陵泉，曲泉，陽輔，足三里。

方義：針陽陵泉、足三里以健脾利濕；針肝經之曲泉，以舒肝化瘀；針膽經之陽輔以瀉膽經之熱邪。

【其他療法】

耳針療法

取穴：肝，膽，腹，神門，內分泌，腎上腺。

方法：用王不留行籽穴位貼壓，每次貼壓一側耳穴，三天後換壓另一側耳穴，每日自行按壓 3～4 次，每次每穴按壓2分鐘。

【臨床體會】

針灸對本病有鎮痛和利膽作用，但對肝膽嚴重梗阻或合併感染者，應盡早採用藥物或手術治療。

【病例介紹】

程××，男，39 歲，職員。

主訴：右上腹陣發性腹痛一年餘，近一週疼痛加重。

病史：一年前右上腹出現陣陣疼痛，多呈脹痛，向右肩放散，到市醫院檢查診斷為「慢性膽囊炎」，用藥治療一個月疼痛消失。以後曾復發 1 次，近一週左上腹疼痛加重，呈鑽心樣劇痛，時有噁心感，於 1991 年 11 月 2 日來針灸治療。

檢查：面色無華，雙眼鞏膜輕度黃染，苔白膩，脈弦滑。肝膽「B 超」檢查：膽囊壁增厚，膽囊內見有反光較強光團。

診斷：慢性膽囊炎合併膽石症。

治療：用王不留行籽耳穴貼壓肝、膽、腹、神門、內分泌，兩耳同時貼壓，三天後換壓一次。

治療三天後，疼痛明顯減輕，治療九天後，右上腹疼痛消失。肝膽「B 超」復查，光團消失。

八、腎與輸尿管結石（石淋）

本病主要臨床表現是腎絞痛和血尿。為常見病，以男性較女性多見。屬中醫的「石淋」範疇。

【診斷要點】

患側上腹部與腎區出現突發性絞痛，常呈陣發性，疼痛沿輸尿管向下放射到外陰及同側大腿內側。常伴有反射性噁心嘔吐、面色蒼白、出冷汗等。雙側同時梗阻者可致無尿。腎區可有叩擊痛，肋脊角有壓痛。肉眼或鏡檢血尿。

腹部X線平片、B型超聲檢查或腎盂造影可幫助確診。

【治療】

治則：清熱利濕，疏通水道。

穴位：腎俞，志室，三焦俞，水道，三陰交。

針法：針刺用瀉法，取得針感後，留針30分鐘。

方義：針腎俞、志室以疏調腎氣，通利水道；針三焦俞、水道以清濕熱、利膀胱；針三陰交以健脾化濕。

【其他療法】

耳針療法

取穴：腎，膀胱，尿道，外生殖器，交感，皮質下。

方法：用王不留行籽穴位貼壓，每次貼壓雙側耳穴，三天後換壓1次，每日自行按壓3～4次，每次每穴按壓2分鐘。

【臨床體會】

(1)耳穴貼壓治療泌尿系結石，對結石直徑在1cm以內，形狀規則的，療效較好。

(2)針灸或耳穴貼壓的同時，配合服用中藥排石湯，可加強排石效果。

【附】排石湯方

金錢草50g，海金沙50g，生雞內金15g，石葦25g，滑石25g，大黃5g，降香10g，木通10g，車前子10g。隨證加減應用。

【病例介紹】

趙××，男，37歲，幹部。

主訴：右下腹發作性絞痛一天。

病史：一天前右下腹突然出現絞痛，面色蒼色，出冷汗，疼痛向會陰部及大腿內側放散。用強痛定治療無效，於 1991 年 4 月 5 日前來針灸治療。

檢查：腹部 B 型超聲波檢查未發現異常。腹部 X 線平片：右輸尿管走行處有一密度增高的亮點，其橫徑為 0.5cm。

診斷：右輸尿管結石。

治療：針腎俞、水道、三陰交，提插捻轉 1 分鐘後，留針 30 分鐘。同時服用中藥排石湯。針刺 1 次後，腹痛減輕。針刺 3 次後，絞痛加劇。針刺 4 次後，尿出小於高粱米粒大小的結石二塊。腹部 X 線平片亮點消失。

九、內痔

痔核生在肛門齒線以上靜脈叢者為內痔，其痔核為紫紅色塊狀突出。若痔核生在齒線以下者為外痔。兩者兼有者為混合痔。中醫稱內痔為「後病」、「隱病」。

【診斷要點】

便血是內痔最常見的症狀。輕者內痔痔核較小，以便血為主，常在排便時滴出鮮血，不感疼痛，可有肛門處發脹、異物感，痔核在排便時脫出肛緣外，便後自行還納，重者痔核較大，不能自行還納，需用手推回；嚴重者因長期持續便血，可見貧血貌，在咳嗽、久立、遠行等情況也會使痔核脫出而出現嵌頓，不能還納，發炎疼痛和流出分泌物。

直腸指診及肛門鏡檢查可確診，需排除直腸癌及直腸息肉。

【辨證】

1.濕熱內積：習慣性便秘、久站久坐、腹壓較長時間增高，過食辛辣厚味、久瀉和外感濕濁等原因，以致濁氣瘀血濕熱下注肛門，以無痛性便血為主要症狀，痔核脫出但可自行還入。此型多見於內痔早期。

2.氣血不足：病延日久失治，長期失血，氣血虛損、陰陽失調，易致氣血不足，加之長期大腸濕熱下注，使痔核增大，脈絡阻滯較久出現肛門重墜，便秘，頭暈乏力，痔核脫出不能回納，肛門口疼痛等證。

【治療】

治則：清利濕熱、潤腸通便、活血散瘀、消痔升提。

穴位：長強，會陽，承山，三陰交，承扶。

針法：針刺用瀉法，取得針感後，留針 30 分鐘。

方義：長強、會陽位於肛門附近，針之以活血散瘀、升提；承山、承扶為膀胱經穴位，針之以清利濕熱、潤腸通便，又可疏導經氣、止血消痔；配三陰交以加強止血功效。

【其他療法】

挑痔療法

取穴：第二腰椎至骶椎的兩側紅色丘疹點。

方法：選 1～2 個紅色丘疹點，用粗針一一挑破，並擠出血。五～七天後，再挑治一次，一般須挑治 2～3 次。

【臨床體會】

⑴針灸與挑治，可明顯改善本病的症狀。如果痔核較大或混合痔，則需手術治療或藥物注射治療。

⑵本病忌食辛辣食物，應多吃蔬菜，保持大便通暢，並應養成按時排便的習慣。

【病例介紹】

高××，男，20 歲，戰士。

主訴：反覆便血半年。

病史：半年前開始，經常便後出血，血為鮮紅色，少則 4～5 滴，多則 5～6ml，無痛感，也無腫物脫出肛門。衛生隊用「消痔栓」治療半個月未見效，近半個月幾乎每次排便均有出血，於 1992 年 5 月 5 日來針灸治療。

外科檢查：截石位見肛門齒線內 3 點處，有一黃豆大小紫紅色之痔核。

診斷：內痔。

治療：針會陽、承山穴。取得針感後，提插撚轉 1 分鐘，再留針 30 分鐘。

針 10 次後，便血減少。針 20 次後，僅遇有便血。針 26 次後，便血消失。肛門檢查：內痔消失。三個月後隨訪：一直未見便血。

十、脫　肛

脫肛又名「直腸脫垂」，是指直腸或直腸粘膜脫出於肛門外的一種疾病。好發於小兒與老人。

【診斷要點】

早期症狀不明顯，僅在排便時肛門口有物脫出，便後自行復位。以後脫出物逐漸增大，須用手托方能還納。常有下墜感，排便次數增多，並有排便不盡感。嚴重時在咳嗽、噴嚏、行走、勞動時都可脫出。脫出時間較久，可致脫出物腫痛，甚至潰爛流膿血。

【辨證】

1.氣陷型：發病緩慢，病程較長，稍事勞累肛門即脫出，需用手托方能復位，多伴有面色萎黃，神疲乏力。舌苔薄白，脈細弱。

2.濕熱型：脫肛伴大便秘結，口乾舌燥，舌紅苔黃，脈弦數。

【治療】

治則：益氣升提，清腸利濕。

穴位：長強，承山，大腸俞。

配穴：虛證配百會、氣海；實證配陰陵泉、曲池。

針法：長強穴用 1.5 寸毫針，直刺 1 寸左右，再向左前或右前方向斜刺 1 寸左右，肛門周圍有針感時出針。其他穴位，虛證以補法為主，實證以瀉法為主，留針 30 分鐘。

方義：針長強能增強肛門的約束功能，配承山與大腸俞，可調整大腸，促進肛門的自收能力。百會為諸陽之會，氣海乃人體元氣之海，灸之能益升提、舉陷提肛；針陰陵泉、曲池，以清腸利濕。

【其他療法】

1.耳針療法

取穴：直腸下段，皮質下，神門，肛門。

方法：用王不留行籽穴位貼壓，每次貼壓一側耳穴，三天後換壓另一側耳穴，每日自行按壓 3～4 次，每次每穴按壓 2～3 分鐘。

2.灸法

取穴：百會，足三里，關元，氣海。

方法：艾條溫和灸，每穴灸 5～10 分鐘，灸至皮膚潮紅為度，每日 1 次，10 次為一療程。

【臨床體會】

針灸對輕症的直腸脫垂療效較好，對於重症直腸脫垂，必須從根本治療，即採用手術治療。

【病例介紹】

高×，男，13 歲，學生。

主訴：便後肛門有腫物脫出 2 個月。

病史：經常大便乾燥，2 個月前因大便乾燥，便時用力，大便後肛門有腫物脫出，自己用手上托才能回復。以後又出現幾次，近一週脫出次數增多，於 1980 年 12 月 17 日家長領來針灸治療。

檢查：面色蒼白，舌淡，苔白，脈細。

診斷：脫肛。

治療：針百會、長強，留針 20 分鐘。百會穴針後加灸 10 分鐘。

治療 10 次後，便後脫肛能自行回納。針 20 次後，便秘治癒，便後未再脫肛。半年後隨訪，脫肛未復發。

十一、慢性前列腺炎（濁淋）

慢性前列腺炎是泌尿外科及中醫男科的常見病之一。是前列腺非特異性細菌感染所致的慢性炎症。以會陰部脹墜、排尿淋漓不盡、莖中澀痛、尿白等為主證。本病屬中醫學的「濁淋」、「白濁」範疇，相當於五淋中的氣淋。

【診斷要點】

病程緩慢，多見於青壯年男性。

1.局部症狀：會陰部或直腸有不適感或疼痛，疼痛可放射致恥骨上區、腹股溝、睪丸、腰骶部等處，排尿疼痛，灼熱感，甚至排尿困難及終末血尿。尿道常有乳白色分泌物滴出。

2.全身症狀：疲倦乏力，失眠，頭暈，眼花。可有性慾減退、早泄、遺精、陽痿或伴有精囊炎而致血精，少數可伴發虹膜炎、關節炎、心內膜炎。

3.直腸指檢：前列腺可正常，也可捫及表面不平，硬度不均，局部觸痛，長期炎症時可使前列腺體積縮小、質變硬。

4.前列腺液檢查：每高倍視野有 10 個以上白細胞，可見膿細胞，卵磷脂小體明顯減少。EPS 或 VB_3 細菌培養可為陽性。

【辨證】

1.實證：尿頻，尿急，莖中澀痛，小腹脹墜，腰骶酸痛，兼有口苦、便秘，舌質紅，苔黃，脈數。

2.虛證：排尿淋漓不盡，周身乏力，尿道滴白，陽萎，早泄，舌質淡，苔白，脈沉細。

【治療】

治則：清利濕熱，益精補腎。

主穴：關元，會陽，中髎。

配穴：實證配三陰交，虛證配腎俞。

針法：實證用瀉法，虛證用補法。

方義：針關元。會陽、中髎以益精補腎；配三陰交以清利下焦濕熱；配腎俞以補腎益氣、升清降濁。從解剖學角度看，針會陽、中髎，能刺激到支配前列腺的盆叢神經及其分支前列腺支，以增強神經的興奮性，促進炎症的吸收。

【其他療法】

1.耳針療法

取穴：膀胱，腎，前列腺，內分泌，腎上腺，盆腔。

方法：用王不留行籽穴位貼壓，每次貼壓一側耳穴，三天後換壓另一側耳穴，每日自行按壓 3～4 次，每次每穴按壓 2 分鐘。

2.梅花針療法

取穴：腰椎與骶椎兩側的背俞穴，雙側腹股溝部。

方法：用梅花針中等度叩刺，叩刺至皮膚潮紅為度，每日 1 次。

【臨床體會】

⑴針灸治療慢性前列腺炎，能明顯減輕症狀，尤其對無菌性慢性前列腺炎，收效顯著。

⑵囑病人堅持用溫熱水坐浴，忌食辛辣食物，忌白酒，騎自行車時間不宜過長，應減少性衝動。

【病例介紹】

丁××，男，30 歲，軍官。

主訴：腰骶酸痛，排尿淋漓不盡一年餘。

病史：一年前被雨淋濕著涼後，出現腰酸，會陰部脹痛，排尿淋漓不盡，有時大便後尿道流出浮白色分泌物，同時有周身乏力、失眠、陽萎等症狀。結婚 4 年，妻子一直未懷孕。於 1991 年 6 月 7 日來我院針灸治療。病人舌質淡紅，苔白，脈沉細。

檢查：直腸指診檢查：前列腺大小正常，中等硬度。前列腺液常規化驗：白細胞（++），卵磷脂小體 50%。

診斷：慢性前列腺炎。

治療：針關元，會陽，中髎，腎俞，取得針感後，留針 30 分鐘。

針 10 次後，腰骶酸痛與會陰部脹痛明顯減輕。針 20 次後，排尿淋漓不盡減輕大半，前列腺液常規化驗：白細胞（+），小體 50%。針 35 次後，自覺症狀完全消失，前列腺液化驗：白細胞 3～5 個/HP，小體 75%。

十二、遺　精

遺精是指成年男子非性交時精液外泄而言，分為生理性遺精和病理性遺精。一般成年健康男性 1 週左右遺精 1 次屬於正常生理現象，若頻繁遺精並有全身症狀者，為病理性遺精。中醫將夢交而泄者，稱為「夢遺」，不因夢交而泄者稱為「滑精」。

【診斷要點】

遺精次數每月 4～5 次以上，多者一日數次或見異性即遺者，即可診斷為遺精。

多伴有失眠頭暈，神疲乏力，耳鳴目眩，腰酸腿軟等症狀。有夢遺精多數發病時間較短，病情較輕。遺精日久，可發展為滑精，症狀較多而重，體質較虛弱。

【辨證】

1.心腎火旺：夢中遺精，頭暈目眩，心悸神疲，四肢乏力，舌紅少苔，脈細數。偏於實證。

2.精關不固：滑精頻繁，頭暈目眩，面色少華，畏寒肢冷，舌淡苔白，脈沉細。偏於虛證。

【治療】

治則：夢遺以交通心腎為主；滑精以補腎為主。

主穴：關元，大赫，三陰交。

配穴：夢遺配心俞、神門；滑精配腎俞、太谿。

針法：實證用瀉法，虛證用補法。

方義：針關元、大赫、三陰交，以補益腎氣、固攝精關。配心俞、神門以降心火而交通心腎，配腎俞、太谿以滋陰補腎。

【其他療法】

1.耳針療法

取穴：外生殖器，腎，睾丸，心，精宮，神門，內分泌。

方法：用王不留行籽穴位貼壓，每次貼壓一側耳穴，三天後換壓另一側耳穴，每日自行按壓 3～4 次，每次每穴按壓 2 分鐘。

2.梅花針療法

取穴：腰骶部，腹股溝，小腿內側。

方法：用梅花針叩刺，叩刺至皮膚潮紅為度。每日 1 次或隔日 1 次。

【臨床體會】

⑴針灸治療本病療效較好。

⑵睡眠時下腹部避免受壓。

【病例介紹】

王×，男，25 ，未婚，職員。

主訴：睡眠中有精液泄出 2 個月。

病史：2 個月前因準備成人高考，用腦過度，而致失眠、頭昏、記憶力減退，睡眠中經常做夢並有精液泄出，近半個月幾乎每晚都出現遺精，白天精神不振，周身無力。曾服用中藥治療半個多月，未見明顯療效，於 1986 年 6 月 13 日來我院針灸治療。患者面色皖白，舌質淡，苔白，脈沉細。

檢查：外生殖器檢查未見異常。尿常規化驗正常，精液與前列腺液常規化驗均屬正常。

診斷：遺精。

治療：針關元、腎俞、三陰交，取得針感後，留針 30 分鐘。同時用王不留行籽耳穴貼壓腎、心、神門、內分泌。

治療 5 次後，遺精次數減少，針後僅遺精 1 次。治療 10 次後，睡眠明顯好轉。治療 20 次後，失眠、頭昏治癒，半個月遺精 1 次。

十三、陽　萎

陽萎又稱陰萎，是指陽事不舉或臨房舉而不堅，不能完成性交的一種病證。除少數由生殖器官的器質性病變引起外，多數為功能性的，由大腦皮膚或脊髓中樞機能紊亂所致。

【診斷要點】

性生活時，陰莖不能勃起或勃起不堅。有的伴有遺精、早泄等症狀。

若有自發性勃起而臨房時不能勃起，為功能性陽萎。而器質性陽萎遺則是任何時候都不會勃起。若陰莖從未勃起的屬於原發性，若原能勃起，近期不能勃起者為繼發性陽萎。

【辨證】

心脾兩虛和命門火衰是本病的主因，臨床上有虛實之分。

1.虛證：陰莖勃起困難，時有滑精，頭暈耳鳴，腰膝酸軟，舌質淡，脈細弱。

2.實證：陰莖舉而不堅，多有早泄，陰囊潮濕，下肢酸重，苔黃膩，脈濡數。

【治療】

治則：溫腎壯陽。

穴位：腎俞，命門，關元。

配穴：心脾虧損配神門、三陰交；心腎受損配心俞、神門、太谿。

針法：實證用瀉法，虛證用補法。

方義：針腎俞、命門以培補腎氣、益腎壯陽；針關元以培腎固本。配神門、三陰交以調補心脾；配心俞、神門、太谿以寧心安神、交通心腎、補益腎氣。

【其他療法】

1.耳針療法

取穴：外生殖器，精宮，睪丸，內分泌，皮質下，神門。

方法：用王不留行籽穴位貼壓，每次貼壓一側耳穴，3 天後換壓另一側耳穴，每日自行按壓 3～4 次，每次每穴按壓 2 分鐘。

2.梅花針療法

取穴：腰骶部、下肢內側。

方法：用梅花針叩刺，叩刺至皮膚潮紅為度，每日或隔日治療 1 次。

【臨床體會】

針刺對原發性陽萎療效較好，對繼發性陽萎，應積極治療原發疾病。

【病例介紹】

李××，男，28歲，已婚，教師。

主訴：失眠多夢，陽事不舉半年餘。

病史：半年前因趕寫教材，連續開幾天夜車，以後出現失眠多夢，臨房舉而不堅，同時伴有早泄。近1個月陰莖完全不能勃起，不能進行性交。自已服用「鹿茸精」等補腎壯陽藥治療1個月，未見明顯療效，於1988年3月13日來針灸治療。患者面色皏光，舌體胖大，邊有齒痕，苔薄黃，脈沉細。

檢查：外生殖器未見異常。前列腺指診：未見異常。前列腺液常規：屬正常範圍。

診斷：陽萎。

治療：針關元、腎俞（雙）、足三里（雙）。取得針感後，留針30分鐘。針10次後，陰莖能間斷勃起。針20次後，陰莖能正常勃起，已能進行性交，但持續時間短。針30次後，失眠多夢已癒，能正常進行性生活。

十四、雞　眼

雞眼是指腳底或足趾等處生長的一種圓形的略高於皮膚的硬結，此硬結是為角化組織，硬結的形狀似一個圖釘，其尖端向內生長並壓迫末梢神經，觸之疼痛。因圓形硬結，其大小似雞眼，所以俗稱「雞眼」。

【診斷要點】

好發於腳底、足趾的突出部位或小趾外側。受壓時疼痛劇烈，步履艱難。皮表角質過度肥厚，形成圓錐形角質栓，表面隆起，肉中生刺，狀如雞眼。

【治療】

治則：祛瘀生新。

方法：火針治療。將火針燒紅，對準雞眼基底部中心，將火針刺入，穿透角質層，刺到雞眼根部。病人剛感到疼痛，立即出針。

出針後，用碘酒棉球消毒，外面貼上膠布，囑三天勿沾水，以防感染。

【臨床體會】

⑴操作時，火針須刺到雞眼的根部，方能生效。

⑵治療後，雞眼多在十天左右自行脫落，如果1個月仍未脫落，可再用火針治療1次。

【病例介紹】

李××，男，22歲，戰士。

主訴：右腳趾下有硬結，走路疼痛1個月。

病史：一個月前發現，走路時右腳中趾下陣陣刺痛，自己摸到右中趾根部有一硬結，衛生所診斷為「雞眼」，用雞眼膏治療一週，疼痛減輕。一週前走路時右腳被石頭墊了一下，又出現陣陣刺痛，於1983年9月7日來我院針灸治療。

檢查：右眼中趾下蹠趾關節處，有一黃豆大之角質硬結。

診斷：雞眼（右腳中趾下）。

治療：火針治療。

治療1次後，於治療後第十四天，雞眼自行脫落，治癒。

十五、痤　瘡

痤瘡是一種常見的皮膚病，是因皮脂分泌過剩，毛囊口阻塞而造成分泌物排泄障礙，加上細菌感染而產生痤瘡。因好發於男女青春期，而俗稱「青春痘」，又稱「粉刺」。

【診斷要點】

好發於男女青年人的頭面部及肩項背臀部的皮脂腺發達部位。

慢性經過，初起皮疹為暗紅丘疹，脂溢、毛囊口擴大，中心有黑頭，逐漸形成膿疱、紅腫硬結、膿或囊腫，可擠壓出有臭味的豆腐渣狀物質、膿液或血水。癒後局部可有色素沉著和疤痕。

【辨證】

痤瘡多因肺經血熱，痰凝氣結而形成。部分是由過食辛辣、膏粱厚味，損傷脾胃，脾胃積熱上蘊皮膚所致。

【治療】

治則：清熱涼血，祛瘀通經。

穴位：大椎，風池，曲池，合谷，血海，三陰交。

針法：針刺用瀉法，取得針感後，留針30分鐘。

方義：針大椎、風池、曲池、合谷，以疏風清熱，配血海、三陰交，以理氣行血、調和營衛。

【其他療法】

1.耳針療法

取穴：肺，內分泌，皮質下，神門，面頰區， 大腸。

方法：用王不留行籽穴位貼壓，每次貼壓一側耳穴，三天後換壓另一側耳穴，每日自行按壓 3～4 次，每次每穴按壓 2 分鐘。

2.梅花針療法

取穴：頸背部的後正中線與距後正中線左右旁開 1.5 寸的兩條線。

方法：局部消毒後，用梅花針自上向下叩刺，叩刺至皮膚潮紅為度。然後在大椎穴處拔火罐或艾條灸，隔日 1 次。

【臨床體會】

⑴針灸治療本病療效較好，一般需治療 20 次以上。

⑵囑患者忌食辛辣、肥甘油膩食物，禁用手擠壓粉刺。

【病例介紹】

劉××，男，17 歲，學生。

主訴：面部粉刺半年。

病史：半年前，右側面部出現粉刺，粉刺中心有黑頭，因自己擠壓，粉刺發炎並形成膿疱。左側面部也有黑頭粉刺。曾口服與外敷藥物治療二個月未見效，於 1991 年 9 月 4 日前來針灸治療。

檢查：兩側面部均散在黑頭粉刺，右側面部粉刺有的有小膿疱與瘢痕。

治療：針大椎、曲池、血海、三陰交，取得針感後，留針 30 分鐘。同時加耳穴埋壓肺、內分泌、脾、耳尖放血。

治療 10 次後，面部膿疱消失。治療 20 次後，面部粉刺減少。治療 40 次後，面部粉刺大部分消失。

十六、蕁麻疹（風疹）

蕁麻疹是一種常見的過敏性皮膚病。有急性與慢性之分。中醫稱「癮疹」、「風疹塊」、「鬼風疙瘩」。

【診斷要點】

發病急驟，常因進食魚蝦、感受風寒、服用藥物、腸寄生蟲感染或某些慢性病等因素而引起發病。病程在一個月以內為急性，若超過一個月持續不癒或驟起驟退者，為慢性。

皮損為形狀各異、大小不等的鮮紅色或粉白色風團，丘疹處搔癢劇烈。皮膚劃痕試驗陽性。若蕁麻疹累及胃腸道，可引起嘔吐和腹痛，稱為腹型蕁麻疹。重者可伴有發熱等全身症狀。

【辨證】

本病以風團搔癢為主證，多以風邪為患。臨床上皮疹色紅者多屬風熱；白者多屬風寒。少部分為血虛型或胃熱型。

【治療】

治則：祛風止癢，溫養血脈，清泄胃熱。

穴位：曲池，血海，足三里。

針法：採用平補平瀉手法，癢劇者用瀉法，取得針感後，留針 30 分鐘。

方義：針曲池瀉風熱以消疹止癢；針血海以疏風散寒、溫養血脈；針足三里利腸胃以解腹痛。

【其他療法】

1.耳針療法

穴取：肺，肝，脾，內分泌，風谿，腎上腺，神門。

方法：用王不留行籽穴位貼壓，每次貼壓一側耳穴，三天後換壓另一側耳穴，每日自行按壓 3～4 次，每次每穴按壓 2 分鐘。

2.火罐療法

取穴：神闕，曲池，血海，肺俞。

方法：上述穴位拔火罐，留置 6～8 分鐘，每日或隔日一次。

【臨床體會】

針灸治療急性蕁麻疹療效較好，慢性蕁麻疹則較難治癒。

【病例介紹】

張××，女，28 歲，營業員。

主訴：全身搔癢，起紅色片狀疹塊 1 週。

病史：1 週前因風寒刺激，全身發癢，並起淡紅色的疹團，四肢較多，服用「脫敏」藥治療未見效，於 1985 年 1 月 7 日來針灸治療。

檢查：四肢與背部見有大小不等的、高出皮膚的粉紅色塊狀疹團，邊界清楚。皮膚劃痕反應陽性。

診斷：急性蕁麻疹。

治療：針曲池、血海、足三里。提插捻轉 1 分鐘後，留針 30 分鐘。針 3 次後，搔癢減輕。針 7 次後，風疹團明顯減少。針 10 次後，癢感治癒，風疹團消失。

十七、帶狀疱疹（火丹）

帶狀疱疹是由病毒引起的一種非傳染性皮膚病，發病部位多見於胸腹，常為單側。中醫稱本病為「火丹」，疱疹出現在胸脇部的稱為「纏腰火丹」、或叫「串腰龍」，在其他部位稱為「蜘蛛丹」。

【診斷要點】

發疹前局部皮膚出現灼熱和劇痛感，幾天後在外周感覺神經支配的區域內，出現多帶有紅暈的小水疱群，呈帶狀排列。各個小泡獨立，不融合，發亮，基底發紅。

局部灼熱劇痛為本病特點之一。有的老年患者在水疱消退後，可遺留一段時間的神經痛。

本病常發生在肋間神經的分布區或三叉神經第 1 支的分布區的皮膚，而且多為單側。

血清學檢查有助於診斷。電鏡可找到病毒。

【辨證】

1.火熱型：疱疹發於腰與脇肋部，口苦心煩，急躁易怒，目赤面紅，苔黃，脈弦數。多由心肝二經火熱所致。

2.濕熱型：疱疹發於胸面部，神疲乏力，納呆腹脹，苔黃膩，脈滑數。多由脾肺二經濕熱所致。

【治療】

治則：清熱利濕，通絡止痛。

穴位：局部圍刺。風熱配支溝、曲池；濕熱配三陰交、太衝。

針法：局部圍刺，即在帶狀疱疹的周圍，局部消毒後用梅花針沿疱疹的周圍進行叩刺，用重刺激手法叩至皮膚微微出血。配穴用平補平瀉手法，留針 30 分鐘。

方義：局部圍刺可疏通經絡、消炎止痛；配支溝、曲池，以疏肝膽氣機、疏風泄熱；配三陰交以健脾利濕，針太衝以清泄肝火。

【其他療法】

耳針療法

取穴：神門，肝，脾，肺，相應部位。

方法：用王不留行籽穴位貼壓，每次貼壓一側耳穴，三天後換壓另一側耳穴，每日自行按壓 3～4 次，每次每穴按壓 2 分鐘。

【臨床體會】

針灸治療本病，止痛效果明顯，且很少留下神經痛等後遺症。

【病例介紹】

孫××，男，52 歲，幹部。

主訴：右腋下劇痛三天，起疱疹一天。

病史：三天前右側腋下出現燒灼樣劇痛，有時呈針刺時，局部未見紅腫。一天前在疼痛處出現大小不等的小水疱，自己口服消炎藥與鎮痛藥未見效，於 1984 年 5 月 22 日來針灸治療。

檢查：右腋下環助間，有 2cm×8cm 長之帶狀紅斑，紅斑上散在有大小不等的水疱，表面發亮，壓痛明顯。舌質紅，苔黃，脈弦數。

診斷：帶狀疱疹（纏腰火丹）

治療：局部用梅花針圍刺；針曲池、太衝，取得針感後，留針 30 分鐘。治療 1 次後，局部疼痛減輕。治療 3

次後，疼痛減大半。治療 5 次後，疼痛完全消失，疱疹已結痂。

十八、神經性皮炎（頑癬）

本病是以陣發性皮膚搔癢和皮膚乾燥呈苔癬化為主症的慢性搔癢性皮膚病。發病可能與神經功能紊亂或過敏有關。中醫稱本病為「頑癬」、「乾癬」。

【診斷要點】

好發於軀體易受摩擦的部位，多數發生在頸項部。

初起為局部瘙癢，搔抓後出現圓形或形狀不規則發亮的扁平丘疹，若損害擴大，則融合成片。日久皮紋加深，皮膚增厚而堅硬乾燥，發展成苔癬樣斑片，狀如牛頸之皮。陣發性劇癢，夜間更甚。

【辨證】

實證多為風熱瘀血所致；虛證多為陰血虧虛，化燥生風所致。日久皮膚失養，呈苔癬樣變化。

【治療】

治則：疏風清熱，養血，止癢。

穴位：風池，大椎，曲池，委中，血海，阿是穴。

針法：風池，曲池用瀉法，其他穴位用補法，留針 30 分鐘。病變周圍選阿是穴圍刺，留針時加艾條溫和灸，每次灸 30 分鐘。

方義：針風池、大椎、曲池，以疏風清熱；配血海以理氣行血；配委中以清泄血熱。採用阿是穴圍刺，以疏通經絡、消炎止癢。

【其他療法】

1.耳針療法

取穴：肺，肝，腎上腺，皮質下，神門，皮損相應部位。

方法：用王不留行籽穴位貼壓，每次貼壓一側耳穴，三天後換壓另一側耳穴，每日自行按壓 3～4 次，每次每穴按壓 2 分鐘。

2.梅花針療法

取穴：皮損局部。

方法：局部消毒後，用梅花針自病灶周邊逐漸向中心叩刺，叩刺至局部微出血，然後在該處拔火罐，隔日 1 次。

3.灸法

取穴：皮損局部。

方法：艾條溫和灸，每次灸 30 分鐘，灸至局部潮紅為度，每日 1 次。

【臨床體會】

針灸治療神經性皮炎，有明顯止癢作用，並可使皮損明顯縮小，但易復發。

【病例介紹】

石××，女，39 歲，編輯。

主訴：頸後皮膚粗糙瘙癢一年餘。

病史：一年來出現頸後皮膚粗糙、變厚，陣陣瘙癢，到某院皮膚科診斷為「神經性皮炎」，內服藥物與外用藥塗擦治療二個月，未見明顯療效，於 1985 年 5 月 6 日來我院針灸治療。

檢查：左頸後有 4cm×6cm，後頸部有 5cm×6cm 之邊界清楚、皮紋加深、皮嵴隆起的淺褐色病灶。

診斷：神經性皮炎。

治療：針刺曲池、足三里，取得針感後，留針 30 分鐘。病灶處用梅花針叩刺。治療 10 次後，局部癢感減輕。治療 30 次後，癢感明顯好轉。治療 40 次後，癢感基本消失，病灶皮膚變平。治療 50 次後，病灶皮膚基本正常，但病灶處有色素沉著。

十九、斑禿（油風）

斑禿是一種血不養髮，以致頭髮呈斑塊局部脫落或全部脫落的疾患。中醫稱「油風」、「鬼剃頭」。

【診斷要點】

頭髮突然成片脫落，脫髮部位的形狀不一，大小不等，多呈圓形或不規則形脫髮。脫髮處無炎症，脫髮部位的皮膚光滑，邊界清楚。斑禿有自癒傾向，可隨長隨脫。大多無自覺症狀，可伴有失眠。斑禿的發生往往與精神因素有關。

【辨證】

1.陰虛血燥：腎虛血損或久病傷津，無以潤養毛髮，則毛髮脫落，舌質紅，苔少，脈細數。

2.風熱：熱盛則陰虧，風與熱結，傷於皮毛，則髮落膚癢，苔薄黃，脈滑數。

【治療】

1.陰虛血燥

治則：滋陰潤燥，涼血安神。

穴位：太谿，腎俞，神門，風池，曲池。

針法：平補平瀉手法，留針 30 分鐘。

方義：針太谿、腎俞，以滋陰潤燥、清熱涼血；針風池、曲池，以清熱利濕、瀉血中風熱；針神門以補心陰而定志。

2.風熱

治則：疏散風熱。

穴位：風池，曲池，肺俞，血海。

針法：瀉法或平補平瀉手法，留針 30 分鐘。

方義：針風池、曲池、血海，以疏風解熱、清頭止癢；針肺俞以宣肺疏風。

【其他療法】

1.耳針療法

取穴：肺，腎，交感，內分泌。

方法：用王不留行籽穴位貼壓，每次貼壓一側耳穴，三天後換壓另一側耳穴，每日自行按壓 3～4 次，每次每穴按壓 2 分鐘。

2.梅花針療法

取穴：脫髮區與脊椎的兩側。

方法：先用梅花針自脫髮區邊緣向中心做螺旋狀均勻密刺，中等度刺激，叩至皮膚潮紅為度。叩刺手法要適中，不宜忽輕忽重。

再用梅花針叩刺脊椎兩側，中等度刺激，自頸部向腰骶部的兩側叩刺，叩刺至皮膚潮紅為度。

【臨床體會】

針灸治療斑禿療效較好。配合生薑片擦拭局部，或針刺配合梅花針綜合治療，可增強治療效果。

【病例介紹】

王××，男，21 歲，戰士。

主訴：頭部片狀脫髮 10 個月。

病史：10 個月前，頭頂部出現有一處 5 分硬幣大小之脫髮區，以後脫髮部位逐漸擴大，近三個月頭部出現多處脫髮區，並連成大片狀。自己曾到藥店買「生髮精」外塗脫髮區，三個月已用 10 餘瓶，仍未見效，於 1992 年 2 月 17 日來針灸治療。

檢查：頭頂部有 5cm×7cm1 處，2cm×4cm 脫髮區 3 處，兩側顳部有 2cm×3cm、2cm×2cm 脫髮區 7 處，後頭部有多處不規則小脫髮區。

診斷：斑禿（油風）。

治療：針風池、百會，取得針感後，留針 30 分鐘。同時用梅花針叩刺脫髮區與脊椎兩側。

治療 20 次後，脫髮區開始出現灰色細絨毛。治療 40 次後，大部分脫髮區出現短的褐色絨毛。治療 60 次後，自脫髮區邊緣長出短的黑髮，向脫發中心深入。治療 80 次後，大部分脫髮區長出新髮，脫髮區明顯縮小。治療 130 次後，脫髮區全部長出黑色新髮，僅右顳部有 1cm×2cm 脫髮區長出淺褐色絨毛。

第三節　婦科、兒科病證

一、月經不調

健康女子一般在 14 歲左右月經開始來潮，50 歲左右閉經，中間除妊娠及哺乳期外，通常每月一潮，正常為 28

天，每次 3～7 天乾淨。出血量每次約 50～70ml，經色淡紅轉紅，質不稠不稀，無臭味。中醫認為，凡是月經的周期、血量、血色和經質的異常，都屬月經不調。

【診斷要點】

月經週期異常，超前或錯後超過七天，或先後無定期。經量多或少，經質清稀或粘稠，經色淡紅、深紅或紫紅等。多有乳房脹痛，心煩，口乾；或頭昏耳鳴，腰酸膝軟；或小腹冷痛，面色蒼白，神疲倦怠等症狀。

【辨證】

1.經行先期：月經超前，色紅量多質稠，伴煩熱口渴，脈數有力，舌紅苔黃。多見於血熱。

2.經行後期：經期錯後，色暗紅，量少，伴畏寒喜熱，脈遲無力，舌淡苔白。多見於血寒、血虛。

3.先後不定期：經期先後不定，經量或多或少，色紫紅或淡紅，伴胸悶腹脹，脈沉細，舌淡苔薄。多見於肝鬱、腎虛，或脾虛、血瘀。

【治療】

治則：益氣健脾，補腎調經。

主穴：關元，三陰交。

配穴：經行先期配太衝、太谿；經行後期配血海、歸來；先後不定期配腎俞、交信、太衝、足三里。

針法：經行先期宜針不宜灸，經行後期及先後不定期可針灸並用，用平補平瀉手法。自月經前一週開始針刺，月經來潮停針，至下次經前一週再行針刺治療。

方義：針關元、三陰交，以通調沖任、理氣和血。配太衝、太谿，以清肝熱、益腎水；配血海、歸來，以溫經、養血、活血；配腎俞、交信，以補益腎氣、培本固元；針太衝以舒肝清熱，針足三里以生化氣血。

【其他療法】

耳針療法

取穴：子宮，內分泌，卵巢，肝，脾，腎。

方法：用王不留行籽穴位貼壓，每次貼壓一側耳穴，三天後換壓另一側耳穴，每天自行按壓 3～4 次，每次每穴按壓 2～3 分鐘。

【臨床體會】

針灸與耳針治療本病，療效較好。

【病例介紹】

王××，女，22 歲，未婚，職員。

主訴：月經經期不準一年餘。

病史：15 歲月經初潮，週期為 28～30 天，3～4 天乾淨，經量中等。一年前被雨淋後，經期經常錯後，色暗紅，量少，曾口服二個多月中藥，未見明顯療效。本次月經已錯後十餘天未至，於 1989 年 12 月 1 日來針灸治療。病人面色蒼白，舌質淡，苔薄白，脈沉遲。

診斷：月經不調。

治療：針關元、歸來、血海。取得針感後，留針 30 分鐘。

針 8 次後，月經至，停針。下次經前 10 天再次針灸，針 11 次後，經至。共針刺治療 3 個周期。半年後隨訪，月經已正常。

二、痛　經

痛經是婦科常見病之一，是指婦女在行經前後或行經期間，出現小腹及腰部疼痛而言。多見於未婚青年。中醫認為本病多因氣滯、血瘀、寒凝或血虛所致。

【診斷要點】

痛經可分為原發性和繼發性兩種。原發性是指生殖器官無明顯器質性病變的痛經，又稱功能性痛經。此型病人有少數子宮發育稍差、偏小。多見於未婚未育者；繼發性是指生殖器官器質性病變引起的痛經，如盆腔炎、子宮內膜異位等。常見於生育年齡婦女。本文主要敘述原發性痛經。

經期或其前後有較重下腹脹痛及（或）腰骶酸痛，常有面色蒼白、出冷汗、噁心、腹瀉等症。

【辨證】

1.實證：經前或經期出現小腹疼痛，拒按，經色紫紅有血塊，脈弦，舌質淡紅或暗紅。

2.虛證：經後小腹隱痛，喜按，腰酸體倦，頭暈，心悸，脈細弱，舌質淡。

【治療】

1.實證

治則：溫經散寒，化瘀止痛。

穴位：中極，次髎，地機。

針法：刺針用瀉法，留針 30 分鐘。

方義：針中極以通調沖任；針地機以調經止痛；次髎為治療痛經之經驗效穴。

2.虛證

治則：補氣養血，通調沖任。

穴位：命門，腎俞，關元，足三里，大赫。

針法：針刺用補法，留針 30 分鐘，或針後加灸。

方義：針命門以補真陽，灸腎俞與大赫以溫腎壯陽，灸關元以溫養沖任，針足三里以補益氣血。

【其他療法】

1.耳針療法

取穴：子宮，內分泌，皮質下，交感，腰，腹，神門，腎。

方法：用王不留行籽穴位貼壓，每次貼壓一側耳穴，三天後換壓另一側耳穴，每日自行按壓 3～4 次，每次每穴按壓 2～3 分鐘。

2.火罐療法

取穴：腎俞，關元俞。

方法：自月經前一週開始，於腎俞、關元俞拔火罐，每次拔 5～8 分鐘，每日拔 1 次，經至時停止治療。待下次月經前一週，再開始拔火罐治療。連續治療 2～3 個周期。

【臨床體會】

針灸或火罐治療，對原發性痛經收效明顯。

【病例介紹】

王××，女，23 歲，職工。

主訴：經期小腹墜痛、腰酸二年餘。

病史：自二年前開始，每次來月經均出現腰酸、小腹墜痛、周身乏力等症狀，服用「暖宮丸」後疼痛減輕，近二個月經至時腰酸腹痛加重，於 1985 年 9 月 23 日來我院針灸治療。病人舌質淡，苔薄白，脈細弱。

診斷：痛經。

治療：針雙腎俞，取得針感後，留針 30 分鐘，起針後拔火罐 8 分鐘。

治療 5 次後，經至時疼痛明顯減輕。於月經第二個周期前一週，再次針灸加火罐治療，治療 6 次後，經至時腹痛基本消失，僅有腰部酸沉感。又治療一個周期，經至時症狀完全消失。

三、閉　經

發育正常的婦女，如果超過 18 周歲月經尚未來潮，稱為原發性閉經。如果月經來潮後已形成月經周期，又停經三個月以上，稱為繼發性閉經。中醫稱閉經為「經閉」、「不月」。

【診斷要點】

閉經除應與生理性閉經鑒別外，還要著重尋找病因，查出病變部位。常見的原因有：①全身性疾病可致閉經；②卵巢性閉經；③子宮性閉經；④垂體性閉經；⑤下丘腦性閉經。要注意有否全身營養障礙、精神因素與環境變遷等情況。

婦科檢查子宮及附件的情況，了解生殖器官有無畸形。還可選用某些理化檢查，如孕素試驗、雌性激素試驗、刮宮、內膜活檢、基礎代謝測定等。

【辨證】

1.血枯經閉：經量逐漸減少乃至經閉，常伴有食少納呆，神疲低熱，頭暈耳鳴，心悸，脈虛細而澀，舌質淡，苔薄或無苔。多見於脾虛、心腎虧損。

2.血滯經閉：月經閉止，常伴有小腹脹痛，按之更痛，胸滿脇痛，精神抑鬱，口乾不欲飲，眼花目眩，煩躁易怒，面色紫黯或青白，肌膚乾燥。舌質黯紅，舌邊有紫點，脈沉弦而澀。多見於氣滯血瘀、寒濕凝滯。

【治療】

1.血枯經閉

治則：調理肝脾，補益肝腎。

穴位：脾俞，腎俞，氣海，足三里。

針法：採用平補平瀉手法或補法，留針 30 分鐘。

方義：針脾俞、足三里，以健運脾胃；針腎俞、氣海，以補益肝腎。

2.血滯經閉

治則：舒肝解鬱，通調血脈，化瘀生新。

穴位：中極，血海，行間，三陰交。

針法：採用平補平瀉手法，留針 30 分鐘。

方義：針中極以調理沖任；針血海、行間，以舒肝解鬱、行瘀化滯；針三陰交以使氣血下行，通調血脈。

【其他療法】

耳針療法

取穴：子宮，內分泌，皮質下，卵巢，心，肝，腎，三焦。

方法：用王不留行籽穴位貼壓，每次貼壓一側耳穴，三天後換壓另一側耳穴。每日自行按壓 3～4 次，每次每穴按壓 2～3 分鐘。

【臨床體會】

針灸僅對精神因素的閉經療效較好。

【病例介紹】

沈××，女，20 歲，戰士。

主訴：月經來潮二年後停經一年。

病史：17 歲月經初潮後，經期正常，一年前患肺炎後開始停經，至今已停一年，常伴有胸悶腹脹，經常便秘。曾到醫院婦科檢查，診斷「內分泌失調性閉經」，肌注黃體酮後可來月經，不肌注藥物則經閉，於 1988 年 7 月 13 日來針灸治療。舌質黯紅，苔薄黃，脈沉弦。

診斷：閉經。

治療：針中極、天樞、三陰交，提插捻轉 1 分鐘後，留針 30 分鐘。

停用藥物，針刺 22 次後，月經至，量少，二天乾淨。於下個周期前十天按上法再次針灸，治療 20 次後，經至，一天乾淨。第三個周期前十天又開始針刺治療，治療 15 次後，月經至，量稍多，三天乾淨。治療 5 個周期以後，月經基本正常，周期多錯後。半年後隨訪，月經正常。

四、功能性子宮出血（崩漏）

凡月經不調，內外生殖器官無器質性病變，由內分泌失調引起的陰道大量出血，稱為功能性子宮出血。屬中醫「崩漏」範疇。若來勢急，在短時間內陰道大量出血，稱為「崩」；若來勢緩，陰道少量出血，淋漓不淨的，稱為「漏」。

【診斷要點】

月經周期長短不一，經期延長，經量多或淋漓不盡，婦科檢查無器質性病變，且排除與妊娠有關的子宮出血。卵巢功能檢查示無排卵或有排卵而黃體不健、黃體萎縮不全。

【辨證】

1.肝鬱血熱：多見於年輕人或病初。證見胸脇脹痛，性情急躁，月經量多，色紅有塊。舌質紅，脈弦數。

2.脾不統血：多見於出血較久者。證見頭暈目眩，神疲氣短，面色蒼白，失眠心悸，經量多，色淡。舌質淡紅，脈虛細。

3.濕熱內蘊：多見於同時合併盆腔炎者。證見尿黃尿頻，白帶黃稠，經量多，色紫紅。脈滑數，舌紅苔黃膩。

4.肝腎陰虛：多見於更年期。證見月經先期，出血量多或淋漓不淨，色鮮紅而稀，伴腰膝酸軟，頭目昏花，手足心熱。舌紅苔少，脈弦細。

【治療】

治則：調補沖任，清熱化瘀。

主穴：關元，三陰交，隱白。

配穴：肝鬱加血海、水泉、大敦；脾虛加足三里、脾俞；濕熱內蘊加內關、太谿；肝腎陰虛加氣海、中極。

針法：實證用平補平瀉手法，虛證用補法。留針 30 分鐘。

方義：針關元以補脾統血；針隱白、血海、水泉與大敦以清熱止血；針足三里、脾俞，以補益脾胃、統攝血液；針內關、太谿以調養心腎、滋陰退熱，針氣海、中極，以滋肝腎、固沖任。

【其他療法】

1.耳針療法

取穴：卵巢，內分泌，子宮，腎，脾，皮質下。

方法：用王不留行籽穴位貼壓，每次貼壓一側耳穴，三天後換壓另一側耳穴。每日自行按壓 3～4 次，每次每穴按壓 2 分鐘。

2.頭針療法

取穴：生殖區。

方法：針刺入生殖區後，快速捻轉 1 分鐘，留針 30 分鐘，留針期間每隔 10 分鐘捻轉 1 分鐘。

【臨床體會】

針灸對功能性子宮出血有一定療效。但論治要注意標本緩急，在治本時必須治標。在出血嚴重時應當先止血，而後再固本調經。

【病例介紹】

張××，女，23 歲，未婚，工人。

主訴：月經量多、經期長達半年月餘。

病史：15 歲月經初期，自初潮後月經一直量多，經期長，多則二十多天，少則近十天。曾到中醫院服用三個月中藥，病情好轉。近一個月病情加重，十五天前經至，一直淋漓不斷，至今未淨，經量多，色暗紅，同時有心煩胸悶、頭暈失眠等症狀，於 1985 年 10 月 7 日來針灸治療。病人舌質紅，無苔，脈滑數。

婦科檢查：子宮與附件無器質性病變。子宮「B」超檢查：未見異常。

診斷：功能性子宮出血。

治療：針關元、三陰交、太衝。取得針感後，留針 30 分鐘。

針刺 15 次後，經期二十天淨。又針刺 20 次，胸悶、心煩、頭暈等症狀明顯減輕，這期間來一次月經。十二天乾淨，血量中等。經期淨後再次針刺 25 次，又一期月經，十天乾淨，量中等。為鞏固療效，連續治療五個月經周期，共針刺治療 90 次，月經經期維持在 6～9 天，量中等。

五、白帶（帶下）

在正常情況下，成年女性陰道可分泌少量的白色或淡黃色、無氣味的粘液。若陰道的分泌物量增多，色、質、味異常，伴陰癢者，稱為「白帶」。中醫稱本證為「帶下」。

【診斷要點】

多發生於育齡期婦女。陰道的分泌物量增多，腥臭味，混有血色、黃色、青色或黑色，質稠如涕、如膿或清稀如水。

本證常見於陰道炎、宮頸糜爛、宮頸炎、盆腔炎等疾患，常伴有陰癢、腰酸、小腹墜痛等症狀。

【辨證】

本證主因是濕，關係是臟腑在脾在腎，關係的經絡在帶脈。常見的證候以脾虛濕濁型和肝鬱濕熱型多見。

1.脾虛濕濁型：帶下色白，稀薄粘膩，量多，腥氣味不重，伴頭暈腰酸，神疲食少，肢冷便溏，勞動後帶下增多。脈沉遲，苔白。

2.肝鬱濕熱型：帶下赤白相雜或色黃氣腥臭，尿黃便結，心煩口苦，兼有陰癢。脈弦數，苔黃。

【治療】

治則：調理氣血，清熱化濕。

主穴：帶脈，白環俞，氣海，三陰交。

配穴：濕濁配關元、足三里；濕熱配行間、陰陵泉。

針法：濕濁型採用補法或平補平瀉手法，濕熱型採用瀉法。

方義：針帶脈以固攝本經經氣；針白環俞、氣海以化濕邪；針三陰交以健脾利濕。配關元、足三里，以培腎固本、健脾利濕；配行間、陰陵泉，以清瀉肝火、健脾利濕。

【其他療法】

1.耳針療法

取穴：子宮，內分泌，神門，三焦，腎，膀胱。

方法：用王不留行籽穴位貼壓，每次貼壓一側耳穴，三天後換壓另一側耳穴，每日自行按壓 3～4 次，每次每穴按壓 2 分鐘。

2.灸法（適用於脾虛型）

取穴：隱白穴。

方法：艾條溫和灸，每次灸 10～20 分鐘，每日灸 1～2 次。

【臨床體會】

針灸治療脾虛濕濁型帶下證療效較好。

【病例介紹】

王××，女，18 歲，學生。

主訴：陰道分泌物增多一年。

病史：一年前闌尾炎手術後，經常頭暈腰酸，陰道分泌物增多，連綿不斷，色白稀薄，味腥不臭，到中醫院診斷「帶下證」，服中藥治療一個多月，病情減輕，但未治癒。上個月勞動後，白帶又明顯增多，於 1986 年 5 月 30 日來針灸治療。病人舌質淡，苔白，脈細弱。

診斷：白帶。

治療：針關元、足三里。取得針感後，留針 30 分鐘。

針 10 次後，頭暈、腰酸減輕，白帶量減少。針 20 次後，腰酸基本治癒，白帶量明顯減少。針 30 次後，平時無分泌物，僅經前有少許分泌物。

六、滯　產

從子宮有規律性收縮開始至宮口開全為止為第一產程，初產婦約 12～16 小時，經產婦約 6～10 小時。若此期間宮縮不能逐漸增強，會使第一產程延長，稱為滯產。

【診斷要點】

臨產時羊水已破，因子宮收縮不協調、產道異常、胎位異常或胎兒發育異常等原因致陣痛減輕，宮縮減弱，胎兒不能娩出，產程超過 24 小時。

【辨證】

1.氣血虛弱：精神疲倦，面色少華，產程過長，宮縮微弱，舌質淡，脈沉細。

2.氣滯血瘀：胸悶脘脹，噯氣噁心，腰腹陣痛，產程延長，舌質暗紅，苔薄膩，脈沉澀。

【治療】

治則：調氣活血，益氣催產。

主穴：三陰交，合谷，至陰，獨陰。

配穴：氣血虛弱配氣海、足三里；氣滯血瘀配內關、太衝。

針法：氣血虛弱用補法，氣滯血瘀用瀉法。至陰、獨陰穴採用艾條溫和灸。

方義：針三陰交、合谷以補氣下貽；灸至陰、獨陰以引產下行；配氣海、足三里以益氣催產；配內關、太衝以調氣活血。

【其他療法】

1.耳針療法

取穴：腰椎，腎，皮質下，子宮，神門，交感。

方法：用王不留行籽穴位貼壓雙側耳穴，每半小時按壓1次，每次按壓2分鐘。

2.電針療法

取穴：合谷，三陰交。

方法：針刺入穴位後，接電針治療機，強度以患者能耐受為度，通電30分鐘。

3.灸　法

穴位：至陰，獨陰，神闕，三陰交。

方法：艾條溫和灸，艾灸時間不限，以娩下胎兒為度。

【臨床體會】

(1)針灸對產力異常引起的滯產療效較好。

(2)對產道異常或貽兒發育異常等引起的滯產，針灸無效。

【病例介紹】

韓××，女，25歲，農民。

主訴：胎兒不能娩出5小時

病史：今日足月分娩，5小時前漿水已破，陣陣腹痛，上產床後因精神緊張加之體質較弱，宮縮無力，已 5 個小時胎兒一直未能娩出。1988 年 5 月 10 日婦產科請求針灸協助催產。

診斷：滯產。

治療：針左合谷、三陰交，接電針治療機，強度以患者能耐受為度。

治療 10 分鐘後，開始陣陣腹痛，宮縮加強。治療 25 分鐘後，胎兒正常娩出。

七、缺乳（乳汁不足）

缺乳是指產後哺乳期乳汁分泌量少或全無。又稱乳汁不足。

【診斷要點】

產後 48 小時乳房仍無膨脹感，無乳汁充盈或雖有乳汁，但清稀量少，不能滿足乳兒需要。

缺乳同時伴有面色少華，神疲食少；或胸脇脹悶，情志抑鬱，食慾不振等症。

【辨證】

中醫認為：乳汁為血所化，賴氣以行。常見原因為脾胃虛弱，生化之源不足或分娩失血過多，氣血耗傷；其次為情志不舒，肝氣鬱結，乳汁運行不暢而缺乳。

1.虛證：主要為氣血兩虛，其表現為乳少或全無乳汁，乳房不脹、不痛，面色蒼白，食少納呆，頭暈耳鳴，惡露量少，舌質淡，苔薄，脈沉細。

2.實證：多因肝鬱氣滯，經脈壅塞，乳絡不暢所致，其表現為乳少，乳房脹痛，胸悶便結，小便短赤，舌苔黃，舌質紅，脈弦滑。

【治療】

治則：通調氣血，疏肝調血。

主穴：乳根，膻中，少澤。

配穴：虛證配足三里；實證配肝俞、期門。

針法：虛證用補法，實證用瀉法。膻中穴可針後加艾灸。留針 30 分鐘。

方義：針乳根以通陽明而催乳；針少澤、膻中以調氣催乳。配足三里以生化血氣；配肝俞、期門以疏肝調血。

【其他療法】

耳針療法

取穴：乳腺，胸，內分泌，脾，胃，肝。

方法：用王不留行籽穴位貼壓，每次貼壓一側耳穴，三天後換壓另一側耳穴。每日自行按壓 3～4 次，每次每穴按壓 2 分鐘。

【臨床體會】

針灸對實證療效較好，虛證在針灸同時應輔以飲食調補。

【病例介紹】

劉××，女，26 歲，工人。

主訴：產後乳汁不足 4 天。

病史：七天前足月順產一女孩，因與家人吵嘴，一天沒吃飯，以後出現胸悶不舒，乳房脹痛，乳汁分泌減少。自三天前母乳餵養後，近幾日每天要餵 3 次牛奶。於 1987 年 8 月 5 日來針灸治療。

檢查：兩乳房無明顯膨脹，乳汁清稀，舌質紅，少苔，脈弦。

診斷：缺乳。

治療：針膻中、乳根（雙）、太衝（雙），取得針感後，留針 30 分鐘。

針 2 次後，胸悶明顯減輕。針 4 次後，乳汁分泌增多。針 6 次後，母乳已餵養嬰兒，不需再餵牛奶。

八、回　乳

由於某種原因，產後不能哺乳；或哺乳期滿，母親乳房脹甚不需再分泌乳汁者。

1.正常回乳

主證：終止哺乳，乳房有脹滿感。

穴位：足三里，內關。

針法：針刺用瀉法，留針 30 分鐘，每隔 10 分鐘撚轉提插 1 分鐘。

方義：針足三里、內關，以引氣血下行，而達止乳回乳之功效。

2.停乳蘊熱

主證：終止哺乳，乳房脹滿或脹痛，發熱煩燥，苔薄黃，脈數。

穴位：光明，足臨泣。

針法：取雙側穴，針刺用瀉法，留針 30 分鐘。針後加灸，每穴灸 10 分鐘，每天 1 次，連續治療三～五天。

方義：刺灸光明、足臨泣，以疏解肝膽，引氣血下行，而回乳。

【臨床體會】

針灸回乳療效較好，若能同時服用炒麥芽煎劑，可增強療效。

【病例介紹】

付××，女，26 歲，工人。

主訴：斷奶後雙乳房脹痛 1 週。

病史：自上週給滿周歲的孩子斷奶後，兩側乳房脹痛明顯，夜間時時痛醒。到中醫院服了 5 付中藥，未見明顯療效，於 1989 年 10 月 20 日來針灸治療。舌質淡紅，苔薄黃，脈數。

診斷：針灸回乳。

治療：針足三里、內關，提插撚轉 1 分鐘後，留針 30 分鐘，留針期間每隔 10 分鐘提插撚轉 1 分鐘。同時服用炒麥芽煎劑（炒麥芽 50g，煎水 200ml），每日 1 付。

治療 2 次後，乳房脹痛明顯減輕。治療 4 次後，乳房脹痛消失。

九、子宮脫垂（陰挺）

子宮沿陰道下移到陰道口或脫出陰道口外，稱子宮脫垂。中醫稱本病為「陰挺」。

【診斷要點】

有腫物自陰道脫出，休息後能自動回縮，病情發展則腫物需用手還納方能復位，嚴重時脫出腫物無法還納。有時有張力性尿失禁。同時有腰酸、腰痛、腹部下墜感等症狀，走遠路、勞累或久蹲久站時加重。

脫垂分度：①低位子宮。②Ⅰ度；③Ⅱ度；又分為輕Ⅱ度和重Ⅱ度；④Ⅲ度；⑤宮頸延長。

【辨證】

1.氣虛下陷：子宮脫垂，勞累加劇，下腹墜脹，精神疲倦，尿頻，白帶多，舌質淡，苔薄白且少，脈細。

2.濕熱下注：子宮脫出，表面潰爛，身熱煩躁，小便短赤，舌質紅，苔黃膩，脈滑數。

【治療】

治則：益氣固脫。

穴位：氣海，維道，大赫，太衝，照海。

針法：實證用瀉法，虛證用補法。留針 30 分鐘。維道穴用 3 寸針，以 15 度角向恥骨聯合方向斜刺，使針感向會陰方向放散，留針 30 分鐘，每 10 分鐘捻轉 1 次。

方義：針氣海以益氣固攝；針大赫、照海、太衝，以調補肝腎經氣；針維道以收攝胞宮。

【其他療法】

1.電針法

穴位：提托穴（關元穴左右旁 4 寸處），足三里，三陰交。

方法：提托穴用 4 寸毫針，以 15 度角刺向中極方向，待病人下腹部有上提感時，接電針治療機，強度以病人能耐受為度。通電 20 分鐘。餘穴取得針感後，留針 20 分鐘。

2.捻針法

穴位：維道，曲骨。

方法：曲骨穴用 1.5 寸毫針，刺入 0.5～1 寸，取得針感後，留針 30 分鐘。維道穴用 4 寸毫針，沿腹股溝向曲骨方向，以 15 度角刺入 3 寸左右，大幅度捻轉，患者感會陰部有向上抽動感時，留針 30 分鐘，每隔 3～5 分鐘捻轉 1 次。

【臨床體會】

針刺對輕度子宮脫垂療效較好，重度患者則需手術治療。

【病例介紹】

袁××，女，31 歲，護士。

主訴：腰骶酸痛並小腹下墜感半年。

病史：半年前因搬家勞累，出現腰骶酸痛，並小腹下墜感，尿頻。婦科檢查診斷為Ⅰ度子宮脫垂，於 1975 年 3 月 7 日來針灸治療。病人舌質淡紅，苔薄白，脈沉細。

診斷：子宮脫垂Ⅰ度。

治療：針關元、雙維胞。雙側維胞穴用 4 寸毫針，以 15 度角皮下刺至中極穴，雙手向外上方捻轉上提，然後留針 30 分鐘。關元穴用 1.5 寸針刺入 0.5 寸，留針 30 分鐘。

針 10 次後，腰酸痛減輕。針 20 次後，腰酸痛消失，小腹下墜感明顯減輕。針 30 次後，小腹下墜感消失。婦科檢查：子宮脫垂已治癒。

十、妊娠嘔吐（妊娠惡阻）

因妊娠引起的厭食、噁心、嘔吐等反應。重者持續時間長，持續嘔吐，不能進食、進水等，稱為妊娠嘔吐。中醫稱為「妊娠惡阻」。

【診斷要點】

多見於年輕初孕婦女。在停經四十天前後出現嘔吐，並反覆發作。婦科檢查及乳膠試驗明確已妊娠著。常伴有厭食、乏力、失眠等症狀，進一步發展可嘔吐頻作，不能進食、進水，甚至嘔血、尿少，或有酮體尿、脫水等症狀。

【辨證】

常見的有脾胃虛弱型和肝胃不和型。

1.脾胃虛弱：脘悶腹脹，嘔吐不能食，口淡無味，嗜酸辣食物，神疲思睡，或厭聞食氣，舌淡苔白，脈滑無力。

2.肝胃不和：嘔吐頻繁，嘔吐酸水，食入即吐，胸脇脹悶，頭重眩暈，精神抑鬱易怒，舌紅苔薄黃，脈弦滑。

【治療】

治則：健脾疏肝，降逆止嘔。

主穴：內關，中脘，足三里。

配穴：脾胃虛弱配公孫；肝胃不和配太衝。

針法：實證用瀉法，虛證用補法，留針 30 分鐘。

方義：針內關以和胃止嘔；針中脘、足三里以理氣降逆；配公孫以健脾和中；配太衝以疏肝降逆。

【其他療法】

1.耳針療法

取穴：胃，脾，肝，三焦，神門。

方法：用王不留行籽穴位貼壓，每次貼壓一側耳穴，三天後換壓另一側耳穴，每日自行按壓 3～4 次，每次每穴按壓 2 分鐘。

2.灸　法

取穴：上脘，中脘，內關，足三里。

方法：艾條溫和灸，每日灸 1～2 次，每次每穴灸 5～10 分鐘。

【臨床體會】

針灸治療本病療效較好，但妊娠早期因胞胎未固，針灸取穴不宜過多，手法不宜太重。

【病例介紹】

王××，女，26歲，已婚，教師。

主訴：嘔吐、不能進食4天。

病史：近一週來常噁心，有時嘔吐出胃內容物，四天前嘔吐加重，嘔吐物帶有苦膽汁，不能進食，有時喝水也引起嘔吐。到醫院婦產科檢查和化驗，診斷「早孕」。於1985年6月21日來針灸治療。

診斷：妊娠嘔吐。

治療：針內關、足三里，取得針感後，留針30分鐘。

針2次後，嘔吐減輕。針6次後，喝水、進食不嘔吐，偶有噁心感。

十一、胎位不正

胎位不正是指妊娠三十週以後，胎兒在子宮體內的位置不正。胎位以枕前位為正常，其餘胎位均為異常。

【診斷要點】

妊娠三十週以上。產前檢查示胎兒處於臀位、橫位、枕後位、顏面位等不正常胎位，影響自然分娩。

【辨證】

胎位不正之孕婦本身，無任何不適感覺，故妊娠七個月以上孕婦的產前檢查，是早期發現本病的重要手段。

發現胎位不正時，需除外子宮畸形、骨盆狹窄、婦科腫瘤以及胎兒發育異常等情況。

【治療】

治則：調整腎與膀胱之經氣，以助胎轉正。

穴位：至陰。

方法：艾條溫和灸。令患者放鬆腰帶，術者用艾條灸兩側的至陰穴，每次每穴灸 10 分鐘，每日 1 次，灸後患者胸膝臥位 20 分鐘，4 次為一療程。

方義：若胎位不正，腎與膀胱失去平衡，用艾灸至陰穴，可調整失去平衡的陰陽二經，腎與膀胱經獲得平衡，可使胎位轉正。

【臨床體會】

艾灸至陰穴治療胎位不正，療效顯著。

【病例介紹】

張××，女，28 歲，工人。

主訴：橫位胎一天。

病史：已妊娠 8 個月，無任何不適感。昨日到婦產科產前檢查，發現胎位不正，為橫位胎，1987 年 3 月 10 日婦產科介紹來針灸治療。

診斷：胎位不正（橫位）。

治療：艾灸雙側至陰穴，每穴灸 10 分鐘，灸後胸膝臥位 30 分鐘。

灸 4 次後，到婦產科檢查，胎位已轉至枕前位。為鞏固療效，又灸了 4 次。

十二、更年期綜合徵

婦女在絕經前後，即卵巢功能減退至完全喪失的時期，出現的以植物神經功能失調為主的綜合徵，稱為更年期綜合徵。

【診斷要點】

多發生於45歲以上的婦女，月經不規則或閉經。內、外生殖器官不同程度的萎縮。可併發老年性陰道炎。

出現情況不穩定、易激動或抑鬱，失眠，心悸，潮熱，出汗，可有感覺過敏或肢體麻木感等植物神經功能失調的表現。

血、尿FSH（卵泡刺激素）及LH（黃體生成激素）明顯升高。

【辨證】

1.腎陰不足：盜汗，月經量少，周期紊亂，心煩心悸，記憶力減退等。舌質淡，苔薄，脈細數。

2.肝氣鬱滯：情志抑鬱，煩躁易怒，經量多色暗，或伴有頭痛、頭暈、眩暈、失眠等。舌質暗紅，脈沉弦。

【治療】

治則：疏肝理氣，調整陰陽。

主穴：風池，內關，三陰交，足三里。

配穴：腎陰不足配太谿；肝氣鬱滯配太衝。

針法：虛證用補法或平補平瀉法，實證用瀉法，留針30分鐘。

方義：針風池以平肝熄風治眩暈；針內關以寬胸利膈治心悸；針三陰交、足三里以健益脾胃、生化氣血。配太谿以益腎滋陰；配太衝以疏肝解鬱。

【其他療法】

耳針療法

取穴：內分泌，子宮，卵巢，腎，肝，心，神門，皮質下。

方法：用王不留行籽穴位貼壓，每次貼壓一側耳穴，三天後換壓另一側耳穴，每日自行按壓 3～4 次，每次每穴按壓 2 分鐘。

【臨床體會】

針灸治療本病療效較好，在治療同時應消除患者的顧慮及精神負擔。

【病例介紹】

鄒××，女，46 歲，幹部

主訴：月經不定期伴頭暈、心悸半年。

病史：近半年來先是月經週期提前十餘天，繼而經期錯後提前不定，長者四十天左右，短者二十天左右，量較前少，色暗紅，多數二天乾淨。伴頭暈、胸悶、心悸、失眠，曾到醫院檢查，血壓正常，血常規正常，心電圖與腦血流圖、腦電圖均無異常發現，婦科檢查無異常發現。服用「鎮靜」藥治療十餘天，無明顯療效，又到中醫院服中藥治療近一個月，療效不明顯。近一個月來自覺燥熱、心煩，容易激動，記憶力減退。經人介紹於 1993 年 10 月 11 日來針灸治療。舌紅少苔，脈沉弦。

診斷：更年期綜合徵。

治療：針風池、內關、三陰交。取得針感後，留針 30 分鐘。

針 5 次後，心煩、心悸減輕。針 10 次後，燥熱心煩明顯減輕。針 16 次後，頭暈、胸悶、失眠等症狀大有改善。針 26 次後，自覺症狀基本消失，可照常上班。

十三、小兒厭食

小兒厭食是指小兒較長時間食慾不振，甚則拒食的一種病證。

【診斷要點】

小兒見食不食，食慾不振，甚則拒食，長期厭食可伴有體重不增或下降。

根據病史、體證及其他檢查，可明確病因。常見有精神方面的障礙、器質性或腸寄生蟲病。

【辨證】

1.脾胃氣虛：面色不華，不思飲食，形體消瘦，易出汗，舌質淡或胖嫩，苔薄。

2.胃陰不足：口乾多餘，皮膚乾燥，大便乾結，舌質紅，舌苔光剝。

【治療】

治則：益氣和胃，健脾助運。

穴位：胃俞、中脘，足三里，三陰交。

針法：各穴均採用毫針點刺法。

方義：針胃俞、中脘以益氣和胃、健脾助運；針足三里、三陰交以健脾和胃、扶正培元。

【其他療法】

捏脊療法

位置：脊柱兩側，自頸至尾椎部。

方法：患兒俯臥，術者兩手握成半拳狀，兩手食指橫抵在尾椎兩側，用拇食二指將患兒皮膚捏起，沿脊柱向上，邊握，邊推、邊放，一直捏推到大椎穴為止。每次捏脊 3

～5 遍，至局部潮紅為止。

【臨床體會】

針灸治療本病療效較好。

【病例介紹】

于×，女，4 歲。

其母代訴：不愛吃飯，見食不食半年餘。

病史：患兒半年前高熱後，飯量減少，有時開飯時間一點不吃。曾到醫院兒科檢查，無異常發現。服用一個多月助消化藥，未見明顯好轉。近幾個月來僅吃點零食，不吃主食，有時勉強吃幾口米飯，不吃麵食。於 1993 年 5 月 3 日，家長領患兒前來針灸治療。

檢查：面色蒼白，消瘦，皮膚彈性差。大便常規未見異常，未查到蟲卵。

診斷：小兒厭食症。

治療：四縫穴點刺放液，加捏脊療法。

治療 4 次後，飯量增多。治療 6 次後，開飯時自已能主動吃飯。治療 10 次後，食慾恢復正常，大便已不乾結，日解 1 次。

十四、小兒嘔吐

嘔吐是小兒時期常見的症狀之一。可以是單純嘔吐，無其他任何症狀，也可以是其他疾病引起的嘔吐。如若嬰幼兒吸奶後溢奶，多因哺乳過多而溢出，偶發者可不必治療。若嘔吐為持續性、反覆出現或與其他疾病症狀並見者，則應考慮為一種病症。

【診斷要點】

根據出現嘔吐的年齡、嘔吐情況和嘔吐物的性質、排糞情況、伴發症狀、體徵、大小便及血液化驗、輔助檢查等找出其病因。'

注意是否脫水、電解質紊亂、營養不良、維生素缺乏症及生長發育障礙等合併症。

【辨證】

1.風寒嘔吐：多見於外感病初起，嘔吐頻繁，兼有惡寒發熱，頭痛，苔薄白，脈浮。

2.胃熱嘔吐：食入即吐，吐物酸臭，發熱口渴，便秘尿黃，舌質紅，苔黃，脈數。

3.飲食停滯：噯氣，吐物酸臭，脘腹脹滿或疼痛，厭食，大便酸臭，苔黃膩，脈滑。

【治療】

治則：和胃、降逆、止嘔。

主穴：中脘，內關，足三里。

配穴：風寒嘔吐配合谷；胃熱嘔吐配內庭；脾胃虛寒配上脘；飲食停滯配四縫。

針法：點刺，不留針。

方義：針中脘以調理胃氣、降逆止嘔；針內關以和胃止嘔；針足三里以和胃、降逆、止嘔。配合谷以解表散寒；配內庭以清胃經之實熱；配上脘以溫胃和中；配四縫以除脹滿、健脾胃。

【其他療法】

1.耳針療法

取穴：胃，交感，皮質下，神門，肝。

方法：用王不留行籽穴位貼壓雙側耳穴，家長每日幫助按壓 3～4 次，每次每穴按壓 1～2 分鐘。

2.穴位敷藥法

取穴：內關，中脘。

方法：新鮮生薑三片，用傷濕止痛膏固定於雙內關與中脘穴上，6 小時更換 1 次。

【臨床體會】

針灸治療小兒嘔吐，輕者收效明顯。嘔吐引起脫水、電解質紊亂或日久至營養不良、生長發育障礙者，應給予綜合治療。

【病例介紹】

范×，女，3 歲。

家長代訴：頻頻嘔吐二天。

病史：三天前受涼發燒，次日熱退，出現嘔吐，喝水、吃飯均會嘔吐，服藥治療無效，於 1988 年 7 月 3 日來針灸治療。

檢查：體溫、脈搏正常，一般情況尚可，無明顯脫水徵，發育正常，營養中等，神志清楚，頸軟，心肺肝脾無異常發現，腹部未觸及腫塊，神經系統無病理反射證。

診斷：小兒嘔吐。

治療：點刺中脘、內關，不留針。加用生薑片貼敷中脘穴。

治療 2 次後，嘔吐明顯減輕。治療 4 次後，嘔吐消失，治癒。

十五、小兒腹瀉

腹瀉為小兒時期常見症狀，其表現為糞便水分增加，排便次數增多，伴有食慾減退、噁心嘔吐、煩躁不安，甚至脫水和電解質紊亂。發病年齡多在3歲以下，以夏秋季為多見。

【診斷要點】

1.輕型腹瀉：腹瀉每日小於 10 次或糞便量每次少於 10ml/kg，肉眼見大便呈蛋花湯樣，或帶黃綠色，混有白色皂塊。大便鏡檢見到不消化食物、脂肪球，偶見白細胞。可有噁心、嘔吐，嘔吐不重，可有輕度脫水，無中毒症狀。此型又稱小兒腹瀉——消化不良，多見於非感染性腹瀉。

2.重型腹瀉：腹瀉每日 10 次以上或糞便量每次多於 10ml/kg，大便呈水樣帶粘液，有腥臭味，鏡檢可見較多白細胞或紅細胞。可培養出致病菌，但不包括菌痢。常伴嘔吐、腹脹、高熱、煩躁，甚至昏迷、驚厥等中毒症狀出現。此型又稱小兒腸炎。多見於感染性腹瀉。

3.遷延型腹瀉：病程遷延至二週以上。多見於人工餵養兒。

【辨證】

1.濕熱積帶：便色黃綠或有酸臭味，發熱，嘔吐，腹脹，煩躁口渴，苔厚膩，脈數，指紋紅紫。

2.脾虛寒濕：呈水樣便或夾有不消化乳食，氣味腥，四肢不溫，舌質淡，脈濡無力，指紋色淡。

【治療】

治則：調理脾胃，健脾止瀉。

主穴：中脘，天樞，上巨虛，四縫。

配穴：濕熱積滯加曲池、合谷；脾虛寒濕加三陰交、陰陵泉。

針法：四縫穴用三棱針點刺，放出黃白色粘液。其餘穴位點刺不留針，針後加艾條溫和灸。

方義：針中脘以調理胃氣；針天樞、上巨虛以調腸腑而止瀉；針四縫以消食滯、除脹滿。

【其他療法】

1.耳針療法

取穴：胃，小腸，大腸，交感，神門。

方法：用王不留行籽穴位貼壓雙側耳穴，每日家人給按壓3～4次，每次每穴按壓2分鐘。

2.灸法（適用於脾虛寒濕型）

取穴：天樞，關元，神闕。

方法：天樞、關元穴用艾條溫和灸，每穴灸10分鐘。神闕穴可以隔鹽或隔薑灸，每日或隔日灸1次。

【臨床體會】

輕型腹瀉，針灸治療效果較好；重型腹瀉，應配合藥物治療。

【病例介紹】

王××，女，1歲。

其母代訴：腹瀉三天。

病史：三天來患兒哭鬧，不愛吃奶，有時嘔吐，每日解 2～3 次稀大便。近二天來腹瀉加重，解黃色水樣便，似蛋花湯樣，每日解 7～8 次，到兒科住院治療二天，仍有腹瀉，於1990年3月15日來針灸治療。

檢查：營養中等，眼窩無凹陷，腹部脹滿。大便鏡檢見到不消化食物，脂肪球，偶見白細胞。

診斷：小兒腹瀉——消化不良。

治療：點刺中脘、足三里，每日 2 次。四縫穴點刺放液，每週 2 次。

治療 2 次後，腹瀉減輕。治療 4 次後，患兒已不哭鬧，腹瀉明顯減輕，一日解大便 2～3 次。治療 6 次後，腹瀉治癒。

十六、小兒遺尿

小兒遺尿是指 3 周歲以上，無器質性疾病的小兒，在睡眠中經常無意識的尿床現象而言。多見於學齡兒童。嬰幼兒的遺尿不屬於病態。

【診斷要點】

3 周歲以上兒童，經常在入睡不久即尿床。輕者數夜 1 次，重者每夜 1 至數次。多數患尿床後不易喚醒。無其他症狀和病理體證。多與精神因素有關。注意排除泌尿系感染。

【辨證】

本病多屬虛證，因秉賦不足，腎氣虧虛，不能固攝；或病後體弱，脾肺氣虛，上虛不能制下，下虛不能承上，使膀胱約束無權，而致遺尿。

【治療】

治則：調補脾腎，益氣固攝。

穴位：關元，三陰交，足三里，腎俞，膀胱俞。

針法：點刺不留針。

方法：針關元以補腎益氣；針三陰交以統補三陰之氣；針足三里以健脾益氣；針腎俞、膀胱俞，以使腎氣充實，則膀胱約束有權。

【其他療法】

1.耳針療法

取穴：腎，膀胱，腦點，皮質下，枕，尿道。

方法：用王不留行籽穴位貼壓，每次貼壓一側耳穴，三天後換壓另一側耳穴，每日按壓 3～4 次，每次每穴按壓 2 分鐘。

2.艾灸療法

取穴：關元，氣海。

方法：艾條溫和灸，每穴艾灸 10 分鐘，灸至皮膚潮紅為度，每日 1 次。

【臨床體會】

針灸治療本病療效較好，治療期間患兒應少進湯水，夜間定時叫醒患兒小便。

【病例介紹】

史××，女，11 歲。

主訴：尿床 5 年。

病史：五年前因先天性心臟病住院手術，術後出現尿床，每週約尿床 2～3 次，曾到中醫院服中藥 30 餘付，未見明顯療效。於 1981 年 7 月 21 日家長領來針灸治療。

檢查：面色萎黃，營養中等，舌質淡，苔薄白，尿常規化驗未見異常。

診斷：小兒遺尿。

治療：針關元、足三里，點刺不留針。治療 10 次後，半個月僅尿床 2 次。治療 20 次後，半個月尿床 1 次。治療 30 次後，已近一個月未尿床。半年後隨訪，每夜家長叫醒排尿，半年來未再尿床。

第四節　眼科、耳鼻咽喉科病證

一、麥粒腫

麥粒腫是由於眼瞼腺體受細菌感染，產生急性化膿性炎症。發性在睫毛根部皮脂腺者，表現在皮膚面，稱外麥粒腫；發生在瞼板腺者，表現在結膜面，稱內麥粒腫。中醫稱「土疳」，俗稱「針眼」。

【診斷要點】

疾病初起較輕，瞼皮膚微有紅腫癢痛，繼則形成侷限性硬結，形如麥粒，按之疼痛，鄰近球結膜水腫。3～5天後硬結處形成膿腫，出現黃白色膿頭，破潰排膿後疼痛減輕，紅腫熱消退。重者伴有全身惡寒、發熱、耳前、頜下淋巴結腫大及觸痛。

【辨證】

1.風熱型：眼瞼癢痛，局部紅腫硬結，瞼緣水腫，鼻塞、頭痛、微感風寒等不適，舌質紅，苔薄黃，脈浮滑數。

2.熱毒型：眼瞼局部紅腫，疼痛明顯，且眼腫如杯，尤以外眥為甚，球結膜水腫。兼有口乾，便秘，頭痛，甚至惡寒發熱，舌質紅，苔黃膩，脈數洪大。

【治療】

治則：疏風、清熱、瀉火，解毒。

穴位：魚腰，絲竹空，太陽，行間。

針法：魚腰、絲竹空沿眉斜刺，行間直刺，取得針感後，留針 30 分鐘。太陽點刺放血。

方義：魚腰為眼病常用有效奇穴；針絲竹空以通絡散結；針太陽與行間以清熱散風。

【其他療法】

1.耳針療法

取穴：眼，目1，目2，肝，耳尖。

方法：用王不留行籽穴位貼壓同側耳穴，3 天後換壓另一側耳穴，每日自行按壓 3～4 次，每次每穴按壓 2 分鐘。

2.拔罐療法

取穴：大椎。

方法：用三棱針在大椎穴輕輕點刺幾下，然後在大椎穴拔火罐 5 分鐘。

【臨床體會】

針灸治療麥粒腫，在炎症初期療效最佳。

【病例介紹】

孫××，女，20 歲，戰士。

主訴：右眼上眼瞼紅腫癢痛 1 天。

病史：1 天來後右上眼瞼發紅，癢且微痛，以後右上眼瞼有一硬結塊，按之疼痛，右眼畏光。未經治療於 1986 年 3 月 2 日來針灸治療。

檢查：右上瞼邊緣有 0.5×0.3 公分大小之硬結，輕微紅腫，按之疼痛。

診斷：右上瞼麥粒腫。

治療：針右眉中，取得針感後，留針 30 分鐘，每日針 1 次。太陽穴點刺放血，隔日 1 次。針 2 次後，麥粒腫縮小。針 4 次後治癒。

二、急性結膜炎

急性結膜炎為眼科常見病，由細菌或病毒感染所致，具有傳染性和流行性。本病以發病急、結合膜充血、水腫、癢及異物感、灼熱脹痛和炎症滲出、畏光流淚等特徵。中醫稱為「天行赤眼」、「暴風客熱」；民間稱「紅眼」、「火眼」。

【診斷要點】

發病急，多為雙眼同時或先後發病。初起患眼紅癢，怕熱羞明，有異物感及燒灼痛。結膜充血，眼瞼腫脹，球結合膜水腫，可有點片狀出血。分泌物增多，為粘液或粘液膿性，可有視力模糊，耳前淋巴結腫大、壓痛。大約 2～3 週炎症消退，症狀消失而痊癒。

【辨證】

1.肺經風熱：突然眼赤澀痛或灼熱羞明，眼瞼腫脹，分泌物增多，伴有鼻塞、頭痛、發熱。苔薄黃，脈浮數。

2.肝經實熱：來勢急，癢痛羞明，畏光，有異物感，結合膜充血、水腫，耳前淋巴結腫大。舌尖紅，苔黃，脈弦數。

【治療】

治則：清熱明目，消腫止痛。

穴位：風池，太陽，魚腰，合谷，行間。

針法：風池用瀉法，提插捻轉 1 分鐘後，留針 30 分鐘；太陽、魚腰、合谷點刺出血；行間用瀉法。

方義：針風池以疏風清熱；針太陽、魚腰、合谷以清熱化瘀、消腫止痛；針行間以瀉肝火。

【其他療法】

耳針療法

取穴：眼，耳尖，肝，肺。

方法：用王不留行籽穴位貼壓雙側耳穴，每日自行按壓 3～4 次，每次每穴按壓 2 分鐘。同時在耳尖與耳殼背面小靜脈處刺血 2～3 滴；每日 1 次。

【臨床體會】

針灸治療本病效果較好。

【病例介紹】

李××，男，21 歲，戰士。

主訴：雙眼紅癢 2 天。

病史：二天來雙眼發癢，有異物感，以後出現輕度紅腫，用眼藥水滴眼二天，未見好轉，於 1987 年 7 月 4 日來針灸治療。

檢查：雙眼球結膜充血，輕度水腫，有少量粘液性分泌物。

診斷：急性結膜炎。

治療：針印堂、雙風池，取得針感後，留針 30 分鐘，太陽穴點刺放血。

治療 3 次後，眼睛紅腫減輕。治療 5 次後，雙眼癢及異物感消失。治療 8 次後，雙眼紅腫完全消失。

三、近視眼

近視是指眼在無調節狀態下，平行光線經眼屈光系統的屈折後，焦點在視網膜前，即遠距離物體不能清晰地在視網膜上成像，這種屈光狀態稱近視。近視為一種屈光不正的眼病，中醫稱「能近怯遠症」。

【診斷要點】

遠視力減退，針孔視加增加，近視力正常，近點距離較近。高度近視者易視力疲勞。試戴凹球面透鏡能增進視力。進行主覺與他覺驗光檢查，3D 以下為輕度近視，6D 與 3D 之間為中度近視，6D 以上為高度近視。

【辨證】

心陽不足：近視同時伴有失眠、面色蒼白、神疲乏力等症，少苔，脈細。

肝腎虧虛：近視同時伴有頭暈目眩，腰膝酸軟，雙目乾澀等症，苔薄，脈沉細。

【治療】

治則：行氣活血，舒筋明目。

穴位：承泣，睛明，翳明。

針法：用 1.5 寸（30 號）毫針從承泣穴進針，以 30 度角向睛明方向斜刺，約刺入 1 寸左右，待有酸脹感時留針 20 分鐘。出針後壓迫局部 1～2 分鐘。翳明穴直刺 1 寸，留針 20 分鐘。

方義：針承泣透睛明，可激發胃與膀胱經之經氣；翳明為治療眼病的經驗寄穴，合之以舒筋明目、增進視力。

【其他療法】

眼針療法

取穴：眼，目 1，目 2，肝，心，腎，神門。

方法：用王不留行籽穴位貼壓，每次貼壓一側耳穴，每日自行按壓 3～4 次，每次每穴按壓 2 分鐘。

【臨床體會】

(1)治療前的基礎視力對療效有明顯的影響，據我院治療的 1894 隻近視眼統計，治療前視力在 0.3 以下者，治癒率為 4.5%；視力在 0.7 以上者，治癒率為 77.9%。

(2)對針刺治癒的病人隨訪 100 例，一年後視力下降 28.9%，二年後視力下降 45.9%，共下降 74.8%。

(3)為鞏固療效，應囑患者正確使用視力，並堅持做眼睛保健操。

【病例介紹】

成×，女，10 歲，學生。

主訴：看不清黑板上的粉筆字 1 個月。

病史：近 1 個多月發現視物模糊，原先能在教室 6 排座位上看清老師在黑板上寫的字，現在已看不清粉筆字的筆劃。於 1984 年 3 月 22 日來院針灸治療。

眼科檢查：視力：左 0.6，右 0.8。

眼底檢查：未見異常。

屈光度：左眼－1.0D；右眼－0.5D。

診斷：近視（輕度）。

治療：針承泣透睛明，配醫明。取得針感後，留針 20 分鐘。

治療 10 次後，視力：左 0.7，右 0.9^{+2}。治療 20 次後，視力：左 0.8，右 1.0。治療 30 次後，視力：左 0.9，右 1.0。

四、青光眼（青風內障）

青光眼是由於眼壓間斷或持續升高而引起的視乳頭萎縮凹陷和視野缺損的一種眼病。如不及時治療，可致失明，故青光眼是致盲的常見和重要的病因之一。屬中醫「青風內障」範疇。

【診斷要點】

主要表現為早期的眼壓升高，和晚期的視乳頭萎縮凹陷，視野缺損，甚至全部喪失而致失明。有頭痛眼脹等症狀。

臨床上分為原發性、繼發性、先天性三大類。眼科檢查以明確診斷。

【辨證】

肝氣鬱滯，肝鬱化火：視力減退，視野漸窄，瞳孔輕度散大，眼球觸之略硬，頭痛眼脹，口苦心煩，苔薄黃，脈弦。

肝腎不足、陰虛火旺：視野漸縮，眼壓略高，目乾眼澀，失眠口乾，苔少，脈細。

【治療】

治則：滋養肝腎，疏肝明目。

主穴：睛明，球後，太陽，風池。

配穴：肝氣鬱滯配太衝，肝腎陰虛配太谿，眼壓升高配行間。

針法：睛明、球後用細毫針沿眼眶邊緣緩慢進針，留針 30 分鐘。餘穴常規操作，留針 30 分鐘。

方義：針睛明、球後，以行氣活血、通絡明目；針太陽、風池，以清瀉肝膽之邪熱。配太衝以疏肝降逆；配太谿以滋陰降火；配行間以降低眼壓。

【其他療法】

1.耳針療法

取穴：眼，目，肝，腎，交感，皮質下，降壓溝。

方法：用王不留行籽穴位貼壓，每次貼壓一側耳穴，三天後換壓另一側耳穴，每日自行按壓 3～4 次，每次每穴按壓 2 分鐘。

2.刺絡拔罐療法

取穴：太陽，太椎，肝俞。

方法：常規消毒，用三棱針點刺太陽，放出血液 1～3 滴。大椎、肝俞用梅花針叩刺，然後拔火罐 8 分鐘。

【臨床體會】

針灸療法對單純性青光眼有一定療效。青光眼應以綜合治療為主。

【病例介紹】

胡××，女，40 歲，會計。

主訴：頭痛、眼脹、視力減退 1 年餘。

病史：一年前雙眼脹痛，視力減退，並常有頭痛。近二個月來頭痛、眼脹加重，視物眼花，用藥治療二個月未見明顯療效。於 1990 年 4 月 12 日來針灸治療。

檢查：眼科檢查：眼壓：右 35；左 30。視力：右 0.1；左 0.4。眼底檢查：眼底見有青光眼杯狀凹陷。

診斷：青光眼。

治療：針雙球後、雙太陽、雙太衝。取得針感後，留針 30 分鐘。

針 10 次後，頭痛、眼脹減輕。針 20 次後，視物較前清楚，視力：右 0.2；左 0.5。針 40 次後，頭痛、眼脹基本治癒。眼科檢查：眼壓：右 30；左 25。視力：右 0.2；左 0.6。

五、視神經炎、視神經萎縮

視神經炎是由炎症、傳染病或不明原因引起的視力急劇下降。多見於青壯年，三分之二的炎症為雙側性。

視神經萎縮是指視神經纖維在各種病因影響下發生變性和傳導功能的障礙，並在臨床上觀察到視乳頭顏色變為蒼白的眼底變化。

【診斷要點】

視神經炎：急劇的視力下降和一定程度的眼球壓痛感。眼底檢查見視乳頭充血，邊界模糊；視野檢查發現中心暗點、傍中心暗點、象限性缺損或向心性縮小等改變，則為視神經乳頭炎；若炎症開始於球後視神經階段，而視乳頭正常或僅有輕微充血性改變，視野中有啞鈴狀暗點，則為球後視神經炎。

視神經萎縮：視力不同程度下降，嚴重者視力喪失；視野缺損；若眼底見視盤色淡或變蒼白，邊緣清楚，網膜血管變狹窄，則為原發性；若眼底見視盤邊緣不清，視盤生理凹陷消失，其表面的神經膠質組織增殖並擴展至視網膜、視盤顏色亦蒼白，則為繼發性。

【辨證】

1.外感風邪：頭痛頭脹，視力突然下降，視神經乳頭充血，苔薄白，脈弦細。

2.氣血不足：視力逐漸減退，視野縮小，視神經乳頭蒼白，視網膜血管變細，苔薄白，脈細。

3.肝陽上亢：視力逐漸減退，頭暈煩燥，苔白或微黃，脈弦。

【治療】

治則：通經活絡，養肝益腎。

穴位：承泣，睛明，球後，風池，翳明。

針法：針刺眼區周圍穴位，宜用細針緩進緩出，進針後出現酸脹感時，留針 30 分鐘。

方義：針刺上述諸穴，有疏通眼區經絡氣血，養肝益腎明目之作用。

【其他療法】

頭針療法

取穴：眼區。

方法：頭針常規操作，快速捻轉 2 分鐘，留針 20 分鐘。

【臨床體會】

視神經萎縮是一種較難治的眼病，針刺治療有一定療效，但短期內難以收效。

【病例介紹】

賀×，男，22 歲，大學生。

主訴：雙眼視力減退四個月。

病史：四個月前感冒發燒，以後雙眼視力逐漸下降，以致坐在前排看不清黑板上的字，到市某醫院眼科檢查，視力：雙眼均為 0.1。眼底：雙側視神經乳頭淡紅。診斷「雙眼視神經炎」，收住院治療二個月。出院時視力：雙眼 0.2。眼底：雙側視乳頭仍淡紅。出院後於 1988 年 2 月 2 日來我院針灸治療。

檢查：眼科檢查：視力：右 0.1；左 0.2。眼底：雙側視乳頭淡紅，並有滲出。

診斷：雙眼視神經炎。

治療：針雙球後、雙太陽、雙翳明。取得針感後，留針 30 分鐘。

針 20 次後，視力：右 0.2；左 0.3。針 40 次後，視力：右 0.3；左 0.3。針 60 次後，視力：右 0.4；左 0.7。眼底檢查：同治療前。

1 年後隨訪：視力：左 0.7；右 0.4。眼底：雙側視乳頭仍淡紅。

六、色　盲

色盲即是辨別顏色的功能發生障礙，又稱色覺障礙。它包含色弱與色盲兩類型。色弱是指對顏色的辨別能力降低（辨色功能不足）；色盲是指不能辨別顏色而言（辨色能力喪失）。色覺障礙又分為後天性色覺障礙和先天性色覺障礙。

【診斷要點】

視力如正常人，但不能正確辨別顏色。根據三原色學說來診斷，是二色視者，其中可能是紅色盲、綠色盲或紫色盲，若一色視者，即全色盲。

用分光鏡或色盲表檢查，易於確診。

【辨證】

1.肝腎虧虛：不能正確辨別顏色，形體瘦弱，腰膝酸軟，脈沉細。

2.肝氣鬱結：不能正確辨別顏色，情志不舒，胸脇脹痛，脈弦。

【治療】

治則：補益肝腎，疏肝理氣，通經明目。

穴位：睛明，球後，肝俞，腎俞，風池，光明。

針法：眼區周圍穴位要輕刺，取得針感後留針 30 分鐘。肝俞、腎俞向脊柱方向斜刺，風池向風池方向平刺。

方義：針睛明、球後，以行氣活血、通絡明目；針肝俞、腎俞，以補益肝腎、濡養目竅；針風池、光明，以疏肝利膽、通絡明目。

【其他療法】

耳針療法

取穴：目 1，目 2，眼，肝，腎，皮質下。

方法：用王不留行籽穴位貼壓，每次貼壓一側耳穴，三天後換壓另一側耳穴，每日自行按壓 3～4 次，每次每穴按壓 2 分鐘。

【臨床體會】

針灸治療本病有一定療效。

【病例介紹】

吳××，男，12 歲，學生。

主訴：雙眼分不清顏色 3 年。

病史：三年前發現看東西似有霧狀，視物不清，家長領到某醫院眼科檢查，視力：左 0.1；右 0.2。色覺檢查：不能識別每頁的圖與字。診斷色盲，收住院治療 1 個月，未見明顯療效。出院後服用中藥治療 3 個月，雙眼仍分不清顏色。於 1978 年 2 月 18 日來針灸治療。

檢查：視力：左 0.1；右 0.2。色覺檢查：色盲表每頁的圖與字，均不能識別。

診斷：(1)色盲；(2)弱視。

治療：針雙球後、雙風池，取得針感後，留針 30 分鐘。

針 10 次後，視力：左 0.2；右 0.4。色覺檢查仍分辨不清。針 30 次後，視力：左 0.4；右 0.6。色覺檢查有 6 頁分辨不清。針 50 次後，視力：左 0.6；右 0.7。色覺檢查僅有 3 頁辨不清。

七、耳鳴、耳聾

耳鳴、耳聾，都是聽覺異常的症狀。耳鳴是一種常見症狀，為聽覺機能紊亂所致，其表現在聽覺器並未受到外界聲響刺激而感覺到一些不正常的聲音；耳聾是聽覺功能障礙的表現，輕者稱重聽，為聽力部分減退，重者稱耳聾，為聽力幾乎全喪失。因兩者在辨證及治療方面大致相同，故合併介紹。

【診斷要點】

1.耳鳴：有的將其分為客觀性（顫動性）耳鳴和主觀性（非顫動性）耳鳴，也有的將其分為非耳源性耳鳴和耳源性耳鳴二大類。常在疲勞、休息、月經、變態反應以及頭部血循環改變等因素的影響而變化。若情緒波動、焦慮不安、精神緊張等情況激發的耳鳴，多數為非耳源性耳鳴；若由耳部病變本身引起者稱為耳源性耳鳴，常與耳聾或眩暈同時存在；傳音性聾的耳鳴多屬於低音調，如風吹、火車或機器運轉的「洪——洪」聲，而感音性聾的耳鳴多屬高單調，如蟬鳴、吹哨或汽笛聲；由血循環系統病變所引起的耳鳴，多為嘈雜聲或搏動性耳鳴。

2.耳聾：分為傳音性、感音性和混合性三類。病多在外耳或中耳，使聲波傳入內耳受到障礙者，稱為傳音性聾；病變在耳蝸、聽神經或聽覺中樞者，為感音性聾。常見的表現為聽力突然下降或聽力逐漸下降，嚴重者聽力全喪失。電測聽檢查：聽力曲線降至實用區以下。

【辨證】

按中醫理論，耳鳴耳聾之症，實少虛多，且常為腎虛所致。

1.實證：耳鳴為耳中暴鳴如鐘鼓之聲，鳴聲不止，耳聾多為突然聾，同時有鼻塞、口苦、脇痛，苔膩，脈滑數。

2.虛證：耳鳴時作時止，耳聾發病較緩慢，漸次加重，同時伴有頭暈目弦腰痛等症狀，舌質淡，脈細弱。

【治療】

治則：清瀉肝火，補益腎精。

主穴：耳門，聽會，翳風，中渚。

配穴：實證配太衝、合谷；虛證配太谿、三陰交。

針法：實證用瀉法，虛證用補法，留針 30 分鐘。

方義：針耳門、翳風、中渚、聽會，可疏通手足少陽之經氣，以開氣閉。配太衝、合谷，以清瀉肝火、疏散表邪；配太谿、三陰交，以補益肝腎，而清虛火。

【其他療法】

1.耳針療法

取穴：內耳，肝，腎，神門。

方法：用王不留行籽穴位貼壓，每次貼壓一側耳穴，三天後換壓另一側耳穴，每日自行按壓 3～4 次，每次每穴按壓 2 分鐘。

2.頭針療法

取穴：暈聽區。

方法：頭針常規操作，快速撚轉 2 分鐘，留針 20 分鐘，每日 1 次。

【臨床體會】

針灸治療神經耳鳴、耳聾有一定療效。

【病例介紹】

王××，女，50 歲，幹部。

主訴：自覺耳內鳴響 1 週。

病史：1 週前晨起時，雙耳突然出現耳內鳴響，似機器轉動聲，白天鳴響稍輕，夜間鳴響力重，同時有心煩、胸悶等症狀，於 1993 年 2 月 26 日來我院針灸治療。病人舌質淡，苔白膩，脈弦細。

檢查：耳鼻喉科檢查：雙耳鼓膜正常。

診斷：耳鳴。

治療：針聽宮、安眠、百會，取得針感後，留針 30 分鐘。

針 7 次後，耳鳴減輕，針 20 次後，耳鳴基本治癒。為鞏固療效，又針 10 次。

八、聾　啞

聾啞多因 5 歲前兒童喪失聽力，不能接受和分析外界傳來的各種聲音，阻礙了學習語言的機會，導致既聾且啞的一種難治性疾病。分為先天和後天二大類，以後天聾啞為多見。

【診斷要點】

先天性聾啞的病人，除了聽力喪失，不用語言表達以外，可有先天發育不全，家族遺傳，或孕婦在妊娠期有患病及用藥史；後天性聾啞則多有用藥史或中耳炎病史。

發音、咳嗽聲、哭聲正常，排除白痴和偽聾。

電測聽檢查：氣導與骨導均可喪失，或有部分殘餘聽力。前庭功能檢查：後天性聾啞前庭功能喪失者較多。

【辨證】

1.先天性聾啞：秉賦不足，腎氣虛虧，有先天發育不全，遺傳因素，孕婦在妊娠期患病及用藥，患兒係早產或難產兒，出生後對聲響一直無反應。

2.後天性聾啞：出生後有聽力，後因邪毒內侵，高熱、中耳炎、藥物中毒等，使聽力喪失，逐漸不能講話。

【治療】

治則：先治聾，後治啞，聾啞兼治，治訓結合。

治聾穴位：耳門，聽宮，聽會，翳風，完骨，下關，風池，中渚，外關，三陽絡等。

治啞穴位：啞門，廉泉，外金津，外玉液，上廉泉。

針法：針刺入後，以瀉法為主，留針 20～30 分鐘。

方義：本組取穴多為循經局部取穴，以行氣活血、通利耳竅。

【臨床體會】

對有殘餘聽力的聾啞患者，針刺治療有一定療效，但治療的療程較長，針刺的同時應配合語言訓練。

【病例介紹】

李××，女，26 歲，職員。

主訴：雙耳突然聽力下降 1 週。

病史：1 週前因著急上火，雙耳突然聽力下降，兩耳發悶，一般講話聲聽不清，到中醫院服用中藥治療 1 週，未見明顯療效，於 1990 年 10 月 17 日來針灸治療。病人舌質紅，少苔，脈沉弦。

耳鼻喉科檢查：雙耳鼓膜未見異常。電測聽檢查：左耳平均 65dB；右耳平均 50dB。

診斷：突發性耳聾。

治療：針聽宮、翳風、風池、中渚。取得針感後，留針 30 分鐘。

針 20 次後，雙耳發悶減輕，白天仍聽不清別人講話，夜間可聽到別人講話聲。針 40 次後，白天可以聽清別人講話，並可以聽電話了。耳鼻喉科電測聽檢查：左耳平均 25dB；右耳平均 20dB。

九、變態反應性鼻炎

本病是由於機體對某種抗原物質敏感性增高，使鼻粘膜出現變態反應。以突然性、陣發性鼻、咽、眼部發癢、噴嚏、大量流清涕、鼻塞等為主要症狀。屬中醫學「鼻鼽」的範疇。

【診斷要點】

有變態反應病史及接觸過敏原史，可分為季節性和常年性兩類。表現為突發性陣發性鼻癢、鼻塞及連續的噴嚏，大量清水樣鼻涕。鼻腔及鼻甲粘膜蒼白或紫灰色、水腫，中、下鼻甲為顯著。伴有鼻息肉；鼻腔大量水樣或稀薄粘性分泌物。鼻分泌物中可找到大量嗜酸粒細胞，皮試呈陽性反應。

【辨證】

1.實證：突然鼻癢，噴嚏，咽癢咳嗽，流涕，苔薄白，脈浮。

2.虛證：鼻癢時作，流涕，咽癢，面色不華，因倦乏力，舌質淡，脈細弱。

【治療】

治則：祛風散寒，補肺益脾，宣肺解表。

主穴：迎香，印堂，風池。

配穴：實證配肺俞、曲池；虛證配脾俞、足三里。

針法：實證用瀉法，虛證用補法，留針 30 分鐘。

方義：針迎香以治鼻塞不通；針印堂以通鼻竅；針風池以祛風散寒。配肺俞、曲池以宣肺解表；配脾俞、足三里以補中益氣、通利鼻竅。

【其他療法】

耳針療法

取穴：肺，腎上腺，內鼻，腎，內分泌，皮質下。

方法：用王不留行籽穴位貼壓一側耳穴，三天後換壓另一側耳穴，每日自行按壓 3～4 次，每次每穴按壓 2 分鐘。

【臨床體會】

針灸治療本病，近期療效較好。

【病例介紹】

王××，男，39 歲，幹部。

主訴：鼻癢、陣發性噴嚏、流清涕 1 年。

病史：近一年來出現鼻腔發癢，陣陣打噴嚏，同時有鼻塞、流涕，並伴有前額頭痛。用藥治療二個月未見明顯療效，於 1982 年 3 月 25 日來針灸治療。病人舌質淡紅，苔白，脈數。

鼻科檢查：鼻粘膜蒼白，下鼻甲腫大。

診斷：變態反應性鼻炎。

治療：針印堂、雙迎香，取得針感後，留針 30 分鐘。

治療 4 次後，症狀明顯減輕。治療 10 次後，自覺症狀完全消失。

十、慢性單純性鼻炎

本病是一種常見的、多發的鼻病。由急性鼻炎反覆發作或久治不癒而形成慢性，其病因較複雜。主要表現為鼻分泌物增多和間歇性、交替性鼻塞。中醫學屬「鼻窒」的範疇。

【診斷要點】

間歇性、交替性鼻塞，平臥加重，流清涕或濁涕，頭額隱痛，可有嗅覺障礙、耳鳴或聽力減退。

鼻粘膜充血呈暗紅色，並腫脹，以下鼻甲最顯著，粘膜柔軟富有彈性，用探針輕觸下鼻甲，可出現凹陷，移開探針立即復原。鼻粘膜對血管收縮劑反應良好。

【辨證】

1.風寒型：鼻塞，流清涕，遇寒加重，舌淡苔白，脈浮緊。

2.風熱型：鼻塞，流黃涕，舌尖紅，苔微黃，脈浮緩。

3.氣滯血鬱型：鼻塞不止，在睡眠時鼻塞加重，體力活動時鼻塞減輕。涕多黃稠，舌質紅，脈弦細。

【治療】

治則：補益肺氣，行氣活血，宣通鼻竅。

主穴：列缺，合谷，迎香，印堂。

配穴：脾肺氣虛配脾俞、肺俞；氣滯血瘀配三陰交、血海。

針法：虛證用補法，實證用瀉法，留針 30 分鐘。

方義：針列缺以宣肺氣、袪風邪；針合谷、迎香以清瀉肺熱；針印堂以宣鼻竅而清熱。配脾俞、肺俞以補脾益市；配三陰交、血海以行氣活血。

【其他療法】

1.耳針療法

取穴：內鼻，肺，外鼻，脾，內分泌。

方法：用王不留行籽穴位貼壓。

2.灸法

取穴：肺俞，曲池，足三里。

方法：艾條溫和灸，每穴艾灸 10 分鐘，灸至皮膚潮紅為度，每日 1 次。

【臨床體會】

針灸治療本病療效較好。

【病例介紹】

彭××，男，16 歲，學生。

主訴：交替性鼻塞、流涕反覆發性 1 年餘。

病史：近一年來反覆發作鼻塞、流涕，時輕時重，迂寒加重。曾到醫院檢查，診斷「慢性鼻炎」，用「滴鼻淨」點鼻，初用時症狀減輕，用 1 個月後，症狀加重，平臥時鼻塞加重，呼吸困難，前頭部陣陣隱痛，於 1991 年 3 月 11 日來針灸治療。病人舌質淡紅，苔薄白，脈沉。

檢查：鼻科檢查：鼻粘膜充血，呈暗紅色，兩側下鼻甲腫大。

診斷：慢性單純性鼻炎。

治療：針印堂、迎香、合谷，取得針感後，留針 30 分鐘。

針 4 次後：鼻塞減輕，前頭部仍隱痛。針 10 次後，鼻塞流涕明顯減輕。針 18 次後，鼻塞基本治癒，前頭痛明顯減輕。針 25 次後，自覺症狀基本消失。

十一、鼻出血（鼻衄）

鼻出血中醫稱為「鼻衄」，是人體最常見的出血，屬於急症範疇。出血多時可伴有休克症狀及貧血昏眩，中醫學稱為「鼻洪」。

【診斷要點】

在短時間內確定其出血部位，估計其出血量，從了解病史中判斷其出血原因。在注意局部原因以外，同時應注意全身原因。

【辨證】

本證以熱證為多。見於風濕熱邪犯肺或肺有燥熱，上壅鼻竅，灼傷脈絡，可迫血離經，上溢於鼻。或因情志不遂，肝鬱化火。也可見於肝腎陰虛，虛火上炎，或脾虛氣血無源，統血失司，氣不攝血。辨證論治歸納為下列兩型：

1.實熱型：突然鼻衄，血色深紅或鮮紅，鼻咽乾燥，或伴發熱，乾咳，口渴，便秘，舌紅苔黃，脈浮滑數。

2.虛火型：鼻衄反覆發作，量少可自行停止，伴有咽乾，顴紅潮熱，盜汗，心煩頭昏，耳鳴目眩，舌紅，脈細數。

【治療】

治則：清熱止血，滋陰涼血。

穴位：合谷，上星，少商，內庭，太谿。

針法：實證用瀉法，虛證用補法，留針 30 分鐘。

方義：針合谷以清熱止血；針上星以清督脈之熱，針少商以瀉肺熱；針內庭以清胃火；針太谿以益陰清熱。

【其他療法】

耳針療法

取穴：內鼻，神門，外鼻，交感，腎上腺。

方法：用王不留行籽穴位貼壓雙側耳穴，每日自行按壓 3～4 次，每次每穴按壓 2 分鐘。

【臨床體會】

針灸治療鼻出血有一定療效，若針灸不能控制出血，應請專科治療。

【病例介紹】

左××，男，10 歲，學生。

主訴：鼻出血 4 天。

病史：四天前跌倒後，鼻出血 5～6ml，到醫院用麻黃素點鼻後止血，回家又出血 1～2ml，於 1991 年 7 月 26 日來針灸治療。病人舌質紅，少苔，脈浮數。

檢查：鼻科檢查：鼻前庭未見潰瘍，未見出血點。出凝血時間正常。

診斷：鼻衄。

治療：針上星、印堂、雙合谷。取得針感後，留針 30 分鐘。

針 2 次後，鼻出血明顯減少。針 4 次後，鼻出血已止。

3 個月後隨訪，鼻未再出血。

十二、急性扁桃腺炎

本病為腭扁桃腺體的非特異性急性炎症，伴咽粘膜及其他淋巴組織的炎症。為常見病。分為非化膿性和化膿性兩大類。中醫稱本病為「乳蛾」、「喉蛾」。

【診斷要點】

起病較急，惡寒發熱，咽痛，舌咽困難，全身酸痛，幼兒因高熱可出現抽搐、嘔吐或昏睡等。兩側腭扁桃體充血腫大，陷窩開口處有黃白膿點，可形成片狀假膜，拭去後不出血。頸部和頷下淋巴結腫大、觸痛。血白細胞總數和中性粒細胞增高。

【辨證】

1.風熱型：起病急，發熱微惡寒、咽痛，吞咽不利，鼻塞，流涕，咳嗽，倦怠，扁桃體充血腫大、分泌物少。舌紅，苔薄黃，脈浮數。

2.肺胃積熱型：起病驟急，惡寒高熱，咽劇痛，舌咽困難，胃納差，頭痛，口渴便秘，扁桃體紅腫，隱窩處有黃白色滲出物，舌紅，苔黃厚膩，脈弦數。

【治療】

治則：疏風清熱，解毒利咽。

穴位：少商，合谷，內庭，太谿，魚際

針法：少商點刺放血 2～3 滴。其餘穴位按常規針法，取得針感後，留針 30 分鐘。

方義：點刺少商以瀉肺熱而止痛；針合谷，內庭以疏瀉陽明之瘀熱；針太谿、魚際以益陰降火，解毒利咽。

【其他療法】

耳針療法

取穴：耳屏，咽喉，耳尖，耳後靜脈。

方法：耳尖與耳後靜脈點刺放血。餘穴用王不留行籽穴位貼壓。

【臨床體會】

本病針灸治療療效較好。

【病例介紹】

吳××，女，19歲，戰士。

主訴：發熱、咽痛3天。

病史：三天來突然發熱，咽部疼痛，體溫持續在38℃～39℃左右，口服「抗菌藥」治療三天未見效，於1988年8月10日來針灸治療。病人舌質淡紅，苔薄黃，脈浮數。

檢查：咽紅，扁桃腺Ⅱ度腫大。

診斷：急性扁桃腺炎。

治療：少商點刺放血2滴；針合谷、魚際，取得針感後，留針30分鐘。

治療2次後，咽痛減輕。治療5次後，咽痛消失，體溫正常。

十三、咽部異物感（梅核氣）

本證是咽部感覺異常的一種症狀。患者常感到咽喉部有異物、灼熱或癢感。有如梅核塞於咽喉，咯之不出，咽之不下，中醫稱該證為「梅核氣」。西醫命名不一致，有稱為「咽喉神經官能症」，或有稱為「癔球綜合證」。以中年女性為多見。

【診斷要點】

自覺咽喉部有異物感，患者一般能指出不適的部位在口與胸骨之間。咽喉不紅、不腫，亦不疼痛，進食時症狀消失，食物可以順利下咽。

喉科檢查排除器質病變，特別要除外咽部異物與腫瘤。

【辨證】

1.痰氣互結：咽部有異物梗阻感，吞之不下，咯之不出，沒有疼痛，不礙吞咽飲食，胸滿痞塞，苔白膩，脈弦而滑。

2.肝氣鬱結：咽喉不紅不腫，咽中異物阻塞，時輕時重，口乾舌燥，心煩，食後胸悶脹滿，舌質紅，脈細數。

【治療】

治則：行氣、解鬱、化痰。

穴位：天突，膻中，內關，行間，太谿，神門。

針法：天突穴採用平補平瀉針法，餘穴實證用瀉法，虛證用補法，留針 20 分鐘。

方義：針天突以下氣利咽；針膻中、內關以寬胸膈、降逆氣；針行間以疏肝解鬱；針太谿與神門以益腎滋陰。

【其他療法】

耳針療法

耳穴：頸，咽喉，下腳端，腦，神門，肝。

方法：用王不留行籽穴位貼壓，每次貼壓一側耳穴，三天後換壓另一側耳穴，每日自行按壓 3～4 次，每次每穴按壓 2 分鐘。

【臨床體會】

針刺治療本病療效好，但宜結合心理療法，細心開導病人，消除顧慮，有利早日治癒。

【病例介紹】

李××，女，40歲，營業員。

主訴：咽部有異物梗阻感半個月。

病史：半個月前突然感到嗓子有東西堵塞，咳不出，咽不下，但不影響吞咽食物。同時感胸悶、心煩。到某醫院耳鼻喉科檢查，未查出異常，建議病人採用針灸治療。於1983年3月14日來針灸治療。病人舌質淡紅，苔白膩，脈弦。

檢查：耳鼻喉科檢查：咽喉部未見紅腫與腫物，食道鋇透無異常發現。

診斷：咽部異物感（梅核氣）。

治療：針天穴、雙內關，取得針感後，留針30分鐘。

治療5次後，咽部異物感減輕。治療10次後，咽喉堵塞感明顯減輕。治療15次後，咽部異物感完全消失。

十四、牙　痛

牙痛為常見的口腔科症狀，每遇酸甜、辛辣、冷熱等刺激，牙痛加重。與牙齦腫脹有密切關節。本證中醫分為寒痛、熱痛、寒熱痛等三種原因。

【辨證】

風熱牙痛：齒痛齦腫，口渴口臭，喜冷飲，大便秘結，舌質紅，苔黃，脈數。

腎虛牙痛：牙齒鬆動，隱隱作痛，時痛時止，舌質紅，脈細數。

【治療】

治則：祛風清熱，滋陰降火，調經止痛。

主穴：下關，頰車。

配穴：風熱配合谷，腎虛配太谿。

針法：實證用瀉法，虛證用補法，留針 20 分鐘。

方義：下關、頰車屬胃經，刺之以疏泄陽明瘀熱；刺合谷以瀉熱散風；刺太谿以益陰降火。

【其他療法】

耳針療法

取穴：牙痛點，拔牙麻醉點，上頜，下頜，神門。

方法：用王不留行籽穴位貼壓雙側耳穴，每日自行按壓 3～4 次，或疼痛時按壓，每次每穴按壓 2 分鐘。

【臨床體會】

針灸對風火牙痛，止痛作用明顯。而對齲齒、牙髓炎等所致牙痛，針灸只能暫時減輕症狀。

【病例介紹】

遲××，女，56 歲，職員。

主訴：左下牙疼痛 3 天。

病史：3 天來左側下牙疼痛，牙齦腫脹，遇酸遇涼疼痛加重，到牙科檢查，牙齒未見異常，診斷「牙周炎」，服藥治療 3 天未見好轉，於 1984 年 7 月 5 日來針灸治療。病人舌質紅，苔黃，脈弦數。

診斷：牙痛（風熱牙痛）。

治療：針左下關、合谷，取得針感後，留針 30 分鐘。

留針期間疼痛已消失，針 1 次治癒。

十五、下頜關節功能紊亂症

本病以張口受限，開口與咀嚼時下頜關節疼痛、酸脹，並有彈響為特徵。關節本身無明顯炎症或僅有輕微的器質性改變。

【診斷要點】

開口運動異常，張口受限。下頜關節酸脹、疼痛，張口時症狀加重，且有雜音或彈響。

關節X線片多為常，少數為半脫位或微小不對稱或形態上改變。

【辨證】

1.外感風寒：張口受限，頭痛，惡寒，苔薄白，脈浮緊。

2.肝腎脾虛：下頜關節不利、疼痛，頭昏耳鳴，腰酸，舌質淡，脈沉細。

【治療】

治則：舒筋活絡。

主穴：太陽，下關，耳門。

配穴：外感風寒配風池；肝腎脾虛配三陰交。

針法：針刺用補法，取得針感後，留針 20 分鐘。

方義：針太陽、下關、耳門，以疏通局部的經絡氣血，達到舒筋止痛作用。配風池以疏風散寒；配三陰交以補益肝腎。

【其他療法】

點穴按摩療法

取穴：下關，頰車，聽宮。

方法：中指的指腹按於患側下關穴，逐漸加壓按壓 1～2 分鐘，然後順時針揉按 32 次。

【臨床體會】

本病針刺治療有一定療效。宜採用輕刺手法。

【病例介紹】

唐×，女，34 歲，護士。

主訴：張口時右下頜關節疼痛並有彈響 5 天。

病史：五天前患「感冒」，以後出現右下頜關節疼痛，張嘴時下頜關節出現彈響，近二天疼痛加重，嘴不能大張，咀嚼硬東西時右下頜關節疼痛加重，於 1985 年 10 月 16 日來針灸治療。

檢查：右下頜關節痛明顯，張口受限，口只能張開 2.5cm 大。

診斷：右顳下頜關節功能紊亂症。

治療：針右下關、耳門、頰車，用補法，留針 20 分鐘。

針 5 次後，右下頜關節疼痛減輕。針 10 次後，口比治療前能張大。針 14 次後，口已能張開 4cm，張口不再受限。針 16 次後，右下頜關節疼痛基本消失。

主要參考文獻

1 上海醫科大學，實用內科學，第 9 版，北京：人民衛生出版社，1993。

2 中國人民解放軍總後勤部衛生部，新編中醫學，第 1 版，北京：戰士出版社，1980。

3 秦伯未，等，中醫臨證備要，第 2 版，北京：人民衛生出版社，1973。

4 中國人民解放軍總後勤部衛生部，臨床疾病診斷依據治癒好轉標準，第 1 版，北京：人民軍醫出版社，1987。

5 胡業美，等。新編兒科臨床手冊，第 1 版，北京：金盾出版社，1991。

6 中國中醫研究院，廣東中醫學院，中醫名詞術語選釋，第 1 版，北京：人民衛生出版社，1973。

7 上海第一醫學院眼耳鼻喉科醫院、眼科教研組・第 1 版，北京：人民衛生出版社，1977。

8 何永照，姜泗長主編，耳科學（上冊），第 1 版，上海：上海科學技術出版社，1983。

9 《耳鼻咽喉科學》編寫組，鼻科學，第 1 版，上海：上海人民出版社，1977。

10 蕭軾之主編，咽科學，第 1 版，上海：上海科學技術出版社。1979

11 毛承樾主編・耳鼻咽喉科臨床手冊，第 2 版，上海：上科學技術出版社，1985。

大展出版社有限公司	圖書目錄
地址：台北市北投區11204 致遠一路二段12巷1號 郵撥： 0166955～1	電話：(02) 8236031 8236033 傳眞：(02) 8272069

・法律專欄連載・電腦編號 58

台大法學院 法律學系／策劃 法律服務社／編著

①別讓您的權利睡著了[1]	200元
②別讓您的權利睡著了[2]	200元

・秘傳占卜系列・電腦編號 14

①手相術	淺野八郎著	150元
②人相術	淺野八郎著	150元
③西洋占星術	淺野八郎著	150元
④中國神奇占卜	淺野八郎著	150元
⑤夢判斷	淺野八郎著	150元
⑥前世、來世占卜	淺野八郎著	150元
⑦法國式血型學	淺野八郎著	150元
⑧靈感、符咒學	淺野八郎著	150元
⑨紙牌占卜學	淺野八郎著	150元
⑩ＥＳＰ超能力占卜	淺野八郎著	150元
⑪猶太數的秘術	淺野八郎著	150元
⑫新心理測驗	淺野八郎著	160元
⑬塔羅牌預言秘法	淺野八郎著	200元

・趣味心理講座・電腦編號 15

①性格測驗１	探索男與女	淺野八郎著	140元
②性格測驗２	透視人心奧秘	淺野八郎著	140元
③性格測驗３	發現陌生的自己	淺野八郎著	140元
④性格測驗４	發現你的真面目	淺野八郎著	140元
⑤性格測驗５	讓你們吃驚	淺野八郎著	140元
⑥性格測驗６	洞穿心理盲點	淺野八郎著	140元
⑦性格測驗７	探索對方心理	淺野八郎著	140元
⑧性格測驗８	由吃認識自己	淺野八郎著	140元

⑨性格測驗9　戀愛知多少　淺野八郎著　160元
⑩性格測驗10　由裝扮瞭解人心　淺野八郎著　160元
⑪性格測驗11　敲開內心玄機　淺野八郎著　140元
⑫性格測驗12　透視你的未來　淺野八郎著　140元
⑬血型與你的一生　淺野八郎著　160元
⑭趣味推理遊戲　淺野八郎著　160元
⑮行爲語言解析　淺野八郎著　160元

・婦幼天地・電腦編號16

①八萬人減肥成果　黃靜香譯　180元
②三分鐘減肥體操　楊鴻儒譯　150元
③窈窕淑女美髮秘訣　柯素娥譯　130元
④使妳更迷人　成　玉譯　130元
⑤女性的更年期　官舒妍編譯　160元
⑥胎內育兒法　李玉瓊編譯　150元
⑦早產兒袋鼠式護理　唐岱蘭譯　200元
⑧初次懷孕與生產　婦幼天地編譯組　180元
⑨初次育兒12個月　婦幼天地編譯組　180元
⑩斷乳食與幼兒食　婦幼天地編譯組　180元
⑪培養幼兒能力與性向　婦幼天地編譯組　180元
⑫培養幼兒創造力的玩具與遊戲　婦幼天地編譯組　180元
⑬幼兒的症狀與疾病　婦幼天地編譯組　180元
⑭腿部苗條健美法　婦幼天地編譯組　180元
⑮女性腰痛別忽視　婦幼天地編譯組　150元
⑯舒展身心體操術　李玉瓊編譯　130元
⑰三分鐘臉部體操　趙薇妮著　160元
⑱生動的笑容表情術　趙薇妮著　160元
⑲心曠神怡減肥法　川津祐介著　130元
⑳內衣使妳更美麗　陳玄茹譯　130元
㉑瑜伽美姿美容　黃靜香編著　150元
㉒高雅女性裝扮學　陳珮玲譯　180元
㉓蠶糞肌膚美顏法　坂梨秀子著　160元
㉔認識妳的身體　李玉瓊譯　160元
㉕產後恢復苗條體態　居理安・芙萊喬著　200元
㉖正確護髮美容法　山崎伊久江著　180元
㉗安琪拉美姿養生學　安琪拉蘭斯博瑞著　180元
㉘女體性醫學剖析　增田豐著　220元
㉙懷孕與生產剖析　岡部綾子著　180元
㉚斷奶後的健康育兒　東城百合子著　220元
㉛引出孩子幹勁的責罵藝術　多湖輝著　170元

㉜培養孩子獨立的藝術	多湖輝著	170元
㉝子宮肌瘤與卵巢囊腫	陳秀琳編著	180元
㉞下半身減肥法	納他夏・史達賓著	180元
㉟女性自然美容法	吳雅菁編著	180元
㊱再也不發胖	池園悅太郎著	170元
㊲生男生女控制術	中垣勝裕著	220元
㊳使妳的肌膚更亮麗	楊　皓編著	170元
㊴臉部輪廓變美	芝崎義夫著	180元
㊵斑點、皺紋自己治療	高須克彌著	180元
㊶面皰自己治療	伊藤雄康著	180元
㊷隨心所欲瘦身冥想法	原久子著	180元
㊸胎兒革命	鈴木丈織著	180元
㊹NS磁氣平衡法塑造窈窕奇蹟	古屋和江著	180元

・青春天地・電腦編號 17

①A血型與星座	柯素娥編譯	160元
②B血型與星座	柯素娥編譯	160元
③O血型與星座	柯素娥編譯	160元
④AB血型與星座	柯素娥編譯	120元
⑤青春期性教室	呂貴嵐編譯	130元
⑥事半功倍讀書法	王毅希編譯	150元
⑦難解數學破題	宋釗宜編譯	130元
⑧速算解題技巧	宋釗宜編譯	130元
⑨小論文寫作秘訣	林顯茂編譯	120元
⑪中學生野外遊戲	熊谷康編著	120元
⑫恐怖極短篇	柯素娥編譯	130元
⑬恐怖夜話	小毛驢編譯	130元
⑭恐怖幽默短篇	小毛驢編譯	120元
⑮黑色幽默短篇	小毛驢編譯	120元
⑯靈異怪談	小毛驢編譯	130元
⑰錯覺遊戲	小毛驢編譯	130元
⑱整人遊戲	小毛驢編著	150元
⑲有趣的超常識	柯素娥編譯	130元
⑳哦！原來如此	林慶旺編譯	130元
㉑趣味競賽100種	劉名揚編譯	120元
㉒數學謎題入門	宋釗宜編譯	150元
㉓數學謎題解析	宋釗宜編譯	150元
㉔透視男女心理	林慶旺編譯	120元
㉕少女情懷的自白	李桂蘭編譯	120元
㉖由兄弟姊妹看命運	李玉瓊編譯	130元

㉗趣味的科學魔術	林慶旺編譯	150元
㉘趣味的心理實驗室	李燕玲編譯	150元
㉙愛與性心理測驗	小毛驢編譯	130元
㉚刑案推理解謎	小毛驢編譯	130元
㉛偵探常識推理	小毛驢編譯	130元
㉜偵探常識解謎	小毛驢編譯	130元
㉝偵探推理遊戲	小毛驢編譯	130元
㉞趣味的超魔術	廖玉山編著	150元
㉟趣味的珍奇發明	柯素娥編著	150元
㊱登山用具與技巧	陳瑞菊編著	150元

・健 康 天 地・電腦編號 18

①壓力的預防與治療	柯素娥編譯	130元
②超科學氣的魔力	柯素娥編譯	130元
③尿療法治病的神奇	中尾良一著	130元
④鐵證如山的尿療法奇蹟	廖玉山譯	120元
⑤一日斷食健康法	葉慈容編譯	150元
⑥胃部強健法	陳炳崑譯	120元
⑦癌症早期檢查法	廖松濤譯	160元
⑧老人痴呆症防止法	柯素娥編譯	130元
⑨松葉汁健康飲料	陳麗芬編譯	130元
⑩揉肚臍健康法	永井秋夫著	150元
⑪過勞死、猝死的預防	卓秀貞編譯	130元
⑫高血壓治療與飲食	藤山順豐著	150元
⑬老人看護指南	柯素娥編譯	150元
⑭美容外科淺談	楊啟宏著	150元
⑮美容外科新境界	楊啟宏著	150元
⑯鹽是天然的醫生	西英司郎著	140元
⑰年輕十歲不是夢	梁瑞麟譯	200元
⑱茶料理治百病	桑野和民著	180元
⑲綠茶治病寶典	桑野和民著	150元
⑳杜仲茶養顏減肥法	西田博著	150元
㉑蜂膠驚人療效	瀨長良三郎著	180元
㉒蜂膠治百病	瀨長良三郎著	180元
㉓醫藥與生活	鄭炳全著	180元
㉔鈣長生寶典	落合敏著	180元
㉕大蒜長生寶典	木下繁太郎著	160元
㉖居家自我健康檢查	石川恭三著	160元
㉗永恒的健康人生	李秀鈴譯	200元
㉘大豆卵磷脂長生寶典	劉雪卿譯	150元

㉙芳香療法	梁艾琳譯	160元
㉚醋長生寶典	柯素娥譯	180元
㉛從星座透視健康	席拉・吉蒂斯著	180元
㉜愉悅自在保健學	野本二士夫著	160元
㉝裸睡健康法	丸山淳士等著	160元
㉞糖尿病預防與治療	藤田順豐著	180元
㉟維他命長生寶典	菅原明子著	180元
㊱維他命C新效果	鐘文訓編	150元
㊲手、腳病理按摩	堤芳朗著	160元
㊳AIDS瞭解與預防	彼得塔歇爾著	180元
㊴甲殼質殼聚糖健康法	沈永嘉譯	160元
㊵神經痛預防與治療	木下眞男著	160元
㊶室內身體鍛鍊法	陳炳崑編著	160元
㊷吃出健康藥膳	劉大器編著	180元
㊸自我指壓術	蘇燕謀編著	160元
㊹紅蘿蔔汁斷食療法	李玉瓊編著	150元
㊺洗心術健康秘法	竺翠萍編譯	170元
㊻枇杷葉健康療法	柯素娥編譯	180元
㊼抗衰血癒	楊啟宏著	180元
㊽與癌搏鬥記	逸見政孝著	180元
㊾冬蟲夏草長生寶典	高橋義博著	170元
㊿痔瘡・大腸疾病先端療法	宮島伸宜著	180元
51膠布治癒頑固慢性病	加瀨建造著	180元
52芝麻神奇健康法	小林貞作著	170元
53香煙能防止癡呆？	高田明和著	180元
54穀菜食治癌療法	佐藤成志著	180元
55貼藥健康法	松原英多著	180元
56克服癌症調和道呼吸法	帶津良一著	180元
57Ｂ型肝炎預防與治療	野村喜重郎著	180元
58青春永駐養生導引術	早島正雄著	180元
59改變呼吸法創造健康	原久子著	180元
60荷爾蒙平衡養生秘訣	出村博著	180元
61水美肌健康法	井戶勝富著	170元
62認識食物掌握健康	廖梅珠編著	170元
63痛風劇痛消除法	鈴木吉彥著	180元
64酸莖菌驚人療效	上田明彥著	180元
65大豆卵磷脂治現代病	神津健一著	200元
66時辰療法——危險時刻凌晨４時	呂建強等著	180元
67自然治癒力提升法	帶津良一著	180元
68巧妙的氣保健法	藤平墨子著	180元
69治癒Ｃ型肝炎	熊田博光著	180元

⑰肝臟病預防與治療　劉名揚編著　180元
⑪腰痛平衡療法　荒井政信著　180元
⑫根治多汗症、狐臭　稻葉益巳著　220元
⑬40歲以後的骨質疏鬆症　沈永嘉譯　180元
⑭認識中藥　松下一成著　180元
⑮認識氣的科學　佐佐木茂美著　180元
⑯我戰勝了癌症　安田伸著　180元
⑰斑點是身心的危險信號　中野進著　180元
⑱艾波拉病毒大震撼　玉川重德著　180元
⑲重新還我黑髮　桑名隆一郎著　180元
⑳身體節律與健康　林博史著　180元
㉑生薑治萬病　石原結實著　180元

•實用女性學講座•電腦編號 19

①解讀女性內心世界　島田一男著　150元
②塑造成熟的女性　島田一男著　150元
③女性整體裝扮學　黃靜香編著　180元
④女性應對禮儀　黃靜香編著　180元
⑤女性婚前必修　小野十傳著　200元
⑥徹底瞭解女人　田口二州著　180元
⑦拆穿女性謊言88招　島田一男著　200元
⑧解讀女人心　島田一男著　200元

•校園系列•電腦編號 20

①讀書集中術　多湖輝著　150元
②應考的訣竅　多湖輝著　150元
③輕鬆讀書贏得聯考　多湖輝著　150元
④讀書記憶秘訣　多湖輝著　150元
⑤視力恢復！超速讀術　江錦雲譯　180元
⑥讀書36計　黃柏松編著　180元
⑦驚人的速讀術　鐘文訓編著　170元
⑧學生課業輔導良方　多湖輝著　180元
⑨超速讀超記憶法　廖松濤編著　180元
⑩速算解題技巧　宋釗宜編著　200元
⑪看圖學英文　陳炳崑編著　200元

•實用心理學講座•電腦編號 21

①拆穿欺騙伎倆　多湖輝著　140元

②創造好構想	多湖輝著	140元
③面對面心理術	多湖輝著	160元
④僞裝心理術	多湖輝著	140元
⑤透視人性弱點	多湖輝著	140元
⑥自我表現術	多湖輝著	180元
⑦不可思議的人性心理	多湖輝著	150元
⑧催眠術入門	多湖輝著	150元
⑨責罵部屬的藝術	多湖輝著	150元
⑩精神力	多湖輝著	150元
⑪厚黑說服術	多湖輝著	150元
⑫集中力	多湖輝著	150元
⑬構想力	多湖輝著	150元
⑭深層心理術	多湖輝著	160元
⑮深層語言術	多湖輝著	160元
⑯深層說服術	多湖輝著	180元
⑰掌握潛在心理	多湖輝著	160元
⑱洞悉心理陷阱	多湖輝著	180元
⑲解讀金錢心理	多湖輝著	180元
⑳拆穿語言圈套	多湖輝著	180元
㉑語言的內心玄機	多湖輝著	180元

・超現實心理講座・電腦編號 22

①超意識覺醒法	詹蔚芬編譯	130元
②護摩秘法與人生	劉名揚編譯	130元
③秘法！超級仙術入門	陸　明譯	150元
④給地球人的訊息	柯素娥編著	150元
⑤密教的神通力	劉名揚編著	130元
⑥神秘奇妙的世界	平川陽一著	180元
⑦地球文明的超革命	吳秋嬌譯	200元
⑧力量石的秘密	吳秋嬌譯	180元
⑨超能力的靈異世界	馬小莉譯	200元
⑩逃離地球毀滅的命運	吳秋嬌譯	200元
⑪宇宙與地球終結之謎	南山宏著	200元
⑫驚世奇功揭秘	傅起鳳著	200元
⑬啟發身心潛力心象訓練法	栗田昌裕著	180元
⑭仙道術遁甲法	高藤聰一郎著	220元
⑮神通力的秘密	中岡俊哉著	180元
⑯仙人成仙術	高藤聰一郎著	200元
⑰仙道符咒氣功法	高藤聰一郎著	220元
⑱仙道風水術尋龍法	高藤聰一郎著	200元

⑲仙道奇蹟超幻像	高藤聰一郎著	200元
⑳仙道鍊金術房中法	高藤聰一郎著	200元
㉑奇蹟超醫療治癒難病	深野一幸著	220元
㉒揭開月球的神秘力量	超科學研究會	180元
㉓西藏密教奧義	高藤聰一郎著	250元

・養 生 保 健・電腦編號 23

①醫療養生氣功	黃孝寬著	250元
②中國氣功圖譜	余功保著	230元
③少林醫療氣功精粹	井玉蘭著	250元
④龍形實用氣功	吳大才等著	220元
⑤魚戲增視強身氣功	宮 嬰著	220元
⑥嚴新氣功	前新培金著	250元
⑦道家玄牝氣功	張 章著	200元
⑧仙家秘傳袪病功	李遠國著	160元
⑨少林十大健身功	秦慶豐著	180元
⑩中國自控氣功	張明武著	250元
⑪醫療防癌氣功	黃孝寬著	250元
⑫醫療強身氣功	黃孝寬著	250元
⑬醫療點穴氣功	黃孝寬著	250元
⑭中國八卦如意功	趙維漢著	180元
⑮正宗馬禮堂養氣功	馬禮堂著	420元
⑯秘傳道家筋經內丹功	王慶餘著	280元
⑰三元開慧功	辛桂林著	250元
⑱防癌治癌新氣功	郭 林著	180元
⑲禪定與佛家氣功修煉	劉天君著	200元
⑳顚倒之術	梅自強著	360元
㉑簡明氣功辭典	吳家駿編	360元
㉒八卦三合功	張全亮著	230元
㉓朱砂掌健身養生功	楊 永著	250元
㉔抗老功	陳九鶴著	230元

・社會人智囊・電腦編號 24

①糾紛談判術	清水增三著	160元
②創造關鍵術	淺野八郞著	150元
③觀人術	淺野八郞著	180元
④應急詭辯術	廖英迪編著	160元
⑤天才家學習術	木原武一著	160元
⑥猫型狗式鑑人術	淺野八郞著	180元

⑦逆轉運掌握術　淺野八郎著　180元
⑧人際圓融術　澀谷昌三著　160元
⑨解讀人心術　淺野八郎著　180元
⑩與上司水乳交融術　秋元隆司著　180元
⑪男女心態定律　小田晉著　180元
⑫幽默說話術　林振輝編著　200元
⑬人能信賴幾分　淺野八郎著　180元
⑭我一定能成功　李玉瓊譯　180元
⑮獻給青年的嘉言　陳蒼杰譯　180元
⑯知人、知面、知其心　林振輝編著　180元
⑰塑造堅強的個性　坂上肇著　180元
⑱爲自己而活　佐藤綾子著　180元
⑲未來十年與愉快生活有約　船井幸雄著　180元
⑳超級銷售話術　杜秀卿譯　180元
㉑感性培育術　黃靜香編著　180元
㉒公司新鮮人的禮儀規範　蔡媛惠譯　180元
㉓傑出職員鍛鍊術　佐佐木正著　180元
㉔面談獲勝戰略　李芳黛譯　180元
㉕金玉良言撼人心　森純大著　180元
㉖男女幽默趣典　劉華亭編著　180元
㉗機智說話術　劉華亭編著　180元
㉘心理諮商室　柯素娥譯　180元
㉙如何在公司頭角崢嶸　佐佐木正著　180元
㉚機智應對術　李玉瓊編著　200元
㉛克服低潮良方　坂野雄二著　180元
㉜智慧型說話技巧　沈永嘉編著　元
㉝記憶力、集中力增進術　廖松濤編著　180元

•精 選 系 列•電腦編號 25

①毛澤東與鄧小平　渡邊利夫等著　280元
②中國大崩裂　江戶介雄著　180元
③台灣•亞洲奇蹟　上村幸治著　220元
④7-ELEVEN高盈收策略　國友隆一著　180元
⑤台灣獨立　森　詠著　200元
⑥迷失中國的末路　江戶雄介著　220元
⑦2000年5月全世界毀滅　紫藤甲子男著　180元
⑧失去鄧小平的中國　小島朋之著　220元
⑨世界史爭議性異人傳　桐生操著　200元
⑩淨化心靈享人生　松濤弘道著　220元
⑪人生心情診斷　賴藤和寬著　220元

⑫中美大決戰	檜山良昭著	220元

•運 動 遊 戲•電腦編號 26

①雙人運動	李玉瓊譯	160元
②愉快的跳繩運動	廖玉山譯	180元
③運動會項目精選	王佑京譯	150元
④肋木運動	廖玉山譯	150元
⑤測力運動	王佑宗譯	150元

•休 閒 娛 樂•電腦編號 27

①海水魚飼養法	田中智浩著	300元
②金魚飼養法	曾雪玫譯	250元
③熱門海水魚	毛利匡明著	480元
④愛犬的教養與訓練	池田好雄著	250元

•銀髮族智慧學•電腦編號 28

①銀髮六十樂逍遙	多湖輝著	170元
②人生六十反年輕	多湖輝著	170元
③六十歲的決斷	多湖輝著	170元

•飲 食 保 健•電腦編號 29

①自己製作健康茶	大海淳著	220元
②好吃、具藥效茶料理	德永睦子著	220元
③改善慢性病健康藥草茶	吳秋嬌譯	200元
④藥酒與健康果菜汁	成玉編著	250元

•家庭醫學保健•電腦編號 30

①女性醫學大全	雨森良彥著	380元
②初為人父育兒寶典	小瀧周曹著	220元
③性活力強健法	相建華著	220元
④30歲以上的懷孕與生產	李芳黛編著	220元
⑤舒適的女性更年期	野末悅子著	200元
⑥夫妻前戲的技巧	笠井寬司著	200元
⑦病理足穴按摩	金慧明著	220元
⑧爸爸的更年期	河野孝旺著	200元
⑨橡皮帶健康法	山田晶著	200元

⑩33天健美減肥	相建華等著	180元
⑪男性健美入門	孫玉祿編著	180元
⑫強化肝臟秘訣	主婦の友社編	200元
⑬了解藥物副作用	張果馨譯	200元
⑭女性醫學小百科	松山榮吉著	200元
⑮左轉健康秘訣	龜田修等著	200元
⑯實用天然藥物	鄭炳全編著	260元
⑰神秘無痛平衡療法	林宗駛著	180元
⑱膝蓋健康法	張果馨譯	180元

・心 靈 雅 集・電腦編號00

①禪言佛語看人生	松濤弘道著	180元
②禪密教的奧秘	葉逯謙譯	120元
③觀音大法力	田口日勝著	120元
④觀音法力的大功德	田口日勝著	120元
⑤達摩禪106智慧	劉華亭編譯	220元
⑥有趣的佛教研究	葉逯謙編譯	170元
⑦夢的開運法	蕭京凌譯	130元
⑧禪學智慧	柯素娥編譯	130元
⑨女性佛教入門	許俐萍譯	110元
⑩佛像小百科	心靈雅集編譯組	130元
⑪佛教小百科趣談	心靈雅集編譯組	120元
⑫佛教小百科漫談	心靈雅集編譯組	150元
⑬佛教知識小百科	心靈雅集編譯組	150元
⑭佛學名言智慧	松濤弘道著	220元
⑮釋迦名言智慧	松濤弘道著	220元
⑯活人禪	平田精耕著	120元
⑰坐禪入門	柯素娥編譯	150元
⑱現代禪悟	柯素娥編譯	130元
⑲道元禪師語錄	心靈雅集編譯組	130元
⑳佛學經典指南	心靈雅集編譯組	130元
㉑何謂「生」　阿含經	心靈雅集編譯組	150元
㉒一切皆空　般若心經	心靈雅集編譯組	150元
㉓超越迷惘　法句經	心靈雅集編譯組	130元
㉔開拓宇宙觀　華嚴經	心靈雅集編譯組	180元
㉕真實之道　法華經	心靈雅集編譯組	130元
㉖自由自在　涅槃經	心靈雅集編譯組	130元
㉗沈默的教示　維摩經	心靈雅集編譯組	150元
㉘開通心眼　佛語佛戒	心靈雅集編譯組	130元
㉙揭秘寶庫　密教經典	心靈雅集編譯組	180元

㉚坐禪與養生	廖松濤譯	110元
㉛釋尊十戒	柯素娥編譯	120元
㉜佛法與神通	劉欣如編著	120元
㉝悟（正法眼藏的世界）	柯素娥編譯	120元
㉞只管打坐	劉欣如編著	120元
㉟喬答摩・佛陀傳	劉欣如編著	120元
㊱唐玄奘留學記	劉欣如編著	120元
㊲佛教的人生觀	劉欣如編譯	110元
㊳無門關（上卷）	心靈雅集編譯組	150元
㊴無門關（下卷）	心靈雅集編譯組	150元
㊵業的思想	劉欣如編著	130元
㊶佛法難學嗎	劉欣如著	140元
㊷佛法實用嗎	劉欣如著	140元
㊸佛法殊勝嗎	劉欣如著	140元
㊹因果報應法則	李常傳編	180元
㊺佛教醫學的奧秘	劉欣如編著	150元
㊻紅塵絕唱	海　若著	130元
㊼佛教生活風情	洪丕謨、姜玉珍著	220元
㊽行住坐臥有佛法	劉欣如著	160元
㊾起心動念是佛法	劉欣如著	160元
㊿四字禪語	曹洞宗青年會	200元
51妙法蓮華經	劉欣如編著	160元
52根本佛教與大乘佛教	葉作森編	180元
53大乘佛經	定方晟著	180元
54須彌山與極樂世界	定方晟著	180元
55阿闍世的悟道	定方晟著	180元
56金剛經的生活智慧	劉欣如著	180元

・經 營 管 理・電腦編號 01

◎創新經營六十六大計（精）	蔡弘文編	780元
①如何獲取生意情報	蘇燕謀譯	110元
②經濟常識問答	蘇燕謀譯	130元
④台灣商戰風雲錄	陳中雄著	120元
⑤推銷大王秘錄	原一平著	180元
⑥新創意・賺大錢	王家成譯	90元
⑦工廠管理新手法	琪　輝著	120元
⑨經營參謀	柯順隆譯	120元
⑩美國實業24小時	柯順隆譯	80元
⑪撼動人心的推銷法	原一平著	150元
⑫高竿經營法	蔡弘文編	120元

⑬如何掌握顧客	柯順隆譯	150元
⑭一等一賺錢策略	蔡弘文編	120元
⑯成功經營妙方	鐘文訓著	120元
⑰一流的管理	蔡弘文編	150元
⑱外國人看中韓經濟	劉華亭譯	150元
⑳突破商場人際學	林振輝編著	90元
㉑無中生有術	琪輝編著	140元
㉒如何使女人打開錢包	林振輝編著	100元
㉓操縱上司術	邑井操著	90元
㉔小公司經營策略	王嘉誠著	160元
㉕成功的會議技巧	鐘文訓編譯	100元
㉖新時代老闆學	黃柏松編著	100元
㉗如何創造商場智囊團	林振輝編譯	150元
㉘十分鐘推銷術	林振輝編譯	180元
㉙五分鐘育才	黃柏松編譯	100元
㉚成功商場戰術	陸明編譯	100元
㉛商場談話技巧	劉華亭編譯	120元
㉜企業帝王學	鐘文訓譯	90元
㉝自我經濟學	廖松濤編譯	100元
㉞一流的經營	陶田生編著	120元
㉟女性職員管理術	王昭國編譯	120元
㊱ＩＢＭ的人事管理	鐘文訓編譯	150元
㊲現代電腦常識	王昭國編譯	150元
㊳電腦管理的危機	鐘文訓編譯	120元
㊴如何發揮廣告效果	王昭國編譯	150元
㊵最新管理技巧	王昭國編譯	150元
㊶一流推銷術	廖松濤編譯	150元
㊷包裝與促銷技巧	王昭國編譯	130元
㊸企業王國指揮塔	松下幸之助著	120元
㊹企業精銳兵團	松下幸之助著	120元
㊺企業人事管理	松下幸之助著	100元
㊻華僑經商致富術	廖松濤編譯	130元
㊼豐田式銷售技巧	廖松濤編譯	180元
㊽如何掌握銷售技巧	王昭國編著	130元
㊿洞燭機先的經營	鐘文訓編譯	150元
52新世紀的服務業	鐘文訓編譯	100元
53成功的領導者	廖松濤編譯	120元
54女推銷員成功術	李玉瓊編譯	130元
55ＩＢＭ人才培育術	鐘文訓編譯	100元
56企業人自我突破法	黃琪輝編著	150元
58財富開發術	蔡弘文編著	130元

㊾成功的店舖設計	鐘文訓編著	150元
㊶企管回春法	蔡弘文編著	130元
㊷小企業經營指南	鐘文訓編譯	100元
㊸商場致勝名言	鐘文訓編譯	150元
㊹迎接商業新時代	廖松濤編譯	100元
㊻新手股票投資入門	何朝乾　編	200元
㊼上揚股與下跌股	何朝乾編譯	180元
㊽股票速成學	何朝乾編譯	200元
㊾理財與股票投資策略	黃俊豪編著	180元
⑩黃金投資策略	黃俊豪編著	180元
⑪厚黑管理學	廖松濤編譯	180元
⑫股市致勝格言	呂梅莎編譯	180元
⑬透視西武集團	林谷燁編譯	150元
⑯巡迴行銷術	陳蒼杰譯	150元
⑰推銷的魔術	王嘉誠譯	120元
⑱60秒指導部屬	周蓮芬編譯	150元
⑲精銳女推銷員特訓	李玉瓊編譯	130元
⑳企劃、提案、報告圖表的技巧	鄭　汶　譯	180元
㉑海外不動產投資	許達守編譯	150元
㉒八百件的世界策略	李玉瓊譯	150元
㉓服務業品質管理	吳宜芬譯	180元
㉔零庫存銷售	黃東謙編譯	150元
㉕三分鐘推銷管理	劉名揚編譯	150元
㉖推銷大王奮鬥史	原一平著	150元
㉗豐田汽車的生產管理	林谷燁編譯	150元

・成功寶庫・電腦編號02

①上班族交際術	江森滋著	100元
②拍馬屁訣竅	廖玉山編譯	110元
④聽話的藝術	歐陽輝編譯	110元
⑨求職轉業成功術	陳　義編著	110元
⑩上班族禮儀	廖玉山編著	120元
⑪接近心理學	李玉瓊編著	100元
⑫創造自信的新人生	廖松濤編著	120元
⑭上班族如何出人頭地	廖松濤編著	100元
⑮神奇瞬間瞑想法	廖松濤編譯	100元
⑯人生成功之鑰	楊意苓編著	150元
⑲給企業人的諍言	鐘文訓編著	120元
⑳企業家自律訓練法	陳　義編譯	100元
㉑上班族妖怪學	廖松濤編著	100元

㉒猶太人縱橫世界的奇蹟	孟佑政編著	110元
㉓訪問推銷術	黃靜香編著	130元
㉕你是上班族中強者	嚴思圖編著	100元
㉖向失敗挑戰	黃靜香編著	100元
㉚成功頓悟100則	蕭京凌編譯	130元
㉛掌握好運100則	蕭京凌編譯	110元
㉜知性幽默	李玉瓊編譯	130元
㉝熟記對方絕招	黃靜香編譯	100元
㉞男性成功秘訣	陳蒼杰編譯	130元
㊱業務員成功秘方	李玉瓊編著	120元
㊲察言觀色的技巧	劉華亭編著	180元
㊳一流領導力	施義彥編譯	120元
㊴一流說服力	李玉瓊編著	130元
㊵30秒鐘推銷術	廖松濤編譯	150元
㊶猶太成功商法	周蓮芬編譯	120元
㊷尖端時代行銷策略	陳蒼杰編著	100元
㊸顧客管理學	廖松濤編著	100元
㊹如何使對方說Yes	程　羲編著	150元
㊺如何提高工作效率	劉華亭編著	150元
㊼上班族口才學	楊鴻儒譯	120元
㊽上班族新鮮人須知	程　羲編著	120元
㊾如何左右逢源	程　羲編著	130元
㊿語言的心理戰	多湖輝著	130元
(51)扣人心弦演說術	劉名揚編著	120元
(55)性惡企業管理學	陳蒼杰譯	130元
(56)自我啟發200招	楊鴻儒編著	150元
(57)做個傑出女職員	劉名揚編著	130元
(58)靈活的集團營運術	楊鴻儒編著	120元
(60)個案研究活用法	楊鴻儒編著	130元
(61)企業教育訓練遊戲	楊鴻儒編著	120元
(62)管理者的智慧	程　義編譯	130元
(63)做個佼佼管理者	馬筱莉編譯	130元
(66)活用佛學於經營	松濤弘道著	150元
(67)活用禪學於企業	柯素娥編譯	130元
(68)詭辯的智慧	沈永嘉編譯	150元
(69)幽默詭辯術	廖玉山編譯	150元
(70)拿破崙智慧箴言	柯素娥編譯	130元
(71)自我培育・超越	蕭京凌編譯	150元
(74)時間即一切	沈永嘉編譯	130元
(75)自我脫胎換骨	柯素娥譯	150元
(76)贏在起跑點—人才培育鐵則	楊鴻儒編譯	150元

⑦⑦做一枚活棋　李玉瓊編譯　130元
⑦⑧面試成功戰略　柯素娥編譯　130元
⑦⑨自我介紹與社交禮儀　柯素娥編譯　150元
⑧⓪說NO的技巧　廖玉山編譯　130元
⑧①瞬間攻破心防法　廖玉山編譯　120元
⑧②改變一生的名言　李玉瓊編譯　130元
⑧③性格性向創前程　楊鴻儒編譯　130元
⑧④訪問行銷新竅門　廖玉山編譯　150元
⑧⑤無所不達的推銷話術　李玉瓊編譯　150元

•處世智慧•電腦編號03

①如何改變你自己　陸明編譯　120元
⑥靈感成功術　譚繼山編譯　80元
⑧扭轉一生的五分鐘　黃柏松編譯　100元
⑩現代人的詭計　林振輝譯　100元
⑫如何利用你的時間　蘇遠謀譯　80元
⑬口才必勝術　黃柏松編譯　120元
⑭女性的智慧　譚繼山編譯　90元
⑮如何突破孤獨　張文志編譯　80元
⑯人生的體驗　陸明編譯　80元
⑰微笑社交術　張芳明譯　90元
⑱幽默吹牛術　金子登著　90元
⑲攻心說服術　多湖輝著　100元
⑳當機立斷　陸明編譯　70元
㉑勝利者的戰略　宋恩臨編譯　80元
㉒如何交朋友　安紀芳編著　70元
㉓鬥智奇謀（諸葛孔明兵法）　陳炳崑著　70元
㉔慧心良言　亦　奇著　80元
㉕名家慧語　蔡逸鴻主編　90元
㉗稱霸者啟示金言　黃柏松編譯　90元
㉘如何發揮你的潛能　陸明編譯　90元
㉙女人身態語言學　李常傳譯　130元
㉚摸透女人心　張文志譯　90元
㉛現代戀愛秘訣　王家成譯　70元
㉜給女人的悄悄話　妮倩編譯　90元
㉞如何開拓快樂人生　陸明編譯　90元
㉟驚人時間活用法　鐘文訓譯　80元
㊱成功的捷徑　鐘文訓譯　70元
㊲幽默逗笑術　林振輝著　120元
㊳活用血型讀書法　陳炳崑譯　80元

㊴心　燈	葉于模著	100元
㊵當心受騙	林顯茂譯	90元
㊶心・體・命運	蘇燕謀譯	70元
㊷如何使頭腦更敏銳	陸明編譯	70元
㊸宮本武藏五輪書金言錄	宮本武藏著	100元
㊺勇者的智慧	黃柏松編譯	80元
㊼成熟的愛	林振輝譯	120元
㊽現代女性駕馭術	蔡德華著	90元
㊾禁忌遊戲	酒井潔著	90元
52摸透男人心	劉華亭編譯	80元
53如何達成願望	謝世輝著	90元
54創造奇蹟的「想念法」	謝世輝著	90元
55創造成功奇蹟	謝世輝著	90元
57幻想與成功	廖松濤譯	80元
58反派角色的啟示	廖松濤編譯	70元
59現代女性須知	劉華亭編著	75元
62如何突破內向	姜倩怡編譯	110元
64讀心術入門	王家成編譯	100元
65如何解除內心壓力	林美羽編著	110元
66取信於人的技巧	多湖輝著	110元
67如何培養堅強的自我	林美羽編著	90元
68自我能力的開拓	卓一凡編著	110元
70縱橫交涉術	嚴思圖編著	90元
71如何培養妳的魅力	劉文珊編著	90元
72魅力的力量	姜倩怡編著	90元
75個性膽怯者的成功術	廖松濤編譯	100元
76人性的光輝	文可式編著	90元
79培養靈敏頭腦秘訣	廖玉山編著	90元
80夜晚心理術	鄭秀美編譯	80元
81如何做個成熟的女性	李玉瓊編著	80元
82現代女性成功術	劉文珊編著	90元
83成功說話技巧	梁惠珠編譯	100元
84人生的真諦	鐘文訓編譯	100元
85妳是人見人愛的女孩	廖松濤編著	120元
87指尖・頭腦體操	蕭京凌編譯	90元
88電話應對禮儀	蕭京凌編著	120元
89自我表現的威力	廖松濤編譯	100元
90名人名語啟示錄	喬家楓編著	100元
91男與女的哲思	程鐘梅編譯	110元
92靈思慧語	牧　風著	110元
93心靈夜語	牧　風著	100元

㉔激盪腦力訓練	廖松濤編譯	100元
㉕三分鐘頭腦活性法	廖玉山編譯	110元
㉖星期一的智慧	廖玉山編譯	100元
㉗溝通說服術	賴文琇編譯	100元

・健康與美容・電腦編號 04

③媚酒傳（中國王朝秘酒）	陸明主編	120元
⑤中國回春健康術	蔡一藩著	100元
⑥奇蹟的斷食療法	蘇燕謀譯	130元
⑧健美食物法	陳炳崑譯	120元
⑨驚異的漢方療法	唐龍編著	90元
⑩不老強精食	唐龍編著	100元
⑫五分鐘跳繩健身法	蘇明達譯	100元
⑬睡眠健康法	王家成譯	80元
⑭你就是名醫	張芳明譯	90元
⑮如何保護你的眼睛	蘇燕謀譯	70元
⑲釋迦長壽健康法	譚繼山譯	90元
⑳腳部按摩健康法	譚繼山譯	120元
㉑自律健康法	蘇明達譯	90元
㉓身心保健座右銘	張仁福著	160元
㉔腦中風家庭看護與運動治療	林振輝譯	100元
㉕秘傳醫學人相術	成玉主編	120元
㉖導引術入門⑴治療慢性病	成玉主編	110元
㉗導引術入門⑵健康・美容	成玉主編	110元
㉘導引術入門⑶身心健康法	成玉主編	110元
㉙妙用靈藥・蘆薈	李常傳譯	150元
㉚萬病回春百科	吳通華著	150元
㉛初次懷孕的10個月	成玉編譯	130元
㉜中國秘傳氣功治百病	陳炳崑編譯	130元
㉟仙人長生不老學	陸明編譯	100元
㊱釋迦秘傳米粒刺激法	鐘文訓譯	120元
㊲痔・治療與預防	陸明編譯	130元
㊳自我防身絕技	陳炳崑編譯	120元
㊴運動不足時疲勞消除法	廖松濤譯	110元
㊵三溫暖健康法	鐘文訓編譯	90元
㊸維他命與健康	鐘文訓譯	150元
㊺森林浴—綠的健康法	劉華亭編譯	80元
㊼導引術入門⑷酒浴健康法	成玉主編	90元
㊽導引術入門⑸不老回春法	成玉主編	90元
㊾山白竹（劍竹）健康法	鐘文訓譯	90元

㊿解救你的心臟	鐘文訓編譯	100元
51牙齒保健法	廖玉山譯	90元
52超人氣功法	陸明編譯	110元
54借力的奇蹟(1)	力拔山著	100元
55借力的奇蹟(2)	力拔山著	100元
56五分鐘小睡健康法	呂添發撰	120元
57禿髮、白髮預防與治療	陳炳崑撰	120元
59艾草健康法	張汝明編譯	90元
60一分鐘健康診斷	蕭京凌編譯	90元
61念術入門	黃静香編譯	90元
62念術健康法	黃静香編譯	90元
63健身回春法	梁惠珠編譯	100元
64姿勢養生法	黃秀娟編譯	90元
65仙人瞑想法	鐘文訓譯	120元
66人蔘的神效	林慶旺譯	100元
67奇穴治百病	吳通華著	120元
68中國傳統健康法	靳海東著	100元
71酵素健康法	楊　皓編譯	120元
73腰痛預防與治療	五味雅吉著	130元
74如何預防心臟病・腦中風	譚定長等著	100元
75少女的生理秘密	蕭京凌譯	120元
76頭部按摩與針灸	楊鴻儒譯	100元
77雙極療術入門	林聖道著	100元
78氣功自療法	梁景蓮著	120元
79大蒜健康法	李玉瓊編譯	100元
81健胸美容秘訣	黃靜香譯	120元
82鍺奇蹟療效	林宏儒譯	120元
83三分鐘健身運動	廖玉山譯	120元
84尿療法的奇蹟	廖玉山譯	120元
85神奇的聚積療法	廖玉山譯	120元
86預防運動傷害伸展體操	楊鴻儒編譯	120元
88五日就能改變你	柯素娥譯	110元
89三分鐘氣功健康法	陳美華譯	120元
91道家氣功術	早島正雄著	130元
92氣功減肥術	早島正雄著	120元
93超能力氣功法	柯素娥譯	130元
94氣的瞑想法	早島正雄著	120元

・家庭／生活・電腦編號 05

①單身女郎生活經驗談	廖玉山編著	100元

國家圖書館出版品預行編目資料

針灸治百病／葛書翰、王水明、葛繼魁編著，
——初版——臺北市，大展，民 86
面；　　公分——（家庭醫學保健；19）
ISBN 957-557-770- 1(平裝)

1. 針灸

413.91　　　　　　86013303

行政院新聞局局版臺陸字第 100923 號核准
北京人民軍醫出版社授權中文繁體字版
〈本書原名實用針灸手冊〉

針灸治百病

ISBN 957-557-770-1

編 著 者／葛書翰、王水明、葛繼魁
發 行 人／蔡　森　明
出 版 者／大展出版社有限公司
社　　址／台北市北投區（石牌）致遠一路二段12巷1號
電　　話／(02) 28236031・28236033
傳　　眞／(02) 28272069
郵政劃撥／0166955－1
登 記 證／局版臺業字第2171號
承 印 者／國順圖書印刷公司
裝　　訂／嶸興裝訂有限公司
排 版 者／千兵企業有限公司
電　　話／(02) 28812643
初版１刷／1997年（民86年）12月

定　　價／250元

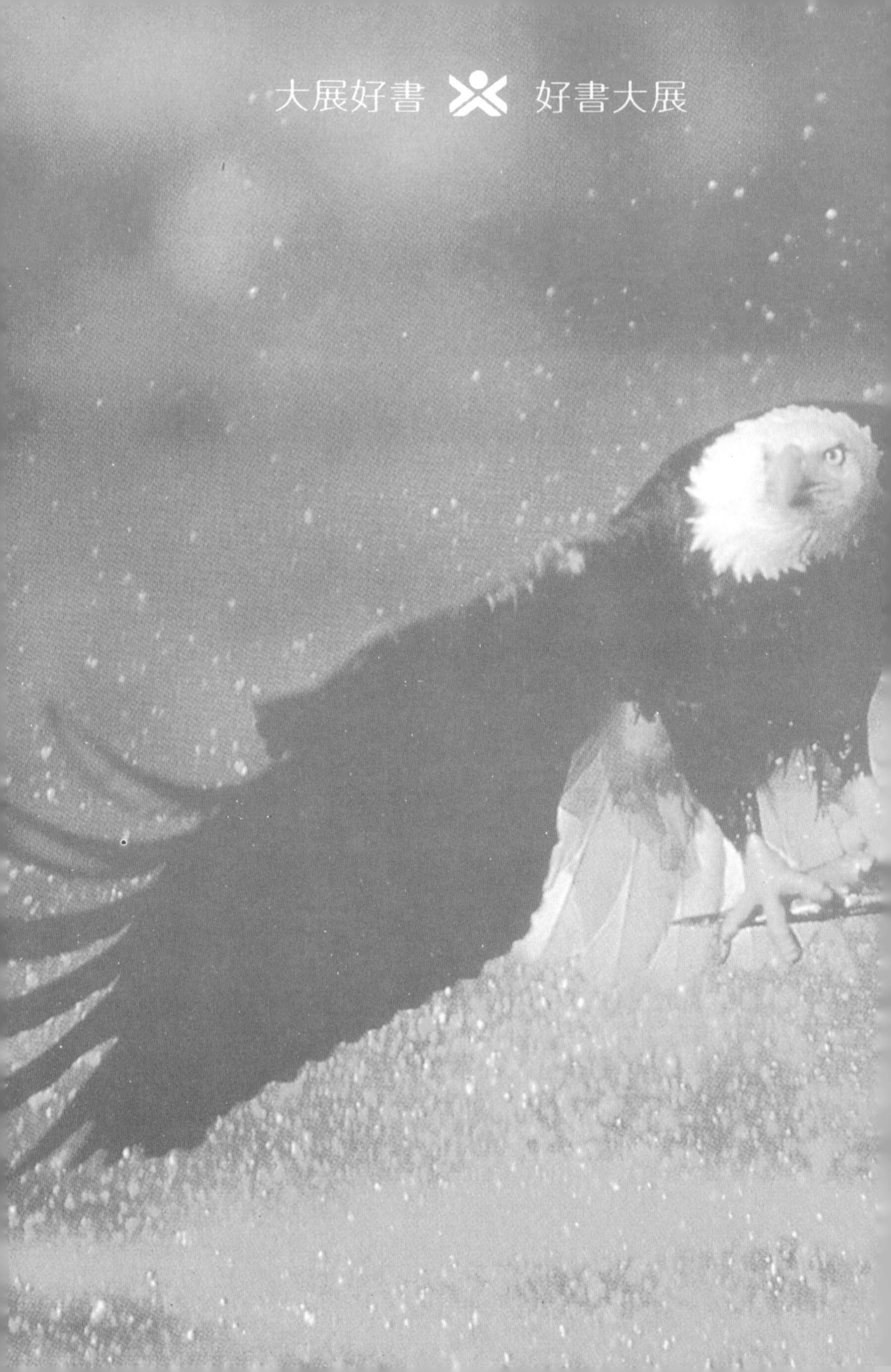
大展好書 好書大展